现代医院 6S 管理实践

主　　编　高国兰

副 主 编　江龙来

编　　委　（按姓氏拼音排序）

　　　　　高玉莲　江龙来　李彩红

　　　　　吕　聪　沈吉云　肖海峰

秘　　书　李彩红

参编人员　李晓玲　李　娜　齐晓芃

　　　　　邵振兴　王鸿辰

人民卫生出版社

图书在版编目（CIP）数据

现代医院 6S 管理实践 / 高国兰主编 . —北京：人民卫生出版社，2015

ISBN 978-7-117-21506-0

Ⅰ. ①现⋯　Ⅱ. ①高⋯　Ⅲ. ①医院－管理　Ⅳ. ①R197.32

中国版本图书馆 CIP 数据核字（2015）第 240768 号

| 人卫社官网　www.pmph.com | 出版物查询，在线购书 |
| 人卫医学网　www.ipmph.com | 医学考试辅导，医学数据库服务，医学教育资源，大众健康资讯 |

现代医院 6S 管理实践

主　　编：高国兰

出版发行：人民卫生出版社（中继线 010-59780011）

地　　址：北京市朝阳区潘家园南里 19 号

邮　　编：100021

E - mail：pmph @ pmph.com

购书热线：010-59787592　010-59787584　010-65264830

印　　刷：北京铭成印刷有限公司

经　　销：新华书店

开　　本：787×1092　1/16　印张：19

字　　数：310 千字

版　　次：2015 年 10 月第 1 版　2023 年 3 月第 1 版第 7 次印刷

标准书号：ISBN 978-7-117-21506-0/R · 21507

定　　价：96.00 元

打击盗版举报电话：010-59787491　E-mail：WQ @ pmph.com

（凡属印装质量问题请与本社市场营销中心联系退换）

序

21世纪管理最大的挑战是成为变革的引领者——德鲁克。

一个优秀的管理者,又必须是一个变革的引领者。引领变革,创赢未来,管理就应走在变化之前。谁能走在变化之前,谁就将引领这个时代!

随着医疗改革深化,新一轮公立医院改革全面启动,固有医院管理模式和陈旧理念已难以适应当前医改的需要,现代医院更需关注客户体验、更需改善医疗服务、更需着力精益管理、更需注重员工幸福……如何面对挑战,走在变化之前,成为所处行业或自身医疗机构变化的引领者,是每一个现代医院管理者肩负的使命与重任。

近年来,中国医科大学航空总医院坚持以病人为中心、以员工为核心,关注患者体验,关心员工幸福,突出问题导向,注重管理变革,率先在医疗行业引入企业6S管理的理念与方法,助推医院管理创新、医疗品质服务、医院品牌塑造,促使医院环境彻底改观、就医流程更加规范、医疗质量显著提升、职工面貌焕然一新……

6S管理起源于日本企业5S管理,是对生产现场材料、设备、人员等要素开展整理(SORT)、整顿(STRAIGHTEN)、清洁(SWEEP)、规范(STANDARDIZE)、素养(SUSTAIN)等活动,因日语中罗马拼音均以"S"开头,简称为5S。从20世纪50年代开始,日本企业将5S运动作为管理基础,使得生产品质迅速提升,从而奠定了日本经济大国的地位。由于5S管理卓有成效,迅速在全世界得以推广。1995年5S管理被海尔公司引入,并增加安全(SAFETY)变成了6S,现已拓展应用到服务行业。

目前,6S管理在医疗行业中应用还处在起步阶段。中国医科大学航空总医院以高国兰院长为首的管理团队于2010年2月引入6S管理,实践中结合医疗行业特点,系统梳理并形成了一套符合现代医院管理要求和着眼医院长远发展需求的6S管理评价标准和考评体系。六年来,他们坚持常态化推进6S管理,并与医院评价、平衡计分卡、"品管圈"活动等紧密结合,先后通过了三级医院验收、6S 达标和铜牌验收,并于 2014 年成功举办国内首个 6S 管理国家级继续教育项目研讨班。这一创新性管理模式,不仅受到业界一致肯定,也成为医疗行业 6S 管理的标杆,吸引了 100 余家医院、近千人到院参观学习。

没有人能够左右变化,唯有走在变化之前。6S 管理之所以受到业界欢迎和认可,就在于其提前适应了现代医院从粗放式管理到精细化管理的变革。这种借鉴企业管理方法创新医院管理的做法,值得整个医疗行业借鉴。

非常荣幸受邀为《现代医院 6S 管理实践》作序,期望并推荐同道们学习应用现代医院 6S 管理方法,助推新形势下医院管理创新和转型升级。

国家卫生和计划生育委员会副主任

2015 年 8 月 26 日

前　　言

梦想总是要有的,万一实现了呢! 这句网络流行语,激励着无数有梦想的人。

梦想是前行的动力,对人的行为有导向、驱动和调控作用。最优医疗服务无疑是患者和医者共同追求的梦想,但"就医难"曾让许多患者便捷就医的梦想黯然失色,"行医难"也让许多医者救死扶伤的梦想黯淡无光。医患本应成为并肩对抗病魔的战友、共保身心健康的好友,然而频繁出现"伤医"甚至"杀医"的现实却令最优医疗服务的梦想似乎变得愈来愈渺茫……

随着以"互联网＋医疗"为代表的健康服务业新模式不断涌现,传统医疗机构赖以生存与发展的内、外部环境正发生着深刻变化。最优医疗服务逐渐成为整个行业发展的新趋势,也成为影响医疗机构可持续发展的关键所在。最优医疗服务本质要求是以病人为中心、关注患者就医体验,以员工为核心、关心职工幸福指数。从追求最好的患者就医体验和最佳的员工幸福指数出发,如何创造舒适友好的就医环境? 如何打造安全高效的医疗品质? 如何塑造优质便捷的医疗服务? 如何营造和谐融洽的医患关系? 回答和解决好这些问题,不仅是新形势下医疗行业的新使命,也是人民群众的新期待,更是政府和社会的新要求。如果解决好这些问题就能更靠近最优医疗服务的梦想,那么推行"6S 管理"无疑是各级医疗机构实现这一梦想可以"眼睛向内、自我革新"的最好方式之一。

中国医科大学航空总医院从 2010 年起在国内率先将整套企业 6S 管理方法引入医院,并配合运用 PDCA(P-Plan,D-Do,C-Check,A-Act)、品管圈、等级评审等助推医院管理体系升级、医疗质量显著提升、就医环境彻底改观、职工面貌焕然一新……持续推行 6S 管理六年来,医院发生了翻天覆地的变化,不仅业务量年均增长 30% 以上,各类高端人才纷至沓来,各种高新技术广泛开展,医院品牌美誉度和影响力也显著提升,先后挂牌成为蒙古国医生来华交流定点医院、中国科学院北京转化医学研究院、中国人群前瞻性生物样本库北方中心、中国医科大学博士后联合培养基地、四川大学华西口腔医院 361 分院、德国慕尼黑大学启明湖口腔种植培训中心、中华医学会妇科肿瘤疑难会诊中心、中华医学会麻醉学分会疼痛诊疗培训基地、北京市神经病学会诊中心以及卫生部癌痛规范化治疗示范病房,并在京率先取消门诊静脉输液,设立"一站式"患者诉求中心,门诊大厅设置钢琴由志愿者定期演奏,创办北京首家公立医院母婴护理中心(月子中心),积极开展对口支援 5 个革命老区医院、免费为新疆 500 余名白内障患者实施复明手术、组织员工到贫困地区从医下乡并向中小学捐资助学等慈善公益活动,尤其是 2013 年和 2014 年连续成功为亚洲首例"渐冻人"高危孕产妇吕元芳及国内首例颈部以下高位截瘫孕产妇桑兰(前体操世界冠军)实施剖宫产手术,受到社会各界广泛关注和好评。事实表明,现代医院推行 6S 管理不仅操作上切实可行,而且成效上显而易见。

6S 管理是生产企业保证产品质量的管理方法,将其运用到医疗行业可谓难得的医院管理创新。因为生产企业大多以流水作业,岗位较固定,人员流动少,物品易规整,空间也宽敞,但人流密集、环境嘈杂、物品凌乱、空间有限等几乎是医疗机构的共同特点,对此缺乏有效管理给医院带来的危害普遍存在,尤其是人流密集影响秩序、环境嘈杂降低效率、物品凌乱造成浪费、空间狭窄埋下隐患……因此,引入 6S 管理方法对医疗机构改善患者就医体验、实现最优医疗服务非常重要,6S 管理有助于营造整洁、舒适、安全的就医环境,有助于提升医务人员真、善、美的职业品质,有助于医疗机构消除隐患、提高效率、降低成本,有助于强化自主管理、增强组织活力、塑造良好形象。

基于中国医科大学航空总医院推行 6S 管理的探索和实践,在系统总结其 6S 管理成效和经验的基础上,对照中航工业集团 6S 管理评价准则,结合国家卫计委有关等级医院评审标准,我们组织编写了这本《现代医院 6S 管理实践》,目的在于响应同行学习借鉴的需求、业界交流推广的需要。本书共分 5 章 22 节 88 条,较为详实地介绍了 6S 管理起源、含义、目的、效用,与其他管理工具的关系,以及内涵与推行要领,推行方法与步骤,评价标准和考评细则等内容,具有一定的指导性和较强的可操作性。本书按照"理论基于实践"的要求,各位编委在编写过程中做了大量的现场调查和对比研究,尤其评价标准和考评细则均来源于实践并可找到相应参照案例,基本达到了忠于实践、便于操作的要求。

　　本书编写虽历时一年多时间，但因医院推行 6S 管理涉及的场所、岗位、人员、流程、物品等多而繁杂，难免出现疏漏或错误，欢迎读者提出宝贵意见建议，也欢迎各位同道和各界朋友来院参观指导，眼见为实！

中国医科大学航空总医院院长

2015 年 6 月 28 日

目　　录

第一章　6S 管理概论

6S 管理活动起源于企业,主要通过规范现场、现物,营造一目了然的工作环境,培养员工良好的工作习惯,其最终目的是提升人的品质,革除马虎之心,养成凡事认真、遵守规定、自觉维护环境整洁、文明礼貌的习惯。6S 管理在日本现代企业广泛应用,也是日本企业长期在世界 500 强中的立足之本。日本企业将 6S 运动作为管理工作的基础,大量推行提高产品品质的管理手法,尤其是在第二次世界大战后,产品品质得以迅速提升,奠定了经济大国的地位。例如,在丰田公司的倡导下,6S 对于塑造企业的形象、降低成本、准时交货、安全生产、高度的标准化、创造令人心旷神怡的工作场所、改善现场等方面发挥了巨大作用,逐渐被世界各国的管理界所认识。

国内许多企业热衷于提口号、写标语、发文件的宣传及短暂的活动(运动),似乎相信树立一些诸如"员工十大守则"就能改变一个人,提升人的品质。这种没有结合日常工作的空洞口号、标语、运动,对提升人的素养几乎没有任何帮助。而 6S 明确了具体的做法,规定什么物品放在哪里、如何放置、数量多少合适、如何标识等等,既简单又有效,且融入到日常工作之中。

6S 既是现场科学管理的基础,同时也是一种管理文化。每天都在一个"对"、"错"一目了然的环境中工作,使得每个人必须约束自己的行为,久而久之就能实实在在地提升人的品质。6S 管理的本质是一种强调执行力、纪律性的企业文化。"想到做到,做到做好",作为基础性的 6S 工作,能为其他管理活动提供优质的管理平台。"人造环境、环境造人",一个良好的工作现场、操作现场有利于企业吸引人才、创建企业文化、降低物品损耗和提高工作效率,同时也可以大幅度提高全体人员的素养和培育敬业爱岗的精神。

第一节　6S管理起源、含义、效用与精髓

一、6S 管理的起源

6S 管理起源于日本企业 5S 管理,是对生产现场材料、设备、人员等要素开展整理(SEIRI)、整顿(SEITON)、清扫(SEISO)、清洁(SETKETSU)、素养(SHITSUKE)等活动,因日语中罗马拼音均以"S"开头简称为 5S。从 20 世纪 50 年代开始,日本企业将 5S 运动作为管理基础,使得生产品质迅速提升,从而奠定了日本经济大国的地位。由于 5S 管理卓有成效,迅速在全世界得以推广。1995 年 5S 管理被海尔公司引入,并增加"安全"(SAFETY)变成了 6S,现已拓展应用到服务行业。国内众多行业的 6S 标准将"清扫"调整为"规范(STANDARDIZE)",即整理、整顿、清洁、规范、素养、安全。

早在 1955 年日本就提出了"安全始于整理整顿,终于整理整顿"的宣传口号,因其简单、实用、效果显著,开始在一些企业应用。当时只推行了前两个 S,即"整理、整顿",其目的仅为了确保作业空间和安全。后因生产和品质控制的需要而又逐步提出了后面的 3S,即清扫、清洁、素养,形成了 5S 管理活动,从而使应用空间及适用范围进一步拓展。随着日本 5S 管理的著作相继问世,对整个现场管理模式起到了非常好的促进作用,并由此掀起了 5S 管理的热潮。

通常来说,6S 管理是在 5S 管理的基础上增加 1S(安全 SAFETY)活动的扩展,5S 管理是指在生产现场中对人员、机器、材料、方法等生产要素进行的一种有效管理活动,它针对企业中每位员工的日常行为方面提出要求,倡导从小事做起,力求使每位员工都养成事事"讲究"的习惯,从而达到提高整体工作质量的目的。它提出的目标简单、明确,就是要为员工创造一个干净、整洁、舒适、科学合理的工作场所和空间环境,并通过 5S 管理有效的实施,最终提升人的品质,为企业造就一个高素质的优秀群体。5S 管理活动的对象是现场的"环境"与"人",它对生产现场环境全局进行综合考虑,并制订切实可行的计划与措施,从而达到规范化管理。5S 管理活动的核心和精髓是人的品质,如果没有员工品质的相应提高,5S 管理活动就难以开展和坚持下去。二战后许多日本企业导入 5S 管理活动使得产品质量得以迅猛提升,丰田汽车公司正是因为 5S 管理的有效推行,奠定了精

益生产方式的基础。随着管理的要求及水准的提升,后来有些企业又增加了其他 S,如"安全"(SAFETY)成为 6S 管理。有的企业再增加了"节约"(SAVE),形成了"7S";也有的企业加上"习惯化"(SHIUKANKA)、"服务"(SERVICE)及"坚持"(SHIKOKU),形成了"10S",有的企业甚至推行"12S",但是万变不离其宗,都是从"6S"里衍生出来的,例如在整理中要求需要物品数量适中,某些意义上就能涉及节约;再例如规范、素养与习惯、服务、坚持都有一致性的内容。

随着 6S 管理理论和方法的逐渐成熟,各类著作不断呈现,20 世纪 70 年代末逐渐得到国际企业界的认同和推广。有人总结,6S 管理起源于日本,规范于德国,发展于美国,成长于中国。6S 管理在美国得到了良好的发展,波音公司在华盛顿的焊管厂推行 6S 管理,操作者保养自己的设备并使各处保持干净整齐;每件东西都有标记,甚至包括衣服挂钩;每个班组都挂有宣传 6S 做法的牌子,并用照片指出正确和不正确的操作方式。20 世纪 80 年代末,越来越多的国内企业开始认识到开展 6S 活动的重要性和必要性。国内知名企业,如海尔、美的、正泰、中航工业、中国航天等都先后导入这项活动,并取得了预期效果。

【丰田 6S 管理案例】

任何一个到过丰田公司的人,大都会被丰田的员工所震撼,因为丰田的员工太不一样了,他们工作不仅认真负责,还会着了魔似的为公司贡献各种"小点子",以消除工作中的各种浪费、降低制造成本。

丰田人认为,他们的成功有很多因素,但丰田管理模式的入口只写着简单的两个字,那就是"人财"。丰田与福特管理模式的入口完全不同,福特的管理模式入口是机器与技术,是"物财"(把产品转化为财富),而丰田的管理模式入口是"人财"(把人的智慧转化为财富)。为什么丰田要开创这种"自下而上"的"人财"机制? 或者说,为什么丰田的工作方式要把管理者当成考核的对象,要如此尊重员工,强调员工的成长? 要回答这一问题,要从丰田的创业历程说起。

丰田汽车于 20 世纪 30 年代成立,成立之初几乎是从零开始。而那时,美国的汽车公司,如通用、福特已经非常强大了。可是就在那个时候,丰田人却提出了一个口号"赶超美国!"如何赶超呢? 设备没有别人好,资金没有别人多,更不要说质量与品牌了。但丰田人没有气馁,经过十多年的努力,到 1955 年,丰田终于向美国出口了第一批丰田汽车,取名为"丰田宝贝"(Toyopet)。可是"丰田宝贝"并没有"赶超美国",销往美国的第一年,"丰田宝贝"只卖出不到 1000 辆。原因是这批车有严重的质量缺陷,汽车发出的噪音像卡车一样响,内部设计也极不合理,外观极其难看,而且车灯亮度达不到美国加利福尼亚州行车标准。"丰田宝贝"很快遭到了美国舆论的嘲讽,《华盛顿邮报》发表文章称:"日本费尽心机远道而来,送来的却是 20 世纪 20 年代的外观,30 年代的质量,40 年代的价格。日本汽车要闯过美国通用、福特、克莱斯勒的防线,至少还需要 10 年时间。"

1957 年,丰田公司把"丰田宝贝"进行重新改进后再次投放到美国市场,尽管在设计方面的缺陷已有重大改进,但结果却是只有 5 家经销商愿意销售丰田汽车,改进后的"丰田宝贝"全年只售出 288 辆。更严重的问题是,改进后的这批丰田汽车,不仅质量并不比美国车好,而且售价竟高达 2300 美元,此时德国大众公司的甲壳虫汽车(Beetle)售价仅为 1600 美元。

1959 年,丰田公司将"丰田宝贝"这一车型再次改进,并重新命名为"丰田皇冠(Crown)",可是滞销的局面依然不能扭转。

丰田放弃了吗?没有。丰田公司向美国市场发起了一次又一次的冲击,失败了,回去改进,然后再来。后来,丰田干脆把研究中心与实验中心搬到美国。功夫不负有心人,到 20 世纪 70 年代初期,丰田基本在美国市场站稳脚跟,到中东石油危机之后,美国市场上最畅销的车型,基本上都是丰田生产的。

艰难的努力终于换来了"赶超美国"这一理想的实现。到 2007 年,丰田产销量超过通用,成为世界第一。更令人吃惊的是,就在这一年,日本丰田公司的利润,超过美国三大汽车公司福特、通用、克莱斯勒与德国奔驰、宝马利润的总和。2008 年,丰田出现了公司成立 70 多年来的历史性首次业绩亏损,可就在这一年,它的对手通用、克莱斯勒却宣告破产。

是什么造就了丰田的神话?是什么让弱小的丰田最终战胜强大的对手?是什么让丰田人在落后的情况下,通过半个多世纪的努力一步一步走向世界汽车制造业的顶峰,称霸全球汽车产业?又是什么使丰田 70 多年保持盈利,成为全世界汽车制造业最赚钱的公司?丰田的强大究竟靠的是什么?

那就是 6S 管理体系的大力推行!

丰田 6S 管理体系的成功,是组织文化体系的成功,是对美国式管理体系的突破。那么,我们就不能像大多数研究丰田的书籍一样,掉入精益管理的操作细节,而是要在一个全新的高度观察丰田,那就是找到丰田的管理模式入口。

【海尔 6S 大脚印】

"6S 大脚印"方法是海尔在加强生产现场管理方面独创的一种方法。它由日本的 5S 发展而来,日本企业管理者认为 5S 是现场管理之基石,5S 做不好的企业不可能成为优秀的企业,因此将坚持 5S 管理作为重要的经营原则。

海尔在 5S 的基础上加了一个 S 即安全(SAFETY),形成了独特的"6S 大脚印"法。

"6S 大脚印"的使用方法是站在"6S 大脚印"上,对当天的工作进行小结。如果有突出成绩的可以站在"6S 大脚印"上,把自己的体会与大家分享;如果有失误的地方,也与大家沟通,以期得到同伴的帮助,更快地提高。"6S 大脚印"的最终目的是提升人的品质,这些品质包括革除马虎之心,养成凡事认真的习惯、遵守规定的习惯、自觉维护工作环境整洁明了的良好习惯、文明礼貌的习惯。个人品质提升了,生产管理的目的也就达到了。

实施"6S 大脚印"方法,关键的问题是做好以下工作:(1)首先要确定"6S 大脚印"的推行者。"6S 大脚印"推行者在推行过程中扮演重要角色,应该由有一定威望、协调能力强的中高层领导出任推行者,一般是直接管理生产的最高领导者。根据对领导者的效仿效应,如果领导者身体力行地推动"6S 大脚印"法,那么在企业的员工中全面推行"6S 大脚印"方法也就有了基础。(2)在全面推广"6S 大脚印"方法前可以进行试点。可以设立"6S 大脚印"样板区,通过样板区先行及样板区的变化引导干部、员工主动接受"6S 大脚印"。在试点中要找出推行"6S 大脚印"遇到的问题,为全面推行扫除障碍。(3)全面推广"6S 大脚印"方法。全方位整体的实施、有计划的过程控制是非常重要的。

海尔"6S 大脚印"的方法不仅是一种生产管理方法,更是成为了独特的海尔文化,因为"6S 大脚印"方法已经深入到了海尔每一个员工的血液中,做到了 6S,就给别人做好了榜样,他们感到非常骄傲;做不到 6S,他们会感到耻辱,进而修正自己的行为,直到完成 6S 的要求。作为一种有效的生产管理方法和优秀的企业文化,"6S 大脚印"方法不仅在海尔的中国工厂推广开来,而且在不同文化背景的海外工厂也得到了施行,说明了"6S 大脚印"方法强大的生命力。

海尔的美国南卡工厂现场,每天都有 6S 班前会,员工都要按照 6S 的要求对现场进行清理。6S 班前会每天都必须召集一次,工作表现优异的员工要站在 6S

大脚印前面向同事们介绍经验。一名海尔美国南卡工厂女工感叹:"今天站到这个地方我非常激动。我注意保持安全、卫生、质量,在这方面我尽了最大的努力。对我的表扬是工厂对我的工作的认可,我非常高兴。在今后的日子里,我会继续努力,为海尔的品质贡献我的力量。"

二、6S 管理的含义

6S 管理的六个核心要素:整理、整顿、清洁、规范、素养、安全,分别具有不同的含义和目的,本节大意概括如下,第二章有更为详尽的表述。

(一)整理(SORT)——将工作场所中的物品区分为必要的与不必要的,必要的物品保留,不必要的物品清除。

目的:减少寻找物品的时间。

(二)整顿(STRAIGHTEN)——将必要的物品分门别类按照规定的位置合理摆放,并加以标识。

目的:减少空间的浪费。

(三)清洁(SWEEP)——清除并防止工作场所内的脏污,保持其干净整洁。

目的:创造明朗的现场。

(四)规范(STANDARDIZE)——将所做的工作制度化、程序化,并将工作职责落实到每个岗位、每个员工。

目的:将做法制度化、程序化,是维持推行前 3S 成果的保障。

(五)素养(SUSTAIN)——养成良好习惯,自觉遵章守纪,培育进取精神,树立团队意识。

目的:让员工遵守规则;培养具有良好素养的人才;营造团队精神。

(六)安全(SAFETY)——贯彻"安全第一、预防为主、综合治理"的方针,在工作中确保人身、设备、设施安全,严守国家机密和医院机密。

目的:建立及维护安全的环境。

三、6S 管理的效用

现代企业正面临着日趋复杂、激烈竞争的市场环境,随着多品种、低价格、高质量以及电子商务等快速发展,企业之间的竞争也变得越来越"白热化"。企业之间的竞争无论是价格、产品、服务,或是综合实力的竞争,归根结底都是管理技术的竞争、是企业文化的竞争。因此推行全面高效的管理系统,营造良好的企业文化氛围是现代企业的必由之路。

可到底哪种管理系统易施行、见效快、能持久,又能给企业带来切实改变呢？在以往的经历中,我们的企业管理者可谓用心良苦,进行了大量的探索,花巨资导入各种管理体系并寄予厚望,但结果无论是ISO9000、ISO14001还是TQM、ERP、6σ等等这些风靡全球的管理体系和方法,在实际应用中都遇到了同样的困难,那就是理论性太强或者要求太高,忽略了国内企业中员工文化素质参差不齐的事实,理论知识多且深奥,无法全面实行,这些都是实际操作过程中切实存在的问题,这类管理体系让企业管理者们看到好的前景,却又找不到能有效推行的途径,可望而不可即,或者因为员工素质达不到要求、或者管理基础薄弱导致"竹篮打水一场空",根本谈不上给企业带来真正的变革和可观的效益。

究其缘由,那就是有些企业管理者忽略了事物发展的规律是从低到高循序渐进的,管理的提升是一个积累的过程,没有扎实的基础管理,许多管理定为空中楼阁。万丈高楼平地起,只有打牢了根基,才能发展壮大,只有找到适合企业的管理理念、体系、方法,才能达到事半功倍的效果。在企业前进的道路上,6S管理作为企业管理的基础,对于提高工作效率、改善产品质量、提升企业形象与竞争力都具有十分重要的作用,无疑是国内企业真正需要且实用的管理工具。

一个企业通过推进6S管理,可以有效地将品质、成本、工期、服务、技术、管理等六大要素都达到最佳的状态,最终能实现企业的竞争方针与目标。

（一）品质（QUALITY）。品质是指产品的性能、价格比的高低,是产品本身所固有的特性,好的品质是赢得顾客信赖的基础。6S能确保生产过程的迅速化、规范化,能十分有效地为好的品质打下坚实的基础。

（二）成本（COST）。随着产品的成熟、成本趋向稳定,在相同的品质之下,谁的成本越低,谁的产品竞争力相应的也就越强,谁就有生存下去的可能。6S可以减少各种浪费,避免不均衡,大幅度地提高效率,从而达到成本最优化。

（三）工期（DELIVERY）。随着社会进步,大批量生产已转变为个性化生产,多品种而又少批量地生产成为主要的生产模式,只有弹性的机动灵活的生产才能适应工期的需要,工期体现了企业适应能力的高低。6S是一种能有效纠偏的方法,能及时地发现异常,避免拖延工期,保证准时交货。

（四）服务（SERVICE）。服务是赢得客源的重要手段,通过6S可以大大地提高员工的敬业精神和工作乐趣,使他们更乐于为客户提供优质的服务。另外通过 6S 还可以提高行政效率,可以让客户感到快捷和方便,提高客户的满意度。

(五)技术(TECHNOLOGY)。未来的竞争是科技的竞争,谁能够掌握高新技术,谁就更具备竞争力,而 6S 通过标准化来优化、积累技术,并减少开发成本,能大大加快开发的速度,同时加快技术革新的步伐。

(六)管理(MANAGEMENT)。管理可分为对人员、设备、材料、方法等四方面的管理。只有通过科学化、效能化的管理,才能够达到人员、设备、材料、方法的最优化,综合利润最大化。所以,6S 是实行科学管理的最基本的要求。

从管理工具的效用来看,6S 管理是加强基础管理的有效手段,是提高产品质量的有效方法,是提升员工素质的有效载体,是优化企业形象的有效措施。同时,6S 管理是一种态度、一种习惯、一种行为、一种传承和一种文化,形象的描述为"五个一功能",指引人的素质逐步提升。6S 管理核心是员工素养,重点是科研生产现场,本质是员工良好习惯的养成,关键是建立长效机制,实现常态化。

四、6S 管理的精髓

6S 管理与 ISO9000、ISO14001、6σ 等管理工具相比,其精髓和强大之处体现在高标准、可操作性强的现场管理。6S 管理通过生产现场专业化、规范化的一线管理,改善企业的生产环境,打牢企业生产活动的基础,实行精细化的优质管理,创造企业最大的利润和社会效益是其永恒的目标。

6S 管理的首要任务是合理配置生产要素,保证现场的各项生产活动能高效率地、有秩序地进行,实现预定的目标任务。6S 管理水平的高低,直接影响到产品质量好坏、消耗与效益的高低,以及企业在市场竞争中的适应能力与竞争能力,是企业生存和发展的基础。由此可见,6S 管理是企业管理的重要组成部分,是现代化大生产不可缺少的重要方法,是现代企业价值创造的关键环节。

任何企业,即使拥有世界上最先进的生产工艺或设备,如不对其进行有效的管理,工作现场一片混乱,其结果只能是生产效率低下,员工素质低下,这样的企业只会生产问题和制造麻烦。6S 管理就是用科学的管理方法、工艺规程和规章制度对生产现场的人、机、料、法、环等生产要素,进行计划、组织、协调、控制,保证企业生产经营活动的有效运行,以达到优质、高效、低耗、均衡、安全生产的动态管理。

实质上,6S管理是对生产工艺流程中,包括生产、工艺、质量、成本、设备、劳动、安全等要素的集中管理,是专业管理、基础工作、现代化管理在生产现场的集中体现。

（肖海峰）

第二节 医院6S管理与其他管理工具

各级医疗机构为保障患者安全、提升医疗质量和服务品质,都非常重视各类管理工具的应用。对比国内医疗机构可以看出,医疗质量和服务品质好的医院往往导入过多种管理工具,常见的有精益管理、JCI评审、医院等级评审、ISO9000族质量标准等,通过借助这些管理工具,整合、规范和提升医疗质量管理工作。但这些较为成熟并已获得普遍认可的标准体系,大多是评审评价标准或应用场景评价,仅仅体现一次性和横断面式的评价。而6S管理工具的引进、推广与落实,则强调系统性、全面性、持续化地改变医院环境、提高工作效率、提升员工素质、夯实基础管理,有助于其他管理工具的顺利导入。

一、医院精益管理

精益管理要求企业相关活动都必须要有"精益思维"。所谓精益思维,其核心思想是以最小资源投入,包括人力投资、设备投资、材料投资、时间投资等等,最大限度创造最大的价值,为客户提供良好的服务,及时为客户提供新产品的信息。精益管理的最终目标可以理解为:企业在为广大客户提供满意的服务与产品时,将浪费的程度降到最低。

精益管理可以是一种态度,也可以是企业的文化,也可以是企业经营的理念,也可以是企业员工工作的一种精神。医院精益管理可以让医院所有工作人员都具有精益思维与习惯,以精益管理的思维来追求完美、追求发展,进而提升医院的核心竞争能力。通过精益管理,让原本较为繁琐的运行流程得到一定的改善,提高生产管理透明度和信息传递的速度,进而提高生产效率与综合效益。

6S管理的基本要求都体现在细节上,细节是培养员工良好习惯的倍增器,细节决定成败是6S工作的重要理念。精益管理与6S管理的相通之处,在于从微观、细小处的生产现场一线做起,培育精细化和精益管理的理念,各类工作尽可能做到可视化和可追踪,减少各种浪费,避免不均衡,大幅度地提高效率,从而达到成本效益的最大化和最优化。

目前,中国正面临医疗组织改革与体制多元化的新趋势,不仅需要战略层面的制度和政策设计,更需要优良的运行模式、制度操作及流程运作。全球许多久负盛名的医疗机构,在实现"精益"转型之后,剔除了传统管理中的累赘和不适时宜,不仅实现了医院运转效率的提高,更重新强化了医疗组织理念的坚持。

在中国,即使是行业翘楚的医院,在管理理念和方式方法上仍显露出明显不足,人治的管理色彩仍然浓厚,科学有效的管理缺失,专业医院管理人才队伍相对医疗组织的需要堪称零储备,流程设计的系统性、连贯性和有效性都具有很大的改进空间。精益工程方法如果能成功地应用于医疗领域,将对革新医疗组织的核心理念起到巨大推动作用,同时也将大幅度提高医疗质量和效率,并降低经营成本。

全球医疗组织改革典范是改善医护服务质量、保障患者安全、提高员工满意度的管理秘籍,精益管理现已逐步成为一项全球性的活动。过高的成本,降低患者安全性,浪费患者时间的医疗过失,以及普遍存在的低下的管理效率等因素都是促使医院实施精益管理的原因。

二、医院流程再造

流程再造是管理理论的第三个里程碑。医院流程再造是医院管理的核心,是将医院服务工作标准化、科学化、规范化和流程化,适应竞争者的变化,适应病人需求的变化,适应医疗市场的变化,实现医院诊疗过程的改善和业绩的提高。

流程再造包含着这样两个基本思想:一是必须识别哪些环节是流程的关键,并使之尽量简洁有效;二是必须扬弃枝节。对于医院流程再造来说,包含门诊、住院、检验、检查、护理等流程,通过流程再造强调"流程导向",打破临床科室和职能部门界限,以流程为岗位设计基础,再造后的流程决定工作岗位和职能,一切服务流程,变传统职能型为流程扁平型,缩减管理层次,减少不增值活动,降低成本支出,信息传递快捷化,提高两个效益。

从流程再造的功能上看,类似于 6S 管理的科学化和效能化,以促进人员、设备、材料、方法的最优化。医院在实施流程再造过程中,通过与 6S 管理工具相结合,两者可以相辅相成,一起实施可以发挥事半功倍的作用。

自 1990 年美国 Michael Hammer 和 JameChampy 正式提出业务流程再造（Business Process Reengineering, BPR）的概念和管理思想后，20 世纪 90 年代 BPR 实践在美国、欧洲及亚太国家等轰轰烈烈地开展，到 20 世纪 90 年代末，BPR 实践暂时陷入了低谷。进入 21 世纪后，流程再造浪潮再度席卷全球，成为企业管理的"圣经"。一个务实和理智的企业流程再造正当时。

现代医院流程再造是医院管理的一个永恒课题，它是在汲取医院优秀管理成果的基础上，将医院服务工作标准化、科学化、规范化和流程化，适应竞争者的变化，适应病人需求的变化，适应医疗市场的变化，这是每个医院领导者和员工都必须面对的现实。适应这个现实变化就是"变"，变就是改变工作程序，这个程序就是流程，就是流程再造。如果医院管理者或医务人员决心不断改进医疗服务，那么流程再造就会无处不在、无时不在。

三、医院等级评审

医院等级评审制度，是中国卫生部门对医院的评审定级制度，综合医院按任务和功能，由低到高分为一、二、三级，每级则根据医疗水平及设施条件等，又分甲、乙、丙三个等级。"三级甲等"是中国医院的最高等级。等级评审制度始于 1989 年，到 1998 年暂停，2011 年又再次启动，后因全国医院争相评比较高等级，造成等级评审乱象屡次发生、广遭质疑。

与第一周期医院等级评审标准相比，2011 版标准和实施细则更加强调"质量、安全、服务、管理、绩效"等核心内容和基础质量管理，不再鼓励超规模扩张，新增了社会评价内容，加大了日常评价比重，标准设置从重硬件到重软件、重规模到重学科建设，更加注重医院制度建设过程和精细化管理，在科学、客观、准确评价医院管理水平，指导医院加强内涵建设，持续改进医疗质量，保障医疗安全，提升医院运行效率等方面发挥积极的推动和促进作用。

2011 年版《三级综合医院评审标准》共设置 391 条标准与监测指标，内容涵盖公益性、医院服务、患者安全、医疗质量安全管理与持续改进、护理质量与质量持续改进、医院管理及日常统计学评价 7 个方面。对比医院等级评审制度和 6S 管理标准来看，两者均强调持续改进，不断提升服务质量。医院 6S 管理正是在这样的背景下应运而生，已有部分省市医疗机构正尝试推行这一管理方法。

目前,国内大多数医院都在推行等级评审,介绍医院等级评审的著作都比较多,由原卫生部医疗服务监管局编辑、人民卫生出版社出版的《医院评审评价工作文件汇编》一书比较系统地介绍了新一轮医院等级评审。(图 1-1)

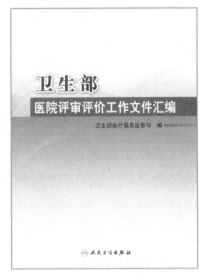

图 1-1 《医院评审评价工作文件汇编》

医院评审是国际上盛行的一种医院质量评估制度,国际上通称"医疗机构评审",其含意是由一个医疗机构之外的专业权威组织对这个机构进行评估,以判断评定这个机构满足质量管理体系标准的符合程度。其目的和本质是为了强化医疗服务质量,提高医院科学管理水平,与时俱进地促进医院标准化、规范化、科学化和现代化建设与发展。

新建医院在取得《医疗机构执业许可证》,执业满 3 年后方可申请首次评审。医院设置级别发生变更的,变更后执业满 3 年方可按照变更后级别申请首次评审。医院评审包括周期性评审和不定期重点检查,其中不定期重点检查评价分值应不低于下次周期性评审总分的 30%。《医院评审暂行办法》还规定,各级医院评审结论分为甲等、乙等、不合格。甲等、乙等医院,由省级卫生行政部门发给卫生部统一格式的等级证书及标识。卫生行政部门应对评审结论为不合格的医院下达整改通知书,给予 3~6 个月的整改期。医院应于整改期满后 5 个工作日内向卫生行政部门申请再次评审。再次评审仍不合格的医院,由卫生行政部门根据评审具体情况,适当调低或撤销医院级别;有违法违规行为的,依法进行相应处理。医院存在借评审盲目扩大规模、滥购设备、浪费资源等行为的应终止评审,并直接作出不合格的评审结论。医院评审结论为不合格的,卫生行政部门应依法给予或建议其上级主管部门给予医院法定代表人或主要负责人行政处分或纪律处分。

近年来,等级评审也将探索采用多种方法开展医院评审评价工作。尤其在周期性评审中,深入开展评审材料审核和现场评审的基础上,进一步增加了利用疾病诊断相关分组(DRGs)等方法开展医院评价,采取以病案首页信息、电子病历、医院信息系统等为基础,对反映医疗质量、医院运行效率和单病种诊疗水平的有关数据信息进行综合分析、排序比较的方式,更加客观全面地反映医院工作状态。同时,探索由独立第三方组织负责的更加科学、客观的患者满意度调查方法和手段,从而保证调查过程的科学性和调查结果的准确性。

四、医院 JCI 认证

JCI 标准是美国医疗机构评审联合会下属的国际医疗卫生机构认证联合委员会(Joint Commission on Accreditation of Healthcare Organizations,JCAHO)制定,用于对美国本土以外的医疗机构实施医疗质量评估认证的国际统一标准,是世界卫生组织认可的全球评估医院质量的权威评审标准,可用于全球的医疗认证计划。目前,JCI 已对世界 40 多个国家的公立、私立医疗机构和政府部门进行了指导和评审,13 个国家(包括中国)的 100 多所医疗机构通过国际 JCI 认证。虽然 JCI 标准为国际统一标准,但为了考虑特定国家国情,大部分标准仅提供了行动的框架,而将建立质量目标与指标的工作留给了医院。

JCI 认证的核心是医疗质量与安全,医疗流程持续改进成为管理重心,关键是从规范、标准、制度入手。JCI 标准(第 4 版)由"国际患者安全目标""以患者为中心的标准""医疗机构管理标准"三部分组成,包含了 368 条标准和 1033 个衡量要素。JCI 标准的理念是最大限度地实现医疗服务"以患者为中心",并建立相应的政策、制度和流程,以鼓励持续不断的质量改进,规范医院管理,达到医疗安全,为患者提供周到优质的服务。

JCI 标准对医院管理的重点要求是医院的制度建设、流程、医疗安全和质量的持续改进等,医院管理建立在规范的标准之上,诸如要求医生、护士和管理者有授权,所有员工有岗位考核和绩效评价,而对医院文件、台账和硬件条件建设不作为考核重点。医院 6S 管理恰恰是基础性的工作,特别是在标准、制度、规范等打基础的工作上优势明显,因此把医院 6S 管理工具成功导入医院之后,再启动 JCI 认证将可以节省不少的时间和精力。

目前,国内通过 JCI 认证的医院还不多。截止 2014 年 11 月,全国共有 26 家医院通过了 JCI 认证,分别是广州祈福医院、北京和睦家医院、浙江大学附属邵逸夫医院、上海和睦家医院、天津泰达国际心血管病医院、复旦大学附属华山医院、北京燕化医院、北京市健宫医院、南京华世佳宝妇产医院、河南省洛阳正骨医院、上海儿童医学中心、西宁青海红十字医院、深圳和美妇儿医院、天津宁河医院、成都安琪儿妇产医院、郑州人民医院、乌海市妇幼保健院、广州市妇女儿童医疗中心、南京医科大学附属友谊整形外科医院、湖南省儿童医院、浙江大学医学院附属第一医院、浙江大学医学院附属第二医院、上海天坛医院肿瘤生物治疗中心、广州复大肿瘤医院、苍南县人民医院、解放军第 458 医院等。这些医院通过 JCI 认证，无论是质量安全，还是医院面貌，都发生了翻天覆地的变化。

五、医院 ISO 认证

ISO 是国际标准化组织（International organization for standardization）的英文缩写，其前身是国家标准化协会国际联合会（ISA），是世界上最大、最有权威的国际标准化组织，我国是 ISO 的 25 个创始国之一。ISO 宗旨是在全世界范围内促进标准化工作的发展，以便于产品和服务的国际交流，并扩大在知识、科学、技术和经济方面的合作。

ISO 标准与医疗服务相关的标准有 254 个，包括医用材料和设备标准（如 ISO10993、ISO25424、ISO14708 等）、卫生信息标准（如 ISO11633、ISO11073、ISO5218 等）和医学实验标准（ISO15189）等。此外，还有 ISO9000 族质量管理通用标准也可用于医院管理，为适应卫生质量管理的需求，ISO 发布了国际卫生质量管理指南 ISO/IWA1：2005 质量管理体系——卫生服务机构过程改进指南。

ISO9000 的理念是关注顾客感受、追求顾客满意、给顾客以惊喜、以满足相关方面，如企业所有者、员工、供货方、合作者和社会的需求。在管理中，ISO9000 强调过程管理，即系统识别和管理组织内部所有活动的过程，如医院中的医疗服务诊疗过程、医学保障服务过程、资源保障过程和医院管理过程等，且对关键过程重点控制、对特殊过程予以确认，将顾客或其他相关方面的需求作为组织的输入。ISO9000 强调以 PDCA 循环管理模式进行持续质量改进，从机构、程序、过程和改进四个方面，使组织的质量管理标准化，这与 6S 管理方法有相似之处。

目前，国内引入 ISO9000 质量体系认证的医院不多，可能主要是国际化程度还不高。医院要开拓国际市场就应引入 ISO9000 族的先进管理思想和方式，建立医院质量保证体系，推动医院医疗行为以及医院管理的标准化、规范化，以更好地提高医院质量，达到社会效益、经济效益双丰收。

然而，ISO9000 族标准毕竟是以管理企业为基础而诞生的，缺少对医院的针对性，其原标准在医院管理范围内的等同理解尚待进一步深入，同时也迫切需要制定一个适用于医疗行业的质量体系标准。此外,医院开展ISO9000质量体系认证的经验也仍然是不成熟的,仍需不断总结,但可从省时、省力、增强个体适用性角度考虑。如通过ISO9000质量体系认证,达到质量管理规范有序,从而省时、省力;通过适用于不同人群医疗服务策划,达到顾客需求的个体化满足等。

（肖海峰）

第三节　医院推行6S管理目的与意义

目前,国内大型军工企业大多在推行6S管理,并制定相应评价准则进行等级评定。中航工业集团所属医疗机构遍布全国各地有60余家,其中有些比较大型的医疗机构都按照集团要求推行了6S管理,但覆盖面及其推行成效参差不齐。中国医科大学航空总医院作为中航工业集团龙头医院,从2010年开始推行6S管理,至今已先后通过了集团"达标"和"铜牌"验收,正朝着"银牌"验收迈进。从航空总医院推行6S管理的实践来看,6S管理对于提升医院管理水平、医疗服务能力和核心竞争力,具有十分重要的作用。国内已经有上百家医院造访航空总医院进行实地学习并开始推行6S管理,而且这一方法易学、好做、简便、可操作性强,受到基层一线员工的欢迎和好评。

一、医院现场环境需要6S管理

俗话说:"垃圾堆里生产不出好的产品","杂乱的环境、低下的效率,同样不能保证医疗的高品质"。医院是救死扶伤,为公众健康提供服务的场所,安全、舒适、便捷的就医环境是基本要求。医院现场管理往往是最难管理的,因为现场管理往往存在很多变化的元素,医院又属于公共场所,患者和家属出入频繁,人员更替流动,会出现各种各样的问题。纵观医院现场的问题主要有以下几类:

（一）浪费现象严重。 医院科室浪费是现场管理中不可回避的一个问题,而这个问题在某些公立医院更为严重。科室现场中的浪费主要是物料的浪费,这种浪费可以是人为造成的,如一些员工将纱布、棉签等低值易耗品和医疗文书、纸张等乱丢乱弃;另外,"长明灯"、"白昼灯"、"长流水",室内无人开空调、开窗开空调,电脑、打印机等办公设备下班不关机等浪费现象也十分常见。医院存在这些浪费现象主要是员工无意识造成的,缺乏认识,习以为常。这样不仅造成资源的浪费,而且增加了医院成本,从而抑制医院资源使用效率的发挥。

(二)无效劳动普遍存在。医院无效劳动有两种形式:一种无效劳动属于流程设置不合理,行政流程与业务流程主次颠倒,流程过于繁琐,给临床科室增加各种各样的负担,造成内耗,影响医院核心流程的正常运转。另一种是人流、物流交叉重叠,通道复杂,物品摆放不合理,各类文件资料未分类存储,医院标志标识不规范,现场物品未实行定置管理,摆放混乱。医务人员重复劳动严重,从表面上看,这些员工往往在医院里跑来跑去,呈现出一派繁忙的景象,但实际上生产效率有可能极为低下。无效劳动是人力资源的一种巨大浪费,而且还会提高员工的劳动强度,造成劳动效率低下。

(三)诊疗工作区环境较差。大多数医院都比较关注医院形象的塑造,希望给社会公众留下良好的印象。但在有些医院中,不乏"金玉其外,败絮其中"者,走进这些医院的一线科室,映入眼帘的往往是个人物品摆放无序,办公环境不整洁,地面脏乱,杂物堆积,通道堵塞,"脏、乱、差"死角比较多,库房未实行"四号定位"管理,账、物、卡不相符,各类设备、设施日常维护保养不到位。杂乱无章的现场,根本无法保证医疗质量与安全。

针对以上医院现场存在的问题,管理者关注的焦点就必须面对患者就医的各个现场。通过推行 6S 管理可以有效改善医院的现场环境,规范医务人员行为,促使良好素养和习惯的形成,从而有效解决现场管理的问题。

二、医院管理缺陷需要 6S 管理

如前所述,不少医院投入大量的人、财、物力,推行品管圈、平衡计分卡、质量体系认证等各类管理活动,有些管理存在做表面文章或者突击活动的现象,应付检查评比,缺乏对医院管理能力的整体提升,成效不明显。普遍存在以下问题:

(一)管理无标准。一些医院在管理方面做了一些工作,但是却对工作失之于宽,满足于差不多,没有明确的标准和规范,造成工作的无序和混乱。同时,由于考核标准不明,职工的工作积极性和创造性受到挫伤。

(二)管理缺执行。有的医院对改进管理有一定的认识,也围绕改进管理制定了大量的规章制度,但却在规章制度的执行上没有深究,制定的制度或放在案头上作摆设,或挂在墙上成了装饰。

(三)管理无整改。有些医院把检查当作一种形式,对检查中发现的问题,有的没有引起重视,没有得到整改;有的整改不彻底;有的虽然问题本身得到了解决,但是没有举一反三消除同类隐患,造成每次检查都问题不断。

(四)管理无长效。 在医疗现场管理中,有的医院对某项工作满足于一时的、一事的落实,对如何从根本上解决问题缺乏思考,管理的长效机制没有建立起来,考核也没有形成闭环。造成了现场管理人为因素大,随意性强,收效甚微。

针对以上医院管理存在的缺陷,管理者必须注重管理活动从制度的建立、执行、监督、考核形成闭环、持续改进。通过推行 6S 管理可以从整理、整顿、清洁出发,整章建制,制定规范,避免管理漏洞、确保管理效果。

三、医院内涵建设需要 6S 管理

国内绝大多数医院管理者都是医学专家出身,真正从事管理专业的凤毛麟角。这一现象导致医院管理始终处于摸索状态,因为缺乏管理学的传承。尤其在新医改和促进健康服务业发展的政策实施后,医疗市场竞争更加激烈,老百姓看病就医更加注重医疗质量和服务品质。为此,医院内涵建设是必由之路。如何在国家新的政策形势下,优化外在环境,科学合理地调整内在结构,进行准确社会定位,是医院内涵建设的根本和健康发展的前提条件。6S 管理的方法有利于促进医院基础性内涵建设。通过推进 6S 管理,医院可以有效地将人才、技术、品质、服务、成本、管理等要素组合达到最佳的状态,最终能实现医院的发展规划与目标。6S 管理作为医院管理的基础工具,对于提高医院以质量安全为核心的内涵建设具有十分重要的作用。具体表现在以下几个方面:

(一)有利于改善医院形象,提升信誉度和美誉度。 国务院发布《关于促进健康服务业发展的若干意见》后,健康服务业快速发展。加上国家加大公立医院改革和支持社会办医的力度,各类医疗机构如雨后春笋般增长,医疗机构之间的竞争也越来越激烈,迫使医院以提高核心竞争力为核心,发挥医疗质量和服务品质的优势,赢得老百姓信任。医院实施 6S 管理,可通过整理、整顿、清洁、规范等程序和措施,优化和美化医院环境,改善医院形象,给患者提供一个安全舒适的医疗环境,打造医院核心竞争力。

(二)有利于提高员工素质,增强归属感和荣誉感。 6S 管理的核心是提升员工素养。通过 6S 管理活动,有计划地开展礼仪、职业道德、服务规范等多形式多内容的培训,结合医院品质服务、医院质量管理、文明岗位达标等活动,逐渐改变

员工旧的观念,树立"以病人为中心"的人本理念,培养员工主人翁意识,做到人人从我做起,从小事做起;塑造员工的团队意识,相互之间倾力合作,互助互爱;创造轻松、和谐、愉快的合作氛围。通过 6S 管理,也有利于员工成长成才,可以建设一支高素质的员工队伍,提高医院核心竞争能力。

(三)有利于规范医院管理,注入新的发展动力。 通过推行 6S 管理,不断建立健全各类工作制度、技术操作规程、员工行为礼仪规范、安全防范措施及质量控制体系,加强医疗质量安全督查和基础、环节和终末质量控制,促使医院管理更加规范化。通过 6S 管理,还可以引导员工从点滴做起、从身边做起,学会在约束下工作、监督下干事,提高全员纪律约束意识。同时,结合各级卫生行政部门的检查,以及内部 6S 管理督查活动,加快医院流程再造,提高各个环节工作效率,完善和提升了医院管理能力,为医院发展注入新的动力。

(四)有利于提高服务品质,增强市场竞争能力。 通过推行 6S 管理,不断对医务人员进行医疗服务、质量安全及相关法律法规等方面的教育培训,使全院人员充分认识到医疗质量是生存之本、发展之基、市场竞争的原动力。尤其建立健全院级、科室、个人的三级 6S 管理组织,共同参与医疗质量形成各环节的计划、组织、协调、控制和服务保障工作,有助于从上到下、从管理层到基层各个环节提高医疗服务品质,从而增强医院发展后劲和市场竞争能力。

(五)有利于促进医患和谐,确保患者医疗安全。 通过 6S 管理,营造安全、舒适的工作环境,强化职工的安全意识,塑造医院良好的社会形象、和谐融洽的管理氛围,促使医务人员遵守规定,保持设备性能完好和运转正常,各类物品有序,不再浪费时间寻找,减少误取误用,提前防范各种影响安全生产和患者安全的因素,防患于未然,杜绝安全隐患,避免安全事故。同时,注重提升患者和职工满意度,也有利于减少医疗纠纷,从而确保医疗安全。

(肖海峰)

第四节　航空总医院6S做法与成效

世界上有许多著名的企业推行 6S 管理,但在医疗机构中推行 6S 管理还真是出乎人的意料。航空总医院就是国内首家全面推行 6S 管理的医院。医院成立于 1972 年,隶属于世界五百强企业——中国航空工业集团公司,是集医疗、教学、科研、预防为一体的公立三级综合医院,也是中航工业集团所属医疗机构的龙头医院。为充分发挥企业医院的管理优势,医院从 2010 年开始全面推行 6S 管理,并创造性地把 6S 管理与等级评审等工作结合,取得显著成效。基本做法是:

首先,根据医疗行业特点,航空总医院在推行 6S 管理之初开展了系列培训与宣传。具体做法有:在实施之前召开全院动员大会,请专家给中层干部做演讲和培训,将 6S 管理列入院级培训规划,在医院宣传媒介如医院网站、院报等定期刊登 6S 管理知识、相关消息,推出 6S 管理专版及专刊等。

其次,结合医疗工作实际,航空总医院制定了 6S 管理评价标准与督查制度,并建立合理的考核机制,形成了一整套符合医疗行业规范的 6S 管理模式。以定置管理为例,6S 管理规定:每个工作场所必须张贴"定置图",不管是行政办公室、诊疗室、手术室还是储物间,物品必须严格按照定置图标识的位置摆放。航空总医院还在医院设置了 634 个 6S 检查点,每个月定期检查,每次检查历时两周,并要求每个员工做到:眼到,检查每一个死角;口到,将发现的问题立即解释清楚;心到,多肯定大家的成绩;手到,每检查一个地方都要拍照记录。

最后,全面优化医疗流程,比如成立了"一站式"患者诉求中心、按系统疾病调整门诊诊室等。通过 6S 管理,医院做到了临床路径和服务流程的优化。随后,医院再次开展规范化培训,院内培训采取三级培训模式,配套了考核机制,并规范医疗行为,包括制订了严格的取消普通门诊输液等措施,通过自查、一对一评价和集中督导的方式,保障 6S 管理的持续性,规范了医护人员医疗行为。

航空总医院从 2010 年启动 6S 管理以来,结合自身实际与行业特点,在实践中不断探索,与医疗规范接轨,做到了制度有特点、管理有重点,形成了一套符合医疗行业特点的 6S 管理体系。2011 年,医院顺利成为首家通过 6S 达标验收的医院,2014 年又高分通过了铜牌验收(根据中航工业集团 6S 管理要求,6S 管理等级分为达标、铜牌、银牌和金牌,每个等级至少满两年后方可申请更高级别的评审)。

六年来,航空总医院通过持续推进 6S 管理,整体环境和员工面貌发生了巨大变化,干净整洁的就医环境、配置合理的设施、定置规范的物品、管理有序的防护装备以及良好的院风院貌,让初到航空总医院就诊的患者或参观的同行印象深刻。没有成功经验借鉴,凭借创新和实践,航空总医院在以高国兰院长为首的管理团队带领下,持之以恒推行 6S 管理,并以此为抓手在健康中寻价值、差异中谋发展,医院就诊患者满意度高于北京市平均水平,始终保持在 90% 以上。

六年来,航空总医院推行 6S 管理的收获不胜枚举,医院、科室、员工的收获也无法用数据来衡量,患者的认可已说明一切。门急诊量从 2009 年的 63.9 万人次上升到 2014 年突破 130 万人次,出院人次、手术例数增长率均超过 85%,业务收入增长 2 倍多,社会效益与经济效益均大幅提升。尤其在 2014 年通过 6S 管理铜牌达标验收后,航空总医院已做到 6S 管理"外形"与"内涵"的相得益彰,先后吸引国内 100 余家医院管理者前来参观交流,并成功举办了国内首个 6S 管理国家级继续教育项目——"6S 在医院管理中的应用"研讨班。

六年来,航空总医院推行 6S 管理的成效,不仅在于医院环境变得干净整洁,员工综合素养不断增强,医疗安全与整体形象大幅提升,医院更是不断跨越发展,先后挂牌成为"中国科学院北京转化医学研究院"、"中国医科大学非直属附属医院"、"北京中医药大学和四川大学华西口腔医学院教学医院"等众多新头衔,并成立中国医科大学博士后联合培养基地、中国人群前瞻性生物样本库北方中心、京区首家心血管技术培训中心、北京市口腔住院医师规范化培训基地、世界疼痛医师协会中国分会多学科疼痛会诊中心等,高国兰院长也被评选为2014 年度"推进医改,服务百姓健康"十大新闻人物之一,获得社会各界广泛关注。2015 年,国家卫生计生委医政医管局与健康界联合发起的"寻找最佳医疗实践——改善医疗服务行动计划全国医院擂台赛"第一季,"航空总医院:把 6S 经典方法引入医院管理",入选"主题一:优化诊区设施布局"活动十大价值案例。

(肖海峰)

第二章 现代医院 6S 管理内涵

当前,随着我国医改政策的全面实施,医疗保障体系的逐步完善,尤其是鼓励社会资本办医、促进健康服务业发展的政策出台,医院赖以生存与发展的内、外部环境正发生着深刻的变化。面对新的形势和变化,如何增强医院的服务能力和核心竞争力,实现医院的可持续发展,满足人们不断增长的医疗卫生需求,体现以病人为中心、以员工为核心、以质量与安全为重点的办院理念,是现代医院管理必须关注的重要问题。

现代医院管理与企业管理相比,无论是在欧美发达国家,还是在发展中国家,前者仍然弱于后者。彼得·德鲁克(Peter F·Drucker)指出,医院管理与企业管理没有多大差异。虽然不同组织的管理有差异存在,但在各种组织里 90% 的问题是共通的,不同的只有 10%。在所有组织中,只有这 10% 的问题,需要适应该组织特定的使命、文化、历史和用语。近年来,许多医院管理者都在探索适合医院发展的管理模式,以求提高工作效率,改善服务品质,而借鉴企业的管理经验则是一个实用的方法。既然医院管理与企业管理有共同之处,医院管理者理所当然地可以借鉴企业管理的理论、方法和成功经验。

正如前文所述,现代医院 6S 管理源于日本企业的 5S 管理,由企业 5S 管理扩展而来,借鉴了现代企业行之有效的现场管理理念和方法,其作用是使医疗环境整洁有序,医疗流程科学合理,医疗服务便捷高效,医疗行为严谨规范,医务人员素养提升,医疗质量持续改进,医疗安全更加可靠。由于现代医院 6S 管理注重现场管理,尤其是基础性的现场管理,而且这些现场管理有着丰富的内涵,十分强调整理、整顿、清洁的执行力、纪律性和持之以恒,其核心在于行为规范、素养提升、安全可靠。因此,现代医院 6S 管理是现代化医院管理的基础和关键,也是医院核心竞争力和可持续发展的本质要求。

第一节　整理（SORT）

一、整理的基本含义

整理,汉语词典里的解释有"整齐而有条理","料理、安排","整治、修理"等,但在现代医院 6S 管理中,整理是指区分需要与不需要的事、物,再对不需要的事、物加以处理。在医院诊疗工作环境中,区分需要的和不需要的办公用品、医疗文书、医用材料、药品器械、仪器设备、生活用品等物品,对于提高工作效率是很有必要的。

整理是现代医院 6S 管理的源头,也是改善医院诊疗工作环境的第一步。整理是整顿的基础,首先应对诊疗工作环境摆放和停置的各种物品进行分类,然后区分对于日常诊疗工作不需要的物品,诸如多余的文件、废纸、草稿纸,用剩的医用材料,用完的医疗垃圾(针头、注射器、输液器、引流管、药瓶等),报废的医疗器械、仪器设备、个人生活用品等,应坚决清理出诊疗工作环境。在进行整理时,一般可以将各种物品划分为"不用"、"很少用"、"少使用"、"常用"四类或"不用"、"偶尔用"、"常用"三类,对于"不用"的物品,应该坚决清理出工作场所,进行废弃处理;对于"很少用"、"少使用"或"偶尔用"的物品,也应该及时进行清理,改放在储存室中,当需要使用时再取出来;对于"常用"的物品,就应该保留在工作现场或附近。

整理的要义在于区分要用和不要用的,不要用的坚决清除掉,把有限的空间腾出来活用、防止误用,创造清爽的环境。整理的要点是清理,丢弃时要有魄力、有决心,不必要的物品应断然加以处置。

无论是在门诊诊室、检查室、治疗室,还是在住院护士站、仪器室、医生办公室,对必要物品予以保留、长期不用的物品予以坚决清除非常重要,不仅有利于医务人员快速取用所需物品,提高工作效率,也有利于诊疗环境的整洁有序,增进患者信任。

二、整理的主要作用

人流密集,环境嘈杂,物品凌乱,空间有限……几乎是所有医院的共同特点。

由于缺乏有效管理而给医院带来的危害普遍存在,尤其是嘈杂影响效率、凌乱造成浪费、狭窄埋下隐患……因此,整理在医院的各个角落、诊疗的各个环节等都非常重要。整理作为现代医院 6S 管理的基础,亦可称之为基础的基础。如果在实施 6S 管理的过程中第一步就"整理"不好,那么将无法保证 6S 管理后续步骤的高品质。因此,整理在现代医院 6S 管理中具有基础性作用,主要体现在:

(一)整理可以使工作和生产现场无杂物,增大作业空间,提高工作效率。如门诊诊疗区尽量不设办公室、更衣室(可在诊疗区以外设置),让有限的空间用于业务用房,有利于拓展医疗业务;诊室、检查室、治疗室不放更衣柜、文件柜等与诊疗活动无关的东西,让有限的空间用于诊疗活动,有利于营造宽松的诊疗环境;住院部建立门禁系统,聘请专职人员对进出病区人员进行规范管理,有条件的要减少患者家属陪护,尤其在医师查房期间应将陪护人员清出病区,有利于营造安静的病区环境;病区不随意增加床位或陪床,特殊情况需要临时性加床时应建立严格的审批程序,有利于确保医疗质量与安全。

(二)整理可以减少不必要的碰撞和人为的障碍,时刻确保抢救行道通畅,保障医疗安全。如门诊诊疗区的通道不应放置更衣柜、文件柜,可少量放置候诊椅,但要保持有足够的通道宽度,时刻确保急救通道畅通;病区走廊不放置座椅,亦不得放置各种更衣柜、文件柜、仪器设备等,有利于避免对病区急救通道的影响;配电室、锅炉房、空调机房等不随意堆放杂物,保持设备设施和各种管线之间的通道畅通,有利于设备维护和节省抢修时间。

(三)整理可以消除混料隐患,有利于减少库存、节省成本。如总务物资仓库、维修组配件室等,通过整理可以让常用物资便于取放,减少非常用物资的库存,避免不必要的物资长期占用有限的库存空间;科室、各病区二级库或储物间,通过整理应做到只存放一周用量或三、五天用量的物资,有利于减少二级库存、降低资金占用成本。

(四)整理可以让员工视觉开阔,环境良好,心情舒畅,工作热情高涨。无论是门诊诊室、检查室、治疗室,还是住院病房、护士站、医生办公室,随处都整齐有序,没有多余物品,不仅有利于诊疗活动开展,更有利于确保医疗质量与安全。

三、整理的实施要领

整理是一个永无止境的过程。现代医院紧张的工作、铺天盖地的信息、可怕的惰性容易使人陷入混乱,丧失热情和创造力。如果不做整理,生活工作就会变得一团糟。但在瞬息万变的时代,传统的整理方法早已过时。现在,不仅资料需要整理,环境、信息、生活、思维、人脉也需要整理。单位和个人只有养成整理的习惯,转变思维、调整运营方式和成功模式,才能化被动为主动,最终获得成功。尤其现代医院是一个人员流动、人群密集的公共场所,物品与环境保持规整非常难。所以,每时每刻都要整理,决不能为应付检查而突击整理、做做样子,检查过后又恢复到原来的样子,这样就完全失去了整理的意义。

整理要达到一个重点区分的效果:需要的留下,不需要的坚决清理。整理要厉行"三清"原则:即清理——区分需要品和非需要品;清除——挪除非需要品;清爽——按属别管理需要品。其中,清理是基础,要根据工作需要和环境、空间要求来加以区分需要品和非需要品;需要品一般是近期或以后能用到的物品,非需要品一般是暂时或永久不会用到的物品;如果不能合理的取舍需要品和非需要品,就会影响整理的整体效果。清除是过程,要下决心彻底清除非需要品,决不能瞻前顾后、犹豫不决;如果不能彻底清除非需要品,久而久之也会影响整理的整体效果。清爽是结果,要把留下来的需要品按属别进行管理,让其整整齐齐、规范有序地放置;如果非需要品清除后,需要品还是乱七八糟、横七竖八的,也会影响整理的整体效果。

整理的要领在于持之以恒地对所在工作场所(范围)全面检查,包括看得到和看不到的;制定"需要"和"不需要"的判别基准;坚决挪除不需要物品;合理确定需要物品的使用频度和日常用量;制订废弃物处理方法;坚持每日自我检查、自我改进。其中:

(一)**看得到和看不到的都要纳入整理范围,不能仅仅整理能看得到的,而忽略看不到的**。如看得到的,一般都在办公桌上、操作台上、治疗车上、床头柜上等容易发现的地方,而看不到的,往往在抽屉里、文件柜里、更衣柜里以及储物间等位置,容易在整理时被忽略,必须制订计划定时进行整理,就不容易遗漏。

(二)**制定"需要"和"不需要"的判别基准很重要,不能合理界定"需要"和"不需要"的物品,就难以达到整理的效果**。比如把病区物品分类为"需要"与"不需要"的范例(参考):

1. 需要:①正常使用中的仪器、设备或电气装置;②正常使用中的清洁、测量等工具;③正常的工作椅、板凳;④尚有使用价值的消耗用品;⑤使用中的垃圾桶、垃圾袋;⑥使用中的办公用品、文具;⑦使用中的病历夹、医疗文书、杂志、报表;⑧其他(少量必要的私人用品)等。

2. 不需要:①地板上的,如废纸、灰尘、杂物,不再使用的仪器、设备、工具、办公用品、纸箱、抹布、耗材、过期药品等;②桌子或柜台上的,破旧的记录本、文件夹、书籍、报纸、破椅垫,老旧无用的报表、账本,损坏的工具、耗材、药品包装等;③墙壁上的,有过期海报、看板,过时的月历、标语,损坏的时钟等;④吊着的,不再使用的配线配管、老吊扇,更改前的门牌等。

例如(表 2-1):

表 2-1　"需要物"与"不需要物"参照表

类别	使用频度		处理方法	备注
需要物	每小时		放工作台上或随身携带	
	每天		现场存放(工作台附近)	
	每周		现场存放	
不需要物	每月		仓库存储	定期检查
	三个月		仓库存储	定期检查
	半年		仓库存储	定期检查
	一年		仓库存储(封存)	定期检查
	两年		仓库存储(封存)	定期检查
	未定	有用	仓库存储	定期检查
		不需要用	变卖 / 废弃	定期清理
	不能用		变卖 / 废弃	立刻废弃

(三)坚决清除不需要的物品是整理的关键环节,不能对那些不需要的物品犹豫再三、舍不得丢弃,否则在后续整顿中将会造成无效的空间占用。比如已经报废的监护仪、吸引器等医疗设备,不能因为部分配件仍有用而长期留存在科室,应该尽快移除,交予设备管理部门处理;病区很多破旧的床单、被子、被套等物品,不能因为偶尔还能派上用场而留存,应该果断清理掉,避免占用有限的病区空间。

(四)合理确定需要物品的使用频率和日常用量,对有效使用空间和提高工作效率非常重要。虽然需要物品是必要留存的,但也要根据使用频率和日常用量合理确定留存数量。太多了会占用有限的空间,会影响取放时的工作效率,太少了也会造成多次领用,带来工作不便。比如医用耗材,一般领用一周左右的用量,也有管理比较好的病区能做到只领用三天的用量,既减少了库存,又节约资金占用。

(五)制订废弃物处理方法是清理不需要物品这一环节所必需的,尤其医疗废弃物不能随意处理,必须按照有关法律法规进行规范处理。比如《医疗垃圾处理办法》,从专用垃圾袋、专用运输桶、专用暂存间等方面规范医疗垃圾的处理,切实保障废弃物处置安全无隐患。

(六)坚持每日自我检查、自我改进是整理真正达到效果的保证。只有每日坚持对整理过的物品进行习惯性的检查并持之以恒进行改进,才能使整顿的效果得以保持,也才能使整理形成一种习惯和素养。比如医生要每天整理病案架,护士每天要清理治疗车等。

整理最核心的思想是强调使用价值,而不是原购买价值。在整理过程中,需要强调的重点是:我们看重的是物品的使用价值,而不是原来的购买价值。物品的原购买价格再高,如果在相当长的时间没有使用该物品的需要,那么这件物品的使用价值就不高,应该处理的就要及时处理掉。很多人认为有些物品几年以后可能还会用到,舍不得处理掉,结果导致无用品过多的堆积,既不利于现场的规范、整洁和高效率,又需要付出不菲的存储费用,最重要的是妨碍了管理人员科学管理意识的树立。因此,现场管理一定要认识到,规范的现场管理带来的效益远远大于物品的残值处理可能造成的成本。

四、整理的推行步骤

俗话说:一步错,步步错。整理是推行 6S 管理的第一步,对达成 6S 管理的效果具有基础性作用。如果整理不到位,后续工作就难以达到理想状态,甚至难以进行下去。

整理的推行思路:对每件物品都要看看是必要的吗? 非这样放置不可吗? 要区分对待马上要用的、暂时不用的、长期不用的;即便是必需品,也要适量,将必需品的数量降低到最低程度;可有可无的物品,不管是谁买的,有多昂贵,也应坚决处理掉,决不手软;非必需品:在这个地方不需要的东西在别的地方或许有用,并不是"完全无用"的意思,应寻找它合适的位置;当场地不够时,不要先考虑增加场所,要整理现有的场地,你会发现竟然还很宽绰。

整理的推进步骤:整理步骤中非常重要的是"将所有物品分类",比如可以区分以下几类物品(可根据自身喜好或工作环境和物品特点自行分类):不能用的和不再使用的,很少使用的(1 个月 ~1 年左右使用一次),经常使用的(3~7 天左右使用一次),几乎每天都使用的。再就是"将分类后的物品进行处理",比如不能用的和不再使用的,坚决清除出工作场所,并做废弃处理;很少使用的,可放置于储存处,到时取用;经常使用的,放置于日常工作场所,便于取用;几乎每天都使用的,放置于随手处,随时取用。

整理第一步:现场检查。无论是办公室现场,还是门诊、住院的诊疗工作区,每天都要常规检查一遍(最好是有一个检查流程,以免漏项),主要看物品增减变化,是否移位,是否整洁等等。

整理第二步:区分必需品和非必需品。现场检查之后,对物品要进行区分,可根据自身工作习惯或喜好,将物品分为必需品和非必需品。诊疗工作区尤其要区分出与医疗无关的物品。

整理第三步:必需品的处理。区分需要留下的必需品应根据其使用频度再进行细分,比如每天要用的、每周要用的、每月要用的;或按照使用功能进行细分,比如检查类的、治疗类的、药物类的等。必需品经过细分后,再按照细分类别予以处理。比如每天要用的,放在随手处;每周要用的,放在抽屉里;每月要用的,放在库房里等。

整理第四步:非必需品的清理。物品区分完成之后,对非必需品要及时进行清理或销毁,尤其是在诊疗工作区与医疗无关的物品。如医护人员的个人物品、食品等不应遗留在诊疗工作区,必须立即清理。

整理第五步:每天循环的整理。必需品按类处理、非必需品彻底清除后,仍然要坚持每天检查、清理和处理,达到常态化整理状态。

整理的推行技巧:医院人员流动大,物品取用频繁,要保持整理好的状态非常难,但只要掌握一定技巧,推行起来则可以事半功倍。比如整理后设立样板区,典型示范,复制效果即可;比如定点摄影,即在整理前选择某一角度拍一张照,整理后再选择完全相同的角度拍一张照,前后对比鲜明,有利于客观反映整理的"震撼"效果;比如不要物品处理登记,即非必需品在清理后,仍然留存一份记载,便于建立清理相同物品的清单,也有利于避免清理的差错。

整理推行步骤大致可概括为分项归类、判断"要与不要"、"要"的处理、"不要"的清理以及整理的持续改善五个步骤。对于整体推进 6S 管理来说,整理步骤中最为重要的是判断"要不要"、"留不留"。

(江龙来)

第二节　整顿（STRAIGHTEN）

一、整顿的基本含义

整顿,汉语词典里的解释是使紊乱变为整齐,使不健全的健全起来(多指组织、纪律、作风等)。在现代医院 6S 管理中,整顿是指把整理后需留下的物品按规定进行科学合理的布置和摆放,并对所有物品进行适当的标识。整顿是衔接在整理之后的,在将不需要的东西移开后,将必要的物品分门别类按规定的位置合理摆放,明确数量并加以标识,包括重新规划与安排,以便最快速地取得所要之物,在最简捷、有效的规章、制度、流程下完成工作。

整顿在整理完成后,工作现场遗留下来的都是必要的物品。但是如果随意堆放久而久之又会打回原形,丧失了整理的效果,仍然会造成管理混乱、效率低下和安全隐患。例如,病区内低值耗材随意堆放在一起,没有分类、没有登记,不知道剩余量和有效期,这就会导致耗材的积压或短缺,给使用造成不便而降低工作效率,更会导致浪费而增加科室成本;办公室或治疗室设备、设施随意摆放和挪动,没有区分固定和临时放置,使室内空间格局或通道随之随意变动,会增加寻找物品的时间,使工作或治疗环节衔接不畅,影响工作质量,也易导致设备设施损坏;处置间生活废物和医疗废物混放、没有明确分类标识,极易造成污染和院感发生的风险。因此,整顿是强化整理效果,提升效率的关键步骤,也是 6S 管理强制性、基础性环节。

整顿的核心在于"分门别类、定置管理"。要根据设备、设施、器械、用品的种类、性质、用途进行分类管理,以拿取方便、流程顺畅为目的确定其放置位置并用定置图方式予以确认,并通过不同颜色标线、架位标签、登记台账等方式进行明确标识和数量的确定。

二、整顿的主要作用

整顿目的在于使工作场所整齐舒适、一目了然，便于目视化管理；消除过多的积压品，减少找寻物品的时间，提高工作效率（注：此项是 6S 管理活动的重点，也是提高工作效率的基础），其作用体现在：

（一）减少寻物时间，提高工作效率。整顿是在整理的基础上对物品放置的进一步规范，在实施的过程中严格分类管理，以"拿取方便、流程顺畅"为目的确定放置位置，并且做到定置管理、标识清楚，这就为我们工作中常用物品制定了最佳取放路线，并且固定位置"按图索骥"免去了凭记忆寻找的不确定性，最大程度降低了寻物时间，提高工作效率。例如文件管理要求在整理的基础上，按不同工作内容分装不同的文件盒（如"医院下发文件"、"医疗质量安全"、"科室继续教育"、"医德医风管理"等），文件盒统一标识、整体编号，按序码放在文件柜中，按发文时间将文件按序放进文件夹，并在首页制作详细目录并定期更新。这样我们在寻找某个文件时只需要简洁地两步（查文件盒、查目录）即可迅速准确完成。

（二）减少资源浪费，降低运行成本。整顿中的定置管理本身就要求在确定物品存放位置时充分考虑最大限度提高空间利用率，且物品分类整理、标识明确、台账清晰对于控制物品使用率、库存量非常关键。例如，各病区储物间通过分层货架、统一收纳盒将物品分门别类放置，对于每种耗材剩余量一目了然，且清晰的台账可以有效控制物资请领频率，监控每种耗材的使用率和库存情况（数量、有效期等），很好地杜绝了耗材遗失、积压、重复请领而造成浪费，同时使科室管理更有序，降低了科室运行的经济成本和管理成本。

（三）减少随意堆叠，改善工作环境。整顿对于物品放置场所进行科学合理布局，并结合利用定置图与标识，最大限度提高空间利用率；物品存储摆放方法上充分考虑科学人性化，避免随意堆叠等不良存储方式；标识清晰，易于辨识。例如办公电脑线路集束，既统一美观，又保障信息安全和用电安全；药品严格定置管理，分类标识清楚；运行病历按医疗要求排序，化验单等回报单粘贴整齐规范，病历用后即放入病历车，合格病历和不合格病历分类标识清楚，等等这些都能塑造一个整齐有序、节约高效、一目了然的工作环境。

三、整顿的实施要领

整顿是 6S 管理第一步整理工作的延续,关键在于通过整理后对需要的物品进一步明确放置场所,规定整齐、有条不紊的摆放方法,比如地板划线定位、对场所与物品进行明确有效的标识、制订废弃物处理办法等。工作要点是将工作区域依实际情况进行区域规划(制作定置图),将所有物品进行科学合理的摆放,并将工作区域内所有物品进行明确的标识,以便在最短的时间内取得所要之物,在最简捷有效的规章制度和流程下完成事务。整顿要领在于把握好"三个要素"、"三定原则"和"三种状态"。

(一)整顿"三个要素"

整顿"三个要素"指的是场所、方法和标识。判断整顿"三个要素"是否合理的依据在于能否形成物品容易放回原地的状态,即寻找某一件物品时,能够通过定位、标识迅速找到并很方便将物品归位。

1. 第一个要素是场所。首先是对物品的放置场所布局进行研讨,确定物品放在哪一个位置比较方便,经常使用的物品要放在工作者触手可及的近处。例如病区护士站桌台旁设置一个与桌面等高的分层式标本架,主要用于护士方便对患者检查标本统一收集、管理和处理;医生站工作台旁通常设置一个病历车等。其次是物品的放置场所原则上要 100% 做到定位放置,通常是利用画定置图的方式规划并明确设施、设备、物品的放置区域,然后在实际场所空间内严格按照定置图用地标线圈出位置、放置相应物品,并要注意定位放置的原则必须是固定放置的物品,临时放置的物品要按规定及时清理。最后是对于特殊物品、危险品、污染物等要设置专门的场所进行保管。例如毒麻药品要有专柜保存;医疗垃圾要有专用垃圾桶通过专用电梯进行回收和运输处理;档案资料要在设有特殊标准的温湿度的房间内储存等。

2. 第二个要素是方法。最佳方法必须符合容易拿取的原则,也就是经过科学设计、讲求人性化的摆放方法,即要求按物品的规格和种类区分放置。方法可以多种多样,如架式、箱式、工具柜、悬吊式等,但要尽量立体放置,做到平行、直角、在规定区域放置,便于充分利用空间。堆放高度应有限制,一般不超过 1.2 米。对于易损坏的物品要分隔或加防护垫保管,例如所有电脑主机都必须离地放置;食堂主食仓库严格执行"离墙隔地"存储;各种设备做好防潮、防尘、防锈措施。

工作区管理人员应在物品的放置方法上多下功夫,最好的放置方法就是要遵循"先进先出、方便取放"的原则。

3. 第三个要素是标识。标识清楚是使工作区一目了然的关键。合格的标识应该是任何人都能十分清楚任何物品的名称、规格等信息,同时放置场所和物品一一对应的。标识通常分为 5 类:即区域标识、类别标识、名称及编号标识、数量标识、状态标识。标识的实施通常要遵循以下几点:一是采用不同颜色的油漆、胶带、地板砖或栅栏划分区域。例如红色标线代表消防设施、黄色标线代表医疗垃圾放置区、绿色标线代表生活垃圾放置区、蓝色标线代表普通设备设施放置区。二是摆放场所要标明摆放的物品。例如在仓库的货架上要用标签标明架号、层号、位号及物品的类别、名称。三是摆放的物体上要有明确的标识,某些物品还要注明存储或搬运的注意事项以及保养的周期和方法。例如毒麻药品采用"五专"(专人负责、专柜加锁、专用账册、专用处方、专册登记)管理;医疗仪器采用"五证"(即设备名称、责任人、操作流程、简单故障排查、清洁状态)管理。四是暂放物品应挂暂放牌,并标明管理责任人、放置时限和跨度。五是要求所有物品要 100% 实施标识管理。

(二) 整顿"三定原则"

整顿"三定原则"指的是定点、定量和定容。工作现场保留下的物品按照"三定原则"进行科学合理地布置和摆放,并设置明确、有效的标识,有利于在最短的时间内取得所要之物,最简捷有效地完成事务。实践中,最好落实"三定原则"的方法是"形迹管理",即把物品的形状勾勒出来,将物品放置在对应的图案上。比如后勤用的各种工具,画出每件物品的轮廓图形以显示工具搁放的位置,这样有助于保持存放有序,某件工具丢失便立即能够显示出来。这种方法比采用工具清单管理表更科学、更方便,也更加直观、一目了然。

1. 第一个原则是定点。定点即根据物品的使用频率和使用的便利性确定物品的放置场所或位置,也称定位放置。通常遵循"先进先出、方便取放"的原则,具体有以下几点要求:

(1) 位置原则上要绝对固定。也就是说物品一旦确定位置就不能再随意改变,这样便于寻找和管理。在工作场所,我们一般要求利用定置图对应地标线的方式来确定物品的摆放位置,要求一一对应。

(2) 按使用频率放置。一般是使用频率高的物品应该放置在距离工作场所或工作者较近的地方,方便取用和放回原位,这样可以减少找寻和取放物品的时间,提高工作效率。

(3) 按使用顺序放置。这样不容易取错、放错,形成习惯后可以提高取放效率。例如医疗器械柜规定按照"左取右放"的路径进行放置和规范,这样不容易混淆未用和已用器械。

(4) 按重低轻高、大低小高的原则摆放。这样主要是考虑物品摆放安全,不至于因重力平衡问题出现物品坠落损失或伤人的危险。

2. 第二个原则是定量。定量即确定在工作场所内或其附近的物品保持合适的数量。通常是在不影响正常工作的前提下,数量越少越好,也就是要通过定量控制使工作有序化,降低和消除浪费。例如规定办公抽屉物品放置不得超过抽屉的 2/3 高度。当然,要做到合理设定定量管理标准,就要充分考虑最大、最小库存量,以及科室或病区该种物品或耗材的用量和频率,最好就是利用台账的方法予以记录。在具体的操作中,可以通过设定限高标识线或限量数字贴纸的方式进行可视化标准管理。

3. 第三个原则是定容。定容即明确放置物品位置或使用容器的容量大小、材质。定容放置所要达到的效果是整齐、高效。所用的容器包括箱子、盒子、托盘、捆扎、整数码放、小车存放等多种形式。要求同一场所内放置的容器规格尽量统一,并且配以标准的包装、标识。但是不同物品的容器要在颜色、标签方面加以区分,以防混淆。

(三) 整顿"三种状态"

整顿"三种状态"指的人与物结合的状态,最佳的状态是人与物处于立即结合并能发挥效能的状态,例如工具随手可得,物品即用即到。不佳的状态是人与物处于寻找状态或尚不能很好地发挥效能的状态(为了使人与物结合到最佳状态还需要进行整顿),例如需要维修的医疗器械、库存量不足的耗材等。最坏的状态是人与物失去联系的状态,例如长期无用、报废或失去价值的物品。

四、整顿的推行步骤

整顿的结果要达到任何人都能立即取出所需东西的状态。实践中,都要站在新员工或非专职人员的立场来看,清楚什么东西该放在什么地方更为明确,要想办法使物品能立即取出使用,并在使用后要能容易恢复到原位,没有恢复或误放时能马上知道。最后可以试着自问:现场必要的物品是否整齐、有序存放? 存放的物品和地点有无标识? 当你需要取用物品时,是否能迅速地拿到并且不会拿错? 因此,整顿要以问题为导向,紧紧围绕这些问题,一步步地解决。

第一步是分析现状。取放物品时间长原因在于物品在哪里? 叫什么? 有多远? 是否太分散? 是否太多? 是否用完? 必需物品管理状况如何? 物品的分类、放置等规范情况? 找出问题,对症下药。第一步的关键是在整理后摆放最低限度的必需物品。

第二步是物品分类。制定标准和规范,确定物品的名称,并标识物品的名称等。关键是要正确地判断出是工作用品还是私人用品。

第三步是决定储存方法(即场所、方法、标识)。第三步的关键是确定放置场所,例如在岗位上的哪一个位置比较方便? 要进行布局研讨;可以制作一个图形便于布局规划,如将经常使用的单据、凭证放在工作地点的最近处,特殊单据、凭证、危险品必须设置专门场所并由专人来进行保管,单据、凭证放置要 100% 的定位。

整顿过程中可以按照"小就是美、简单最好"的原则实施,"简单"要素包括:一套齐全的工具、文具;文件存放在一个地点;储存一份副本;无纸化;只开一小时的会议;一分钟电话;今天的工作今天做等。简单最好,意味着简化操作和促进管理。这里所说的简单要素,就是尽量地限制每人所使用的物品,每人最多就是一套。对于使用频率不高的物品,如绳线和大号的订书机等,可以让整个办公室共用一套;文件存放在一个定点,把文件集中存放在一个地方,这样做会减少必要文件的数量,采用较好的文件储存方法,尽量地获得有效文件,限制文件的分发数目,这样既能加快收回文件的速度,又可减少管理的难度,而这种方法对已经实施计算机办公的办公室来说至关重要。在储存的过程中,最好无纸化,对于那些没有文件就不能工作的人,也要尽可能地限制分发给他文件的数量。如果你采用的是电子邮件系统,最佳的策略就是把电子邮件系统作为一种日常工具来创造一种无纸化的网点。任何事情,越简单越好,今天的工作今天做,这样将会大大地减少待办的工作量,缩短处理工作时间,减少文件传阅的部门或人的数量,尽可能地利用电子邮件。

整顿要达到的效果是需用物品立即可以取到;提高效率不仅是使用者知道如何寻找需要的物品,其他人也能一目了然很快找到;工作场所整齐有序,给人清爽舒适的感觉。尤其是在对物品进行整顿时,应该尽量腾出作业空间,为必要的物品规划合适的放置位置和方法,并设置相应醒目标识。这样,使用者就能够清楚地了解物品的所在位置,从而减少选取物品的时间,在医院甚至能够有效争取抢救生命的时间。

(江龙来)

第三节　清洁(SWEEP)

一、清洁的基本含义

清洁,汉语词典里的释义是"清白""洁净无尘",还有其他解释,如"清廉、廉洁、清除、清楚、明白以及清爽"。在现代医院 6S 管理中,清洁是指工作现场无垃圾、无尘埃、无污染、无毒害、无致病菌。清洁是在整理、整顿之后的又一个基础性环节。整理、整顿、清洁,这三项工作是有关联、有次序的。清洁之所以排在整理、整顿之后进行,是因为只有整理、整顿之后才可以避免重复清洁。

清洁就必须使工作现场尽量达到无垃圾、无尘埃、无污染、无毒害、无致病菌的状态,虽然已经整理、整顿过,要的东西马上就能取得,但是被取出的东西要达到能被正常使用的状态才行,而达成这样状态就是清洁的第一目的,尤其是医院注重提高医疗质量、确保医疗安全,不允许有垃圾或灰尘的污染,更不允许有致病菌的滋生或传播。因此,清洁对于医院来说不仅仅是除去垃圾、尘土、污垢那么简单,更重要的是做到"无污染、无毒害、无致病菌",特别是要通过清洁保养好医疗设备,搞好环境卫生,防控好院内感染的发生。

在医院,清洁与院内感染防控工作紧密相关。医院是人流密集、物流繁杂、极易传播致病菌的医疗场所。因此,医院清洁不只是扫地、擦拭即可,真正的"清洁"除了清扫、擦拭等基础动作之外,诊疗或办公场所的地面、墙壁、天花板,使用的医疗设备、仪器、办公设施,诊室或病区内的医疗废物和生活垃圾等都是"清洁"所及的范围。只有在仔细清洁这些场所或物品时,才会发现一些潜在的医疗质量和安全隐患。例如某些设备年久失修或保养不到位而产生的零件松动、缺失;病区内给患者擦拭床头的小毛巾缺少统一晾干放置的设施,或者随意堆叠容易发生混用;诊室换气通风设施的排气口聚集陈旧灰尘,不仅影响通风,而且容易滋生细菌……清洁措施不仅会帮助我们清除这些隐患,而且在此过程中会改变不符合院感要求的行为习惯,形成固定的符合要求的清洁程序和标准来规范今后的工作。

二、清洁的主要作用

清洁对卫生标准要求极高的医院来说,绝不是打扫卫生那样简单。清洁与院内感染控制相关,对医院搞好 6S 管理具有承上启下的重要作用。

(一)保持医疗、办公场所清洁卫生。医院任何区域都应保持绝对清洁、卫生、无污染。特别是与患者接触或停留的区域,例如诊室、病房、公用厕所、候诊座椅、电梯间、楼梯扶手……医院是"病菌无处不在,清洁随处可见",清洁就是要在全部区域内时刻展开清除污物的工作,使污物无处遁形,最终达到院感控制标准。

(二)提高设备设施性能,延长使用寿命,确保设备设施"零故障"运行。清洁的重要内容除了清除污物以外,更重要的是对设备、设施进行例行点检、维修和保养,对于存在安全隐患的设备瑕疵要及时处理,保证设备、设施始终处于性能最佳状态。

(三)消除不利于医疗质量、成本效率和环境卫生的因素。清洁的本身也是院感控制的过程,这对保证医疗质量与安全是重要的措施和必要的环节。对于设备设施的定期点检和养护延长了其使用寿命,避免了因使用不当、维护不当造成损坏而导致的投入成本增加。

(四)美化工作现场和就医环境,有利于提升医院形象。清洁使医院的所有角落看起来都很干净、整洁、明亮,使患者、员工始终在一个舒适、安全的环境下就医、工作,提升人们的幸福感和安全指数。同时,更塑造和彰显了医院整洁、规范的形象和阳光向上的文化。

三、清洁的实施要领

清洁的目的是使整理、整顿工作成为一种惯例和制度,是标准化的基础,也是一个单位形成自身文化的开始。清洁要领在于建立清洁责任区,并责任到人;彻底开展一次清洁活动,并执行例行大扫除;全面调查污染源,并予以杜绝或隔离;建立清洁标准,并制作操作规范;实施点检,并开展评优评先。主要推行技巧有以下几点:

(一)清洁区域地图化。医院的清洁区域非常大,遍布每一个角落,因此要做到不留死角,就必须将清洁任务层层分解,细化区域,分摊到每一个部门、科室,甚至是个人身上。一般情况下,我们可以按照空间区域进行划分,例如每个科室、病区、部门负责自己区域的清洁;另一种分类方法就是按照功能进行划分,例如门诊可以划分为诊室、候诊区、挂号缴费区、休息区、公共通道区等。清洁区域划分应在平面图上进行明确标注,建议使用不同颜色或标识加以区分,形成的划分区域图就像一张地图一样,对责任分区一目了然。

(二)**清洁责任表单化**。在清洁区域地图的基础上,根据不同的责任分区进行"责任人"明确划分,这里可以由一个科室或部门承担责任,这样一般科室主任、护士长就是第一责任人,也可以将某一区域直接划分为某一责任人。最终要将责任人划分进行表格化处理,这也是清洁责任一览化的关键方法,例如(表2-2):

表2-2　清洁责任一览表

序号	清洁区域	责任人	清洁值日职责
1	计算机区	张三	计算机保持干净、无灰尘、线路集束
2	检验设备区	李四	设备完好无损、设备检查记录完整、消毒清洁状态良好
3	文件区	王五	文件目录清晰、装订整齐,没有散放,文件盒标识清楚、码放有序
4	休息间	赵六	地面无杂物,无灰尘,水杯等个人物品摆放整齐
5	标本存放区	韩亮	标本在标本架上有序码放,标识清楚、及时处理
6	标本采集区	李梅	工作台干净、整齐、定时消毒,医疗废物垃圾桶及时清理,一次性耗材数量适当并有序码放
7	其他区域	李伟	无杂物、无灰尘、物品有序摆放

注:此表的清洁区域是由责任人每天进行维护;每天上班前和下班后各15分钟定时清洁;其他区域包括门窗、玻璃等。

(三)**管理看板展示**。清洁区域的划分、责任人、工作内容和进展、清洁状态等都要尽量统一利用管理看板的方式进行展示。例如清洁责任标签、日常清洁计划表等,以备遗忘或遗漏。

(四)**清洁实施计划**。清洁是一项系统工作,也是长期性工作,不能"一窝蜂"似的突击作战,要有目标、有规划的按进度实施,这就需要各责任部门、科室、病区制订清洁实施计划,最好利用表格的方式将工作区域、责任人、实施内容、清洁部位、清洁周期、要点、标准、效果确认等通过看板的方式予以展示。例如(表2-3):

表 2-3　清洁实施计划表

工作区域								
责任人								
实施内容	清洁部位	清洁周期	标准	计划完成情况及效果确认				

备注:责任人或组员必须按时实施 6S 管理工作;部门管理者应进行监督并检查;实施确认后在栏内画"√"。

四、清洁的推行步骤

清洁是在整理、整顿之后,认真维护工作现场并保持完美和最佳状态的主要步骤和方法。清洁不是突击式的大扫除,而是标准化、常态化的日常工作内容,要求医院从领导到基层员工,全院上下每个人都要从自己做起,对自己责任范围的"清洁"工作亲力亲为,从而形成医院整体的整洁、有序、卫生、安全的最佳工作状态。通常实施清洁活动推行步骤或者说是必要的推行计划如下。

(一)做好准备工作

1. 责任区划分。将参与清洁的员工进行责任区划分,做到责任到人、人尽其责、不留死角,切忌出现责任模糊的"三不管"地带。

2. 技术准备。即讲明清洁目标,操作要求和标准,明确清洁工具、消毒标准,设备设施拆卸的固定方法和具体步骤。不同的清洁区域、设备设施因功能、自身特性的不同,对清洁的操作程序、标准也不同,要事先对责任人培训,使其能够掌握要领,从而正确、高效地完成任务,不致做"无用功"甚至"帮倒忙"。例如病区内清洁所用的毛巾、墩布要根据其使用的范围是否接触医疗废物而严格地区分为"医疗污染区专用"、"普通清洁区专用"等,使用时做到分开专用、分别回收、分别消毒、分别收纳放置,并且要用不同颜色加以区分辨识。再如,清洁投影仪镜头时,要先用细软的棉布除去浮尘,再用专用的清洁剂进行擦拭,切忌用粗糙的抹布蘸水擦拭,避免镜头磨损。

3. 进行必要的安全教育。一方面对要清洁的设备设施的基本常识进行教育,避免因清洁操作不当造成设备损坏,或者因缺乏了解而漏查设备隐患,例如氧气瓶、呼吸机、除颤仪等急救设备,骨密度仪、CT、B超等精密设备;另一方面要对可能引起损伤、安全事故等的危险因素进行警示和预防。例如触电、洗剂腐蚀、尘埃入眼、吸入有毒有害气体、灼伤等,这也是影响清洁进展和效果的重大事项。

(二)基本步骤:扫除一切垃圾、灰尘、污垢

1. 责任人按责任区划分亲自动手,进行彻底清洁,不能只依靠清洁工,否则就会失去人人参与 6S 管理的意义。

2. 清除积尘、污垢、污染物,不留死角。要将所有设备设施、工具、地板、墙壁、天花板、门窗、灯具进行彻底清洁,对病患使用或停留的区域、设施还要按照院感标准进行严格的消毒清洁。

3. 集中清洁后还要坚持每天常规清洁。

(三)清洁点检仪器设备

1. 对设备主体、配件均要进行清洁(如分析仪、气管、水槽等)。

2. 清洁同时还要连接设备技术状态,把清洁与点检、保养、润滑结合起来。例如精密的医疗设备等。

3. 对容易跑、冒、滴、漏的重点部位进行检查确认。及时发现磨损、漏气或胀气、堵塞、松动、裂纹及老化变形等设备缺陷,并及时报修处理。例如安全阀漏气、电线破皮、氧气瓶压力异常等。

(四)清除污染源

对污染源的控制和处理要遵从于院感控制要求(此处不予赘述)。

(五)清洁后检查并制定清洁规范

1. 责任人或主管部门在清洁结束后要对效果进行检查,具体内容有以下几个方面:是否清除了污染源,或污染源已经得到有效控制和监管? 清洁责任区是否做到了"无垃圾、无灰尘"的状态? 例如病房的窗台是否有灰尘? 床单、地板是否有血污? 医疗垃圾和生活垃圾是否得到及时清理并按规范区分、回收和处理? 公用厕所是否有异味? 所有的设施、设备和仪器是否按规定进行了巡检? 安全隐患是否得到了排除,就是说是否做到了"零故障"?

2. 制定相关的清洁标准和流程,明确清洁对象、流程、方法、重点、周期、使用工具、院感标准、责任人等项目。

(江龙来　李娜)

第四节　规范（STANDARDIZE）

一、规范的基本含义

规范,汉语词典里的释义是指明文规定或约定俗成的标准,如道德规范、技术规范等;或是指按照既定标准、规范的要求进行操作,使某一行为或活动达到或超越规定的标准,如规范管理、规范操作等。在现代医院 6S 管理中,规范是指医院所确立的行为准则或职业操守,也是医院各个工作岗位、各项工作流程明文规定的标准。在推行 6S 管理的过程中,规范可持续维持整理、整顿、清洁的实施成果,并对其实施内容、方法、过程和效果予以标准化、程序化、制度化。

规范是在整理、整顿、清洁等 6S 管理基本行动之外的管理活动,也是持续推进 6S 管理活动并使之常态化的关键环节。规范可以由组织正式规定,也可以是非正式形成。规范可以将整理、整顿、清洁等基本行动转化为常规行动,将整理、整顿、清洁环节中好的方法、要求总结出来,形成管理制度,长期贯彻实施,并不断检查改进。规范要求将所做的工作标准化、程序化、制度化,并将工作职责落实到每个岗位、每个员工,定期组织检查评比以巩固维持成果。

规范对于医院来说,除了把整理、整顿、清洁等基本行动固化下来,还应该延伸到医疗行为当中。按照医院 6S 管理要求,对医疗行为的规范包括建立健全医疗制度,构建全面质量安全管理体系,如人员与技术准入管理、医护质量控制、院内感染控制、药品与耗材管理、医疗不良事件管理、纠纷与投诉管理、应急管理等制度,并加强制度落实与培训考核,通过规范医疗行为来确保医疗质量与安全。

二、规范的主要作用

规范是医院 6S 管理中的关键环节。各种规章制度的制定和施行,无不体现出规范就是为理顺管理中各种工作关系服务的。在医院 6S 管理中,规范是对前三项整理、整顿、清洁环节所有成果的集中凝练和标准化。规范是 6S 管理中前 3 个 S 上升到素养、安全的必经过程和必要过渡,也是 6S 管理得以延续、推广的关键。规范既是前 3 个 S 的结果状态,又是维持 6S 管理成效常态化的"开关"。

（一）有利于固化整理、整顿、清洁所取得的成果。可以使各项工作变得有统一程序、统一标准、统一计划,并明确责任分工、检查标准、效果评价等,促使 6S 管理工作形成良好的 PDCA 持续改进。

(二)有利于使零散的工作变得有序、可持续。最终成为员工内化于心的行为习惯,可让其在今后的工作中可以自然地体现出规范的素养来,从而促使医院的文化形成获得良性发展的土壤。

(三)有利于防范或避免同类问题的再次出现。可使现在遇到的问题不会成为以后的"历史问题",并以制度和工作准则的形式推广运行,为管理工作打下基础、积累经验、提供依据。

(四)有利于改善医疗行为,确保质量与安全。例如各项医疗核心制度、诊疗技术规程、质控与院感控制制度等,都有利于医疗行为的规范。对此,每一名医务工作者都必须严格遵守,并内化于职业行为之中,形成职业习惯和素养,亦可使医院整体形象得以提升,促使患者、家属等外部群体对医院和医务人员产生信任感、提升满意度。

三、规范的实施要领

规范在形成和实施的过程中关键要做到三点:一是固化制度,可以使整理、整顿、清洁工作按照既定的标准、程序、规则等固化下来;二是定期检查,可以动态地及时发现存在的问题,实现持续改进;三是持之以恒,把"规则变成习惯并使习惯成自然",不断推进医院管理活动的创新与发展。规范要领如下。

(一)规范实施的基本要点

1. 继续落实整理、整顿、清洁前三个 S 工作,查漏补缺,弥补不足,持之以恒地坚持;

2. 制订目视管理及看板管理的基准,并制定相关文字材料和图表,以备随时检查核对;

3. 制订切实可行的 6S 管理方案,并做好全员培训和考核,力求人人知晓、人人参与;

4. 制订有效的 6S 管理检查方法,实行集中督查或常态化检查;

5. 制定 6S 管理考核奖惩制度,并真正做到与绩效挂钩;

6. 领导带头搞好 6S 管理工作,不仅办公室符合规范要求,而且切实按照规范要求深入基层巡查,带动全员重视并参与 6S 管理活动。

（二）规范实施的基本技巧

1. 推行目视化管理（一目了然、一看便知）；

2. 推行 6S 管理工作制度化（明确标准、实施方法）；

3. 推行 6S 管理分区清洁责任表（人人参与、责任到人）；

4. 推行 6S 管理日常考核表（清单管理、逐项考核）；

5. 推行重点设备点检表（精心维保、按序检查）；

6. 推行消防器材点检表（维护状态，随时取用）等。

（三）规范实施的基本要求

1. 制作各种标识牌、示意牌、识别证，关键部位（手术室、血透室、中央控制室、配电室、中央空调机房等）出入登记；

2. 制作各种工具盒，尽量不要罩、不要门、不要盖、不上锁，确保急用时一目了然，缺少物品时也一看便知；

3. 制作检查表，定期逐项检查，维持活动成果。

四、规范的推行步骤

规范可简单概括为正确的工作流程和方法。规范的特点是需要简单明确、可执行性强，如果出台一个规范超越实际或无法施行，就会失去制定规范的意义。规范的形成并不在于简单的整理、总结工作成果，而重点在于梳理、提炼工作流程，其要点是以正确的思路归纳现有的工作，并对现有的工作制定出标准和有效的流程。

（一）规范的制定

首先是管理部门根据一定时期的工作及该项工作的正确方法，制定出有效的规范。制定出的规范根据其性质，按照流程由相关部门会签，发出部门结合其他部门意见再做修改或者解释，待统一意见后发文试行。规范试行期三个月以上为好，并在规范下发后召集相关部门的人员进行培训。在试行阶段，规范出台的部门负责人需要不断的观察和探讨，根据实际工作中的需要，修改该规范的不足之处。试行结束之后，应及时发出修订版。修订版必须保持一定的稳定性，并定期（一年左右）做一次回顾总结。规范的制定必须符合医院中长期管理的合理性并注重效率，过于频繁的修改规范会对医院正常的业务活动造成负面影响，不利于规范的执行。如果医院管理模式发生较大变动，原有规范已不再适应现有管理,不能满足现有工作需要时,应及时发布新规范并废止旧规范。

（二）规范的落实

规范的形成过程关键在对现有工作有正确的思考过程,这样制定出的规范才是正确的、有效的。每个人的工作习惯不同,每个部门的工作职能也不同,但是在现代医院管理中,所有部门的工作却是紧密相联的。如何使所有部门紧密相联地工作,使医院顺利、通畅的发展,就需要有规范,一般可以制作出文字性的范本。只有这样,所有部门有章可循、有据可依,工作才不至于混乱。如果没有各式各样的规范,也许大家就会只是考虑自己的工作方便,而忽视了整个团体的正常工作。这时,某个部门的工作也许是顺畅的,但是整体工作却因此而受到影响,甚至影响到整个医院的业务活动。有章可循、有据可依是管理规范的基础,这样工作才不至于发生混乱,工作才能出成效。各类规范的可操作性和正确的程序,能够使医院各个部门的工作正确高效地开展和执行。在实际工作中,不断地检验、观察、探讨各类规范的实际执行效果,是科学推动 6S 管理的必要进程。

（三）规范的条件

1. 规范在制定时应符合以下条件:首先是组织机构健全,责任落实到位;其次是各类规章制度齐全、完善;最后是各种资料完整、详实、统一。

2. 规范在培训时应符合以下条件:首先是制订完善的培训计划,并纳入本单位教育培训计划之中;其次是培训计划贯彻执行有效,对培训内容员工掌握较好;第三是各项培训原始资料齐全、详实。

3. 规范在医院运用时应符合以下要求:①建立健全医院质量与安全管理体系;②建立医院质量与安全管理制度,落实责任制;③建立健全的诊疗规范、岗位安全生产操作规程,保障患者和自身安全;④保证医疗及后勤安全投入,消除安全隐患,减少医疗不良事件、杜绝事故发生;⑤开展安全标准化工作。

（江龙来　李娜）

第五节　素养（SUSTAIN）

一、素养的基本含义

素养,汉语词典里的释义是指由训练和实践而获得的技巧或能力,亦指平时所养成的良好习惯,即平素的修养。广义上,素养包括道德品质、外表形象、知识水平与能力等各个方面。随着经济社会快速发展,其含意已扩展为包括思想政治素养、文化素养、业务素养、身心素养等各个方面。在现代医院 6S 管理中,素养是指员工把各种规章制度、行为准则等内化于心、外化于行的意识、习惯、行为,即以"人性"为出发点,通过整理、整顿、清洁等合理化的改善活动,逐步培养上下一体的共同管理语言,使全体员工养成守标准、守规定的良好习惯,进而促进管理水平的全面提升。

素养是现代医院 6S 管理中最独特的要素,也是其精华所在,更能体现出 6S 管理以人为本、以文化为引领的理念。对于员工来说,各项规章制度是外在的、强制性的,而将外在的要求转化为员工主动的、发自内心的行动,也就是变规定、要求为人的意识、习惯,习惯一旦养成,就将潜移默化地、长期地影响人们的工作与生活质量,这就是内化于心的素养。

素养是建立在人的意识之中的。要想培养具有良好习惯、自觉遵章守纪、富有进取精神和团队意识的员工,就需要进行培训、宣传和规章制度约束,并有效地运用激励等辅助手段。在医院 6S 管理中,素养的推行就是教大家养成能遵守所规定的事的习惯。6S 管理本意是以前 4 个 S(整理、整顿、清洁、规范)为手段完成基本工作,并藉以养成良好习惯,达成全员品质提升。

二、素养的主要作用

素养的核心意义在使员工将有益于工作的行为,逐渐形成可延续性的职业习惯。正如所谓"复杂的事情简单做,简单的事情认真做,认真的事情重复做",精炼地描述了促使员工形成良好素养,并最终形成素养而获益的过程。现代医院 6S 管理中培养形成良好的职业素养,对于员工、科室、医院都具有极其重要的作用。

(一)有利于提升人员职业素质。不仅行为习惯、业务技能等会得到提升,而且职业道德、文化素质等也会得到显著提升。此外,素养提升更重要的是体现在个人素质或道德修养。

(二)有利于养成持续改进意识。诸如规范意识、规则意识、效率意识、成本意识、品质意识、安全意识等,这些意识会成为行为的先导和内驱力。只有良好的意识,才能产生有益的行为。

（三）有利于形成良好行为习惯。 员工通过反复参与整理、整顿、清洁、规范等活动,久而久之就会形成一种习惯。这种习惯不仅体现在整东西、搞卫生等方面,更重要的是对业务素质提升产生影响。

（四）有利于引导标准化作业。 员工会在总结实践经验和进行科学分析的基础上,对流程方法加以优选优化,就能自觉制定标准和贯彻标准的措施,并按照标准化要求进行作业。

（五）有利于营造和谐的氛围。 从员工实际需要出发,坚持以人为本、人文关怀,通过各种文化活动凝人心、聚人力,打造良性竞争又团结协作的文化,促使形成比学赶超、和谐共事的文化氛围。

（六）有利于改善患者就医体验。 从员工着装、形象、礼仪、沟通等基本素质出发,以基本功为抓手提升医疗技术水平,以患者安全为目标打造高品质医疗服务,真正让患者体验到优质服务。

三、素养的实施要领

素养要通过行为来判断,就必须通过外在行为规范来引导,关键在于让员工遵章守纪,培养形成良好的职业习惯。医院应向每一位员工灌输遵守规章制度、工作纪律的意识,反复强调创造一个有良好风气工作场所的意义。绝大多数员工对此付诸行动,个别员工和新人就会抛弃坏的习惯,转而向好的方面发展。这样有助于人们养成遵守规章制度的习惯。素养要领在于持续保持良好的习惯,其实施要点在于:

1. 持续推动整理、整顿、清洁、规范等活动,注重培训、检查与考核,与绩效挂钩,促使其形成常态化、习惯化;

2. 制订工作服装、胸牌等识别标准,注重不同岗位服装的标准以服装款式或颜色区分,胸牌照片风格相似、规格一致;

3. 制订可共同遵守的行为准则、规定,如形象、礼仪、语言行为规范等(如《员工手册》),并加强培训与督促检查;

4. 制订各级各类岗位职责与技术操作规程,注重强化教育培训(尤其新员工),让其在岗位上真正"知道做到";

5. 加强各种宣传推广活动,组织开展精神文明提升活动(如团队拓展、礼仪展示等),促进形成素养提升的人文环境。

素养的核心要素是人,而人是生产力因素中最活跃、最重要的因素。因此,全面提升员工职业素质,需要通过反复推行整理、整顿、清洁、规范等活动,其意义就在于改变人们不良习惯,养成良好职业习惯。

四、素养的推行步骤

素养的养成绝非一朝一夕之功,需要有一个比较长的过程。通过整理、整顿、清洁、规范等活动来提升员工素养,就必须持之以恒地坚持,促使员工在坚持中养成遵章守纪、规范行为的习惯。素养主要推行步骤包括按照标准规定要求作业和培养良好的职业习惯。

(一)素养推行技巧

1. 自觉遵守规章制度的习惯。医疗行业规章制度是最多的,每一条都要培训、检查不现实。通过持续推行整理、整顿、清洁、规范等活动,可以促进员工自觉养成遵章守纪的习惯。

2. 自觉执行语言礼仪的习惯。医务人员文明礼仪往往体现对患者的态度上,良好的文化素养有利于改善医患关系。通过持续推进整理、整顿、清洁、规范等活动,可以促进员工自觉执行礼仪规范。

3. 自觉维护环境整洁的习惯。医院环境整洁不仅有利于预防院内感染的发生,也有利于改善患者的就医体验。通过持续推进整理、整顿、清洁、规范等活动,可以促进员工自觉维护所处环境的整洁。

4. 自觉养成良好行为的习惯。医务人员规范的执业行为是确保医疗质量与安全的关键,良好的行为必然有良好的结果。通过持续推进整理、整顿、清洁、规范等活动,可以促进员工自觉养成良好行为习惯。

5. 自觉遵守职业规范的习惯。职业规范是对组织中各类岗位某一专项事物或执业行为、素质要求等所作的统一规定。通过推行整理、整顿、清洁、规范等活动,可以促进员工自觉遵守职业规范。

6. 自觉融入医院文化的习惯。医院文化对员工的影响是显而易见的,良好的医院文化能起到正面激励的作用。通过持续推进整理、整顿、清洁、规范等活动,可以促进员工自觉融入到医院文化中。

(二)素养推行方法

1. 让员工"自主、自发、自动"学习——利用其"活力"。虽然通过运动式推动有利于提高员工素养,但更重要的是靠员工自身"自主、自发、自动"的形成良好的习惯,这样才充满"活力"。

2. 对员工进行全方位的职业教育培训——利用其"拉力"。医务人员需要接受终身职业教育与培训,因而对员工进行任何形式的教育培训都有利于提高员工某一方面的素养,这样对其才有"拉力"。

3. 领导带头参与并助推医院文化建设——利用其"推力"。领导层带头参与并营造有利于员工素养提升的文化氛围,促使员工受医院文化熏陶并在耳濡目染、潜移默化中受益,这样就会有"推力"。

4. 建立以目标管理为主的绩效考核体系——利用其"动力"。素养提升应与员工自身利益挂钩,建立以工作量为基础、以目标管理为主的绩效考核体系,让员工产生内在驱动力,这样就会有"动力"。

(三)素养推行要求

1. 从行为规范方面,应制订符合本医院实际的员工行为规范,并有相应机制能确保员工有效执行有关执业行为规范。

2. 从团队精神方面,应对提升员工团队意识的载体(如合理化建议、品管圈活动、班组建设等)责任明确、安排具体,并对合理化建议、班组建设、现场精益改善等活动进行规范管理。

3. 从管理创新方面,应注重常态化管理和长效机制的建立,各种工作记录规范、完整,并引入先进管理方法,不断提升管理水平。

(江龙来　李　娜)

第六节　安全(SAFETY)

一、安全的基本含义

安全,汉语词典里的释义是指不受威胁、没有危险、危害、损失,也就是人类的整体与生存环境资源的和谐相处,互相不伤害,不存在危险、危害的隐患,是免除了不可接受的损害风险的状态。安全是在人类生产过程中,将系统的运行状态对人类的生命、财产、环境可能产生的损害控制在人类能接受水平以下的状态。在现代医院 6S 管理中,安全是指消除安全隐患,杜绝事故苗头,避免事故发生,防患于未然,保证员工生命健康和工作环境、财产无隐患。在医院,安全不仅仅停留在人的意识层面,更是一个庞大而复杂的管理体系,必须按照安全管理体系的要求开展相关工作并持续改进。

安全对于医院管理至关重要,可以说是医院运行和发展的核心和终极目标。从主体说,患者安全和员工安全是最为关键的。患者安全作为医疗工作最基本的原则,要求最大限度排除诊疗过程中所有环节的内在不安全性,要保证"患者十大安全目标"的实现。只有保证患者安全,才能实现医疗卫生事业和医院可持续发展。同时,在医患关系日益紧张的形势下,医务人员人身安全和职业防护也势在必行。有效保护员工安全,是医院保有发展源动力的根本。从内容来看,医疗安全、设备安全、消防安全、职业病防护、院感预防、信息安全等都是医院管理中非常重要的安全管理内容。例如,严格执行查对制度、手卫生制度;对医疗设备实行"五证化"管理,药品实行"四固定"管理;定期举办消防演练;执行弹性休假制度;制订信息系统故障应急处理预案等。简而言之,安全管理对于医院是无处不在的。

6S 管理始于安全,也终于安全。医院 6S 管理要实现安全目标,就要求各项安全生产制度健全,配备专职机构和人员,定期组织安全知识宣教和检查督导;安全标记规范,重点部位安全设施齐全,并保持良好的可用状态;工作现场无安全隐患,操作人员严格执行安全操作规范,无违规操作现象;各种劳动保护完备,并按规定使用。总而言之,就是要确保工作中的人身、设备、设施、信息等安全。

二、安全的主要作用

安全是 6S 管理的初始目标,也是终极目标。"安全第一"就要贯彻"预防为主、综合治理"的方针,在工作中确保人身、设备、设施安全,着力建立安全的诊疗、生产、工作环境,清除隐患,排除险情,预防事故的发生,从而保障患者和员工的人身安全,也有利于降低医疗纠纷和防止安全事故。因此,安全对医院具有极其重要的作用。

（一）有利于降低安全事故风险和成本,提高应急处理能力。例如认真执行手术安全核查制度,就能大大降低出错几率,有效防止医疗事故的发生。定期对医疗设备进行巡检,能够保证设备时刻处于最佳状态,避免因故障损坏耽误抢救生命或者需要付出更多人财物力进行维修。再如,定期举办消防、防暴、断电等模拟应急演练,使医院员工有效掌握各类逃生、自卫和应急处置技能,能够提升医院整体应急处理能力,有效降低危害损失发生或扩大的几率。

(二)有利于提高医院管理效率,实现安全责任可追溯。例如建立严格的安全生产责任制体系,对每项涉及生命财产安全的环节进行明确的制度规范,有效的流程梳理,实行责任到岗到人,可以使各项工作井然有序,减少因权责不清、程序不明产生的人、财、物、时间的浪费,从而提高管理效率。同时,在制度上明确安全管理责任体系,使每项工作安全责任可追溯,不留管理死角,消除推诿扯皮的制度漏洞,提升员工的责任意识,使安全生产责任落到实处。

(三)有利于保障患者安全,提升医院满意度和美誉度。医院的一切行为都是与患者安全紧密相连,卫生行政部门提出的"患者安全十大目标"、后勤部门需要严格执行的"安全生产责任体系"、消防部门推广的"消防安全知识"等都是从各方面保障患者的就医安全,避免患者就医过程中发生安全事故,给予患者安全保证。如果让患者能够在就医过程中体验到安全、舒适的感受,自然会增加对医院的信任和满意度,也会提升医院对外形象和美誉度。

(四)有利于保障员工安全,提升工作满意度和幸福感。在医院 6S 管理中,安全目标一方面是保障患者安全,另一方面是广大员工生命健康安全。例如放射技术人员要严格执行放射作业程序和操作要求,严格穿脱防护服,医院每年要给予放射技术人员 30 天的放射假,这些都是增加对放射技术人员这类特殊工种的职业防护,保障他们的生命健康安全。再如严格执行手卫生制度,推广六步洗手法,提高医务人员的手卫生依从性,在保障患者安全的同时,也是在保护医院员工不受病菌的感染。医院员工的生命健康得到有效保障,工作热情增加,对医院认同感增强,员工满意度和幸福感也会随之提升。

三、安全的实施要领

安全管理必须坚持"预防为主、综合治理"的原则,安全管理的重点就在于"防患于未然"。这就要求安全管理要从宣教培训、事故预防、警示标识、防护用品、监督检查、应急处置等环节进行全面的规范和实施。例如按照医疗核心制度要求明确危重患者抢救制度,设置急危重症患者优先处置流程和"绿色通道";要定期进行消防演练和培训,各科室都要设置安全联络员。其实施要点在于:

（一）安全风险识别

安全风险危害极大,无论高层管理者还是一线员工,均要为安全风险买单,也会给医院形象带来损失。因此,为了尽量避免发生安全风险,应对医院运营管理过程中存在的安全风险定期进行评估,其主要目的是为了及时掌握医院生产过程中存在的安全隐患,明确医院现有的安全管理状态,确定业务活动中存在高风险的区域、环节,了解员工和管理者对安全管理的态度和意见,并有针对性进行培训。

要知道安全风险在哪,也就是对安全风险点、危险源进行有效的识别和评价。对于医院,所谓风险就是指超出控制之外的对医院人、财、物、信息等构成潜在危害的环境条件或状态。危险源是指可能造成人员伤害或疾病、财产损失、环境破坏的根源。风险存在的范围主要包括常规活动,例如日常的医疗废物、放射线损害、医保费用结算等等日常工作内容;非常规活动,例如火灾、突然断电、恶性医闹等。风险存在于患者、家属、医务人员、管理者、工勤人员等所有进入医院的人员活动中,以及所有工作场所的设备设施中。

风险是无处不在的。对于安全风险识别和评价,是一个严谨规范的系统,通常需要将工作进行严格的流程梳理,对流程中每一个环节进行责、权、利剖析,根据相应的工作规范、行业标准以及岗位经验,对风险点进行识别并按照发生概率和危害程度进行分级管理(图 2-1)。例如患者安全(不良)事件分为四级管理:Ⅰ、Ⅱ级属于强制性报告范畴,Ⅲ、Ⅳ级事件报告具有自愿性、保密性、非处

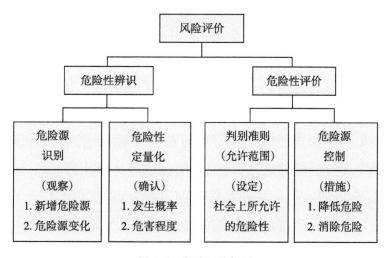

图 2-1　风险评价框图

罚性和公开性的报告原则。不同级别的不良事件上报流程不同,Ⅰ、Ⅱ级事件报告流程为:主管医护人员或值班人员在发生或发现Ⅰ、Ⅱ级事件时,应按《医疗纠纷处理办法》程序进行上报。当事科室需在2个工作日内填写《医疗安全(不良)事件报告表》上报医务部,医务部网报。Ⅲ、Ⅳ级时间报告流程为:报告人在5个工作日内填报《医疗安全(不良)时间报告表》上报医务部,医务部网报。

对于风险评价过程就是一个 PDCA 循环的过程,具体流程如下图(图 2-2):

危害辨识、风险评价的过程是一个 PDCA 循环的过程。

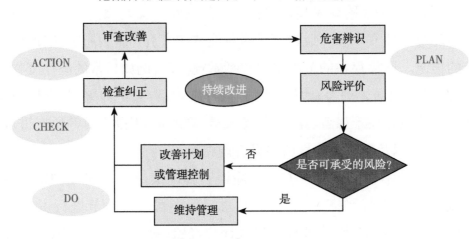

图 2-2　风险评价流程图

(二) 安全风险防范

1. 构建安全文化。文化是在医院发展过程中逐步形成并共同遵守的具有自身特色的最高目标、价值标准、基本信念和行为规范等的总和,这是由医院的传统、员工素质以及内外环境等条件决定的。由于每个医院背景、发展要求以及员工素质不尽相同,所以并没有一个标准来判断医院安全文化是否积极或者优秀,但每个医院文化中均应该包括安全文化,在医院发展过程中始终重视安全并在每位管理者和员工脑海中形成根深蒂固的安全价值观、安全使命感和责任感,使得安全文化最终通过医院的最高目标、价值标准等体现出来。

2. 持续安全培训。安全培训是医院前进和发展的保障之一,也是涉及管理体制、业务运行、时间安排等多方面的活动。持续安全培训活动可以直接影响员工安全行为表现,是降低安全风险的关键。首先,管理层要统一思想,提高安全培训的重视程度,建立长期有效的安全培训机制,根据医院组织规模制订逐级负责的培训体制,完善医院安全培训的计划。既要有总体计划又要有阶段性的目标,并根据自身及行业的安全状况、员工状态、质量安全等因素制订和实施临时性的安全培训;其次,安全培训时,不仅从医院外部聘请安全专家作为讲师,同时在医院内部选拔安全觉悟高、技术能力强的普通员工作为安全培训讲师,利用其普通员工的身份,在受训员工中引起共鸣,使得每位员工自觉向安全行为规范靠拢;第三,根据员工所处不同层级和岗位,制订具有不同针对性的安全培训计划,并采用信息化教学、激励约束机制相结合的模式,提高培训效果;最后,加强反面教育,采用实际的事故案例对员工进行安全说明,将事故的惨痛后果直观的呈现给员工,让员工在安全生产面前不敢越界。

3. 安全责任考核。安全责任考核是医院实现安全目标的重要保障。建立健全安全责任考核制度,形成动态的良性循环机制。首先,针对不同岗位制定与发展目标和利益一致的规章制度,要明确每个岗位每个人的安全职责,形成完善有效的安全管理制度,使员工有章可循;其次,设立专职或兼职安全员,形成基层的安全管理体系,保证医院内部的安全制度和规程贯彻执行;第三,层层推行安全生产责任状,明确安全生产考核的内容、目标,建立从领导到基层的安全管理网络;最后,建立奖励与惩罚措施,对于常规检查表现合格的员工,以及及时制止违章、发现安全隐患的人员进行物质和精神奖励,对于违反安全制度的人员则进行批评和惩诫,将考核落到实处,真正起到警醒的作用。

4. 合理增加安全投入。安全投入指的是医院为了保证业务系统的安全、正常运转,消除安全隐患、预防事故发生所支付的各项费用。由于医院在业务活动中几乎不可能做到彻底消除安全隐患,所以医院应当将控制安全事故发生概率作为安全管理的目标,需要在可以接受的安全风险范围内综合考量医院收益的最大化。因此,医院在进行安全管理时需要合理增加安全投入,既不盲目增加安全投入资金,又要能够满足合理的安全目标要求。单纯的安全投入资金不能实现医院安全目标,需要同时辅助合理的管理措施才能发挥其作用。安全投入主要包括:①安全技术投入:通过对各种新的安全技术和设备以及安全防护装置的投入,来降低安全风险和隐患;②安全培训投入:对于安全培训计划所需资金予以支持,保证培训计划和目标的实现;③劳动保护投入:改善员工工作环境、劳动状态,提供个人防护用品以及特殊岗位的补贴;④日常安全管理和考核投入:主要是医院安全管理部门的经费、员工安全奖等。

安全管理可以为医院带来良好的社会信誉和经济效益,减少和避免国家和集体财产损失,职工生命安全得到保障;忽视安全生产就会给医院带来巨大损失。"安全生产"不是单一部门和个人的工作,而是一项系统化、社会化的工程,需要医院领导和全体员工在思想上高度统一,树立"安全高于一切"的安全理念,认真贯彻执行《中华人民共和国安全生产法》和行业质量安全管理规定,通过形成医院安全文化、持续安全培训、建立健全安全责任考核制度、合理增加安全投入等措施,才能避免和减少安全事故的发生。

四、安全的推行步骤

安全不但是 6S 管理的最终结果,更是医院期盼的终极目标。在现代医院 6S 管理活动中,之所以不厌其烦地指导员工做整理、整顿、清洁、规范、素养,其目的不仅仅在于希望员工将东西摆好、将设备擦拭干净而已,更主要的在于通过细化、简单的动作,潜移默化,改变气质,养成良好的习惯,最终达到安全的目的。医疗机构最核心的功能和目标就在于帮助人们解除病痛,保障身心健康,也就是保障人的生命安全。只有着眼于安全保障,一切医疗行为才能够实现价值,否则,医疗质量、安全、效率都无从谈起。安全推行步骤包括以下几点。

(一)**明确安全职责。**涉及不同安全内容(如医疗安全、安全生产等)的主管院领导对职责范围内的安全生产负领导责任;涉及安全管理的职能部门(如医务部、护理部、总务部等)和医疗业务科室的主任对管辖内安全状况负责并监督检查,带领下级执行;各部门、科室的班组长或安全员负责本工作区域内安全的执行,并指导、检查本组人员操作;各一线操作人员对自身工作安全负责。

(二)**明确安全工作程序。**包括上班前、下班时员工对使用器械、设备状态等进行例检;特殊物品安全管理,如毒麻药品、压力仪表、设备等;医疗、供电、供氧、供水等用电设备的损坏和报修;特殊工种持证上岗;上岗操作按要求着装,严格执行安全规定;严格执行医疗、护理核心制度和临床路径;严格执行保密规定。

(三)**明确安全监督管理。**从改进方法、加强培训、强化意识、严格制度、责任到人、细节入手、定期检查、有问题必处理必反馈、PDCA 持续改进等多环节着手,按照相关要求进行全方位安全检查。

结语:本章分别介绍 6 个 S 的含义、作用、要领和步骤,仅仅是为了便于理解和操作,但这 6 个 S 并非各自独立、互不关联的,而是一种相辅相成、缺一不可的关系。整理是整顿的基础,整顿又是整理的巩固,清洁是显现整理、整顿的效果,而通过规范(各种规章制度)对前三项进行约束,工作的开展与完成,关键是人员,通过人员素养的提高,才能把前 4 个 S 做实,安全是对人的保护,只有人安全了,素养提高了,才能通过规范(各种制度)对整理、整顿以及清洁的效果进行持续性体现。"整理、整顿、清洁"以场地、时间、物品等"硬环境"为对象,是 6S 管理中关于现场状况改进提升的三项基本行动。"规范、素养、安全"以制度、行为、习惯等"软环境"为对象,促使 6S 管理向"形式化 - 行事化 - 习惯化"演变。

(江龙来 李 娜)

第三章　医院 6S 管理推行工具

6S 管理无疑是一种可行且有效的管理方法,也是一个基础且系统的管理过程。对人流密集的医院来说,不仅是推行 6S 管理有难度,而且要做到常态化保持就更是难上加难。比如,好不容易整理好的医疗设备,因突发抢救又不得不重新投入使用,而用完后又要再次整理放好,难免让工作人员生厌生烦,所以医院要做到 6S 管理的常态化绝非易事,必须借助有效的工具辅以推进。

6S 管理很重要的一个目标是实现员工的自我管理,由理念方法的内在认同转变为具体内容的外在执行。在"知—信—行"的模式下,也常常需要 6S 管理的推动者根据不同情况灵活运用相关管理工具,帮助医院员工广泛知晓,深刻认识,坚定信念,付诸实践,从而全方位提高 6S 管理的效率。

医院推行 6S 管理的常用工具,都是在各类工业制造企业里经过了长期实践检验,具有较好的普适性。这些工具主要包括:目视管理法、定置管理法、作业标准化法、流动红旗法、定点摄影法、检查与定检法等。

第一节　目视管理法

日常活动中,我们都是通过"五感"(视觉、嗅觉、听觉、触觉、味觉)来感知事物的。其中,最常用的是"视觉"。据统计,人类行动的 60% 是从"视觉"的感知开始的。目视管理就是通过视觉刺激,导致人的意识产生变化,不知不觉让人的行为随之改变的一种管理方法。因此,在企业管理中,强调各种管理状态、管理方法清楚明了,达到"一目了然",从而容易明白、易于遵守,让员工完全自主地理解、接受、执行各项工作,这将会给管理带来极大的好处。

一、目视管理的基本概念

目视管理最初产生于日本丰田公司,它主要是通过看板管理的方式在企业应用,随着生产方式的不断发展,企业应用了各种改进的目视手法,例如标志牌、颜色管理等。

目视管理是一种以公开化和视觉显示为特征的管理方式,也可称为"看得见的管理",或"一目了然的管理"。这种管理的方式可以贯穿于各种管理的领域当中。

目视管理法以视觉信号显示为基本手段,让员工一看便知,例如"车间 6S 看板"将 6S 管理的相关信息如实展现出来,使员工清楚了解。以公开化、透明化为基本原则,尽可能地将管理者的要求和意图让员工看得见,借以推动自主管理及自主控制。同时,现场的作业人员可以通过目视的方式将自己的建议、成果、感想展示出来,与上级人员、同事进行相互交流。

二、目视管理的主要方法

目视管理从看板管理出发,延伸出了多种方法,如颜色管理法、识别管理法、定置管理法等。看板是现场目视管理的工具,其特点是醒目、使用方便。在企业的管理活动中,看板主要有生产作业看板、临时看板等形式。

颜色管理法是根据物品的色彩来判定物品的属性和使用状态的一种管理手法。颜色管理法的特点主要是利用人天生对颜色的敏感性,用眼睛看得见的管理,进行分类层别管理,有利于调和工作场所的气氛,消除单调感。

识别管理法是目视管理的一种重要方法。识别管理法的应用范围有人员、物料、设备等,它主要是通过相应标志的使用来进行的。人员的识别主要用于工种、职务资格及熟练员工识别等几种类型,一般通过衣帽颜色、肩章、襟章及醒目的标志牌来区分。人员识别应当尽量简单高效,不应太过复杂,以免员工难以辨认,同时人员识别应尽量淡化上下层级关系,以避免员工产生不平衡心理。

三、目视管理的主要作用

目视管理主要是利用形象、直观而又色彩适宜的各种视觉感知信息,以达到有效组织生产活动和提高生产效率的目的。

(一)明确管理内容,迅速传递信息。目视管理工具考虑了字体大小,或构思生动的图画或漫画及底色,要求它的画面与字体颜色有强烈对比。生动活泼的画面,不但可激发有关人员的兴趣,加深其印象,还能使其"看图识事",从而达到

"一目了然"的效果。另外,要留意底色与字体颜色的陪衬。目视管理依据人们的生理特征,充分利用信号灯、标志牌、符号、颜色等方式发出视觉信号,快速传递相关信息。

（二）**直观显现异常状态和潜在问题。** 目视管理能将潜在问题和浪费现象直观地显现出来。无论是新进员工还是其他部门的员工都能一看就懂,一看就明白问题所在。通过目视管理,无论谁看到目视管理的工具,都能清楚地知道不对的地方,并尽早采取改善对策,设法使损失降至最低程度。

（三）**实现安全事故预防管理。** 为使预防管理能在生产现场中得到贯彻,企业必须坚决实施生产现场的目视管理,以达到用眼睛就能发现异常并能迅速拟定对策的目的。即使是平时不太了解生产现场情况的高层管理者,只要走到现场,看到各种清晰醒目的标识,也会大致了解生产现场的情况。同时预防管理也能避免发生安全事故,例如在机器设备上贴上"小心夹手"警示标识进行预防等。

（四）**使操作内容易于遵守执行。** 为保证物流顺畅以及人员、物品安全,企业需要在地面上画三种区域线,即物品放置区的"白线"、安全走道的"黄线"、消防器材前面物品禁放区的"红线"。如按此标准执行,一旦发生事故,现场人员就能立刻从指定地点拿到消防器材或切断电源开关,而不会延误抢救时机。大家都遵守相关标准,不仅可使物品井然有序,而且可确保人员、物品安全。

（五）**促进文化的形成和建立。** 目视管理通过展示员工合理化建议,设置"荣誉榜"表彰优秀事迹和先进人物,公开公告栏、企业宗旨、愿景规划等健康向上的内容,可使企业全员形成较强的凝聚力和向心力,形成良好的企业文化。

除此之外,目视管理还使要做的理由（Why）、工作内容（What）、担当者（Who）、工作场所（Where）、时间限制（When）、程度把握（How much）、具体方法（How）即5W2H内容一目了然,能够促进大家协调配合。

四、目视管理在医院中的应用

目视管理起源于工业生产企业,最早在各个企业中广泛应用。在商品已过剩的今天,生产企业需要从各个方面满足消费者的需求,其结果使得企业不得不进行多品种、少量、短交期的生产,从而导致对现场、现物的各种管理难度增大。而目视管理作为一种管理手段,能使企业全体人员减少差错、轻松地进行各种管理工作。国内一些企业在目视管理方面已经取得了较大的进步,不仅在工作现场开始较多地应用,而且在产品上也实施了目视管理,为客户带来方便。例如,电脑上有许多形状各异的接口,有圆的、扁的、长的、方的,其目的就是防止插错。看颜色插线,又快又准,即"效率高、不易错",正是很多情况下目视管理所带来的结果。

目前,目视管理法在医院 6S 管理中也得到应用。医院作为一类比较特殊的公共场所,一套完善的标识系统不仅使工作人员感到方便、自然,在工作过程中进一步提高工作效率,同时更会让就诊人群在就医过程中感受到人文关怀。创造人性化的医疗环境、病人主体意识的确立和强化、对病人意愿需求的尊重和理解,把传统医院"以管理为中心"转化到"以病人为中心",需要我们对医院环境进行新的定位,不是简单的对医院环境进行装修粉饰,而是从空间划分、人流物流等方面按照病人的需要和理想进行规划设计。尽可能地把病人的心理、社会需求全面地体现在医院的空间环境之中,真正做到以人为本。医院环境是一种极为特殊的公共环境,其组成复杂、科室繁多、走道纵横,人流物流的合理性,将是决定医院环境好坏的关键,因此目视管理应运而生。

目视管理在医院中的应用具备以下特点:①简明性:一目了然,信息完整易懂,方位表示准确,位置明显。②连续性:在到达指示目标地之前,所有可能引起行走路线偏差的地方,均应该有目标地的引导指示。③规律性:标识系统具有规律性,标识的布置可以由大到小,由表及里,由远及近,由多到少。④统一性:同类的引导标识应在其颜色、字体、规格、位置、表现形式方面进行统一规划。这样的标识设置将有助于受众按图索骥,按系统线索寻找目标。⑤可视性:文字与背景的色彩要有明显的对比,可选用具有很强视觉冲击力的文字造型。此外要注意的是在无障碍通道的标识设计中,设计的标识要符合国家有关行业标准的规定要求。

(吕　聪)

第二节　定置管理法

无论生产企业还是医院,各种仪器设备和生产用品都很多,而往往空间有限,因此需要将各类物品定置管理,才有利于保持物品整齐、空间效用增加。

一、定置管理的基本概念

从可视的角度来看,定置管理法其实也是目视管理法的一种重要方法,都具有公开化和视觉显示的特征。通过对生产现场中的人、物、场所三者之间的关系进行科学的分析研究,使之达到最佳结合状态的科学管理方法。

定置管理法以物品在场所的科学定置为前提,以完整的信息系统为媒介,以实现人和物品有效结合为目标,通过对生产现场的整理、整顿,把生产中不需要的物品清除掉,把需要的物品放在规定的位置上,使其随手可得,从而促进生产现场管理文明化、科学化,达到高效生产、优质生产、安全生产的目的。

"科学定置"是关键。科学的定置管理可以使其操作安全方便、物品放置妥当、防护有效、道路畅通、消防方便,经过精心设计、调查,使现场的物品、人员、信息处于最佳状态,最大限度地满足生产、工作的需要。同时满足环境保护与劳动保护的要求,并且随着生产、经营、工作性质等的变化而变动。

二、定置管理的主要作用

定置管理广泛应用于企业生产各个环节,在医院 6S 管理第二个环节即"整顿"主要做的就是物品定置管理。因此,定置管理在生产中具有非常重要的作用。

(一) 全面提高企业的生产效益。现场定置管理是对物的特定的管理,它是通过整理,把生产过程中不需要的东西清除掉,不断改善生产现场条件,有效地利用场所,向空间要效益;通过整顿,促进人与物的有效结合,使生产中需要的东西随手可得,向时间要效益,从而实现生产现场管理规范化与科学化。

(二) 提升生产现场的工作效率。现场定置管理是对生产现场中的人、物、场所三者之间达到最佳结合状态,以物在线旁的定置管理为前提,以完整的信息为媒介,以实现人和物的有效结合为目的,通过对生产现场的整理、整顿,把生产中不需要的物品清除掉,把需要的物品放在规定位置上,使其随手可得。

(三) 促进生产流程的合理改进。定置管理不仅仅是一般字面意义上理解的"把物品固定地放置",它的特定含义是:根据生产活动的目的,考虑生产活动的效率、质量等制约条件和物品自身的特殊要求(如时间、质量、数量、流程等),划分出适当的放置场所,确定物品在场所中的放置状态,作为生产活动主体人与物品联系的信息媒介,从而有利于人、物的结合,有效地进行生产活动。对物品进行有目的、有计划、有方法的科学放置,称为现场物品的"定置管理"。

（四）提高生产环节的可控性。 现场定置管理的好与坏,决定其生产效率,使其装配过程固化,达到定点配送,定点拿取,即对生产环节予以控制。达到物与场所有效地结合,缩短人取物的时间,消除人的重复动作,促进人与物的有效结合。

三、定置管理在医院中的应用

定置管理应用在医院与生产企业大体相同,但又因行业特点有所不同。如医院临时存放医疗废物的桶、车的定置管理;手术用具术前、术后的定置管理;特殊药品的定置管理等。简单地说就是物品怎么放,放哪里,谁管理。

（一）医院定置管理的组织机构和职责设置。 医院定置管理工作可以由专项办公室统一安排,对全医院定置管理工作进行统筹规划,全面组织与培训,使全员清楚定置管理的内容与要求。医院定置管理的日常工作由各职能部门负责,专项办公室主要负责定置管理的规划制定、指导督促、信息沟通、组织培训、检查考核、综合协调等工作。各科室、病区及部门是定置管理的主体区域,可以根据人员配备情况,设立专、兼职定置管理员,在部门负责人直接领导下,组织和全面实施本部门的定置管理工作。医院专项办公室定期培训各部门的定置管理员,再由这些定置管理员负责培训各科室、病区及部门的其他成员。

（二）医院定置管理培训的主要内容。 包括:①定置管理的定义和作用;②定置管理的基本内容与原理;③定置管理的实施方法;④定置管理的标准及其应用;⑤定置管理的实施要求等。

（三）医院定置管理的基本要求。 定置管理设计应遵循突出整体性、具有灵活性、坚持科学合理性的基本原则,使定置内容和定置功能在符合医院日常工作要求的内在规律的前提下,具有灵活的适应环境变化的能力,以有效地促进医院发展和为员工创造良好的工作环境,提高工作效率。根据医院场所属性的不同,定置管理也有不同的要求。例如:医疗废物回收点的定置管理要符合《医疗废物管理条例》及《医疗卫生机构医疗废物管理办法》的相关要求,医疗设备的定置管理要注意符合环境要求(温度、湿度、气压等)等。

（四）医院全员定置管理的基本内容。 全员定置管理的主要内容包括:明确掌握定置物品的分类,要知晓各种设备、管路、安全防火标识等,并按国标及主管部门统一规定执行,重点要掌握定置图绘制标准。定置图绘制以简明、扼要、精炼、完整为原则,其图面包括各单位、区域名称、设施、定置区、定置物示意、图例符号说明以及定置图名称、附加说明和审签栏目等。办公室、诊室、病房等较大的区域要按照统一标准制作定置图。

(五)医院定置管理的实施。定置管理工作按着具体工作要点推进实施,须做到:有区有图、有图有物,按图定置,图物相符。医院应制订定置管理推进实施方案,认真梳理推进流程,以点带面逐步实施。此外,在实施过程中,要特别重视定置管理的检查与考核。医院定期对各部门的定置管理工作进行检查或抽查,并按定置管理检查与验收标准对各单位工作开展情况评分,设定不合格线,按照标准进行考核。主管部门要根据医院总体要求和工作实际,制定医院定置管理考核标准和考核办法,并纳入检查考核,以保证定置管理持续坚持下去。

(吕　聪)

第三节　作业标准化管理法

企业发展的核心之一是要保障生产环节的质量安全,保障质量安全的关键在于与生产相关的各种行为要严格执行标准、流程并符合相关制度规范。6S管理作为现场管理最有效的方法之一,其中作业标准化管理就是针对生产的各类行为做出标准、流程、路径规范,以最大限度提高工作效率、降低安全风险。

一、作业标准化管理的基本概念

"标准"是对科学、技术和实践经验的总结,是对重复性的事物、行为、概念等进行统一,统一后的内容就是标准。"标准化"则是通过制订、发(颁)布、实施、监督、改善标准,以获得最佳秩序与效果的一系列行为的过程。标准化的对象是共同的和重复发生的活动及结果。

"作业标准化"是对在作业系统调查分析的基础上,将现行作业方法的每一操作程序和每一动作分解为单元,在此基础上对作业过程进行改善,删除多余动作,更改单元顺序,从而形成一种优化作业程序,逐步达到安全、准确、高效、省力的作业效果。是为达到组织目标预期效果,员工严格按规定的操作手册、基准,在规定的时间内,进行规定的作业;同时,通过一定的程序对上述规定进行优化、完善的行为活动过程。

对于医院的作业标准化,也就是将医疗服务行为或相关管理行为进行系统分析,找出影响质量、效率和安全的关键点,对其操作方法、流程、质控手段等进行规范和优化,并将优化后的规范程序进行固化和推广的过程。

二、作业标准化管理的主要作用

现代企业要求"依法治企、依规治企",其基础管理职能是标准化管理,各项工作都要通过制定规章制度予以落实。现代企业基本管理手段是标准化,通过制订标准或采用先进标准推动技术进步,通过标准化规范组织和员工行为。标准化与改善创新是企业提升管理水平的"两大车轮",改善创新是管理水平不断提升的驱动力,而标准化则是管理创新成果固化和价值最大化的有效保障机制。

标准化作业把复杂的管理和程序化的作业有机地融合一体,使管理有章法,工作有程序,动作有标准。推广标准化作业,可优化现行作业方法,改变不良作业习惯,使每一员工都按照安全、省力、统一的作业方法工作。

作业标准化能将安全规章制度具体化。标准化作业所产生的效益不仅仅在安全方面,还有助于组织管理水平的提高,从而提高组织的效益。作业标准化管理要达到四大目的,即技术储备、提高效率、防止再发、教育训练。

三、作业标准化管理的主要内容

标准化作业主要包括八项内容:基础标准规范化、管理方法标准化、行为动作标准化、时间系列标准化、工作程序标准化、安全工作标准化、礼仪环境标准化、服装标志标准化。具体内容如下:

(一)**基础标准规范化**。主要是组织生产技术活动中应遵循的基础标准和技术标准。具体到医院管理中,就是医疗行为规范和各类医疗技术标准,如医疗术语标准、病案管理的信息分类编码标准、医疗核心制度、医疗设备标准等等。

(二)**管理方法标准化**。包括管理层次、管理业务、管理方式和管理工具的标准化管理,以及运用标准化的原理和方法,对管理制度实行规范化管理。

(三)**行为动作标准化**。运用各种分析技术,对工作进行分析、设计和改进,以寻求最佳的工作方法,并使之标准化的一系列活动,以及在标准条件下确定员工工作活动所需时间的一种方法。

(四)**时间系列标准化**。通过对现在的工作方法进行分析讨论,对工序、作业、动作进行改善,进而形成新的标准作业方法,并获得标准工作时间。要求员工严格遵守作息制度,讲究计划作业时间控制精度。

（五）工作程序标准化。包括工艺流程标准化、作业工序标准化和办事程序标准化,涉及技术、工作和管理领域,是制订岗位(作业)标准的基础和前提。

（六）安全工作标准化。包括制订安全或劳动保护标准(或制度),实施安全标准。首先要了解企业中发生的事故灾害状况、产生事故的因素,然后通过危险预知、安全确认、安全诊断来防止事故的发生。

（七）礼仪环境标准化。作为组织文化的重要组成部分,良好的礼仪和工作环境会刺激员工热情,提高工作效率。具体包括院区环境、工作现场环境、会议管理、礼仪社交标准化。

（八）服装标志标准化。包括员工着装、标志符号标准化,尤其重要的是制定统一的视觉识别系统。

四、作业标准化管理的推进方法

作业标准化管理已在生产企业广泛应用,在医疗行业其实也早有应用,比如各种技术操作规程、临床路径等等。目前,常用的推进方法主要有:

（一）制订作业标准书。作业标准书(Standard Operating Procedure,SOP)英文直译是"标准操作流程",又称作业指导书,是把现场所有的工作制订出一套流程,每个人按部就班的按照流程来执行,直接指示员工如何进行单元内操作,是作业员进行操作必须遵守的标准。制订作业标准书需要包含以下各项要素:编制目的、编制依据、适用范围、作业前的准备工作、作业方案、技术要求及措施、人员组织要求、安全质量保证措施、环境保护措施。针对不同岗位编制的岗位作业指导书,内容也会有所不同。因为有的岗位要巡回检查,有的重复性较强,有的随机、临时性工作较多,所以,有的岗位作业指导书内容较多,有的则比较简单。以比较复杂的岗位作业指导书为例介绍其包括的内容,它一般包括十二个项目:岗位描述,岗位工作目标和要求,安全职责,岗位职责,巡回检查路线和检查标准,工作规范(内容),隐患分析及削减措施,系统内设备操作规程和参数,系统内工艺流程图,管理制度,应急预案,常用法律法规、标准目录及附录。这些内容可以根据岗位实际增加或减少相关的项目和内容,便于增强可操作性,对基层的岗位工作有更好的指导性。

（二）制订标准的基本要点

1. 目标指向：标准必须是面对目标的，即遵循标准总是能保持生产出相同品质的产品。因此，与目标无关的词语、内容请勿出现。

2. 显示原因和结果：比如"严格落实手卫生"，这是一个结果，应该描述为"如何落实手卫生制度"。

3. 准确：要避免抽象，比如"术前查对要认真细致"，什么是认真细致？这样模糊的词语是不宜出现的，或者说没有价值的，因为不可操作。

4. 具体：每个读标准的人必须能以相同的方式解释标准。为了达到这一点，标准中应该多使用图和数字。

5. 现实：标准必须是现实的，即可操作的。

6. 修订：标准在需要时必须修订。在优秀的组织，工作是按标准进行的，因此标准必须是最新的，是当时正确的操作情况的反映。因为标准总是伴随技术、管理的不断前进发展而及时变化的。

（三）作业标准化管理的推行路径

作业标准化管理的推行，就是要做到生产作业按照作业指导书规定标准化，标准逐渐习惯化，具体推广路径如下：

1. 现场调查了解并做好前期查勘工作：现场标准化作业的开展，作业指导书的编制都离不开前期的调查和现场查勘。现场调查和查勘是为了结合现场具体情况做好危险点分析和安全预控措施，调查、查勘工作一般由工作负责人完成，以便作业指导书的编制更切合实际，更具有针对性和可操作性。

2. 编制标准化作业指导书：标准化作业指导书要求表述准确简练，要有标准的格式、内容、表述方式，使用的名词、术语、符号等均应符合规范化管理的要求，做到精简、统一、优化。

3. 全面开展过程控制：过程控制重在作业环节的过程把控，是为消除现场作业过程中人的不安全行为、物的不安全状态和质量管理方面的缺陷。过程控制可通过标准化作业指导书和现场作业安全监督卡结合进行。过程控制同时要做到作业过程中人员到位、思想到位、措施到位、执行到位、监督到位，确保过程中的作业安全和质量保证。

4. 验收、总结与评价：程序实施到最后一步就是对标准化作业结果的验收，并对作业过程的分析、总结和评价。验收应由工作负责人、技术负责人及参与作业的工作班人员共同进行,通过对过程和结果的分析、总结、评价,既能找出我们与标准化作业之间的差距,总结工作过程中的经验教训,同时也是为了使以后现场作业更规范,使标准化作业日臻完善。

五、作业标准化管理在医院中的应用

正如前文所述,作业标准化管理在医疗行业的应用非常广泛,比如临床路径、专家指南、各种技术操作规程等等,因此在医院中应用好这一工具非常重要。

(一)作业标准化管理应作为医院核心管理工具。 作业标准化管理是一项长期而系统的工程,是现代医院实现高效高质量规范化管理的必由之路。在 6S 管理实践中,作业标准化事实上是从始至终贯穿于全部过程的,从最初制订标准,到持续改进,改进成果形成固化规范,最终内化为员工素养的提升以及医院良好文化的形成,这个过程本身也是标准化作业的全生命周期。

(二)作业标准化管理要与医院整体战略规划相一致。 在设计部署过程中,既要站在全局的角度进行系统性思维和部署,结合医院的发展愿景和目标、发展战略进行设计,又要使规范落实到行为层面可操作化。也就是说,作业标准化实际是贯穿于理念、行为两个层面的,例如建设医院文化体系就是理念层面的标准化;而类似于制作科室工作手册、VI 手册等就是行为层面的标准化实施。在标准化推进过程中,需要立足于医院的发展目标,激发标准化作业闭环中不断改善的愿望,成为向前的驱动力。要立足于工作实际,通过管理重心下移,提倡基层的横向协作、自我管理,将现场的问题解决在现场,这同样也是"精益生产"的要求。要立足于持续改进,树立全员主动管理的意识,积极进取的组织精神,例如运用品管圈等管理创新工具推进质量持续改进就是很好的方法。最后,要立足于营造积极向上的组织文化,通过创建学习型组织,将团队的共同素质与个人愿景相结合,使员工体会到工作的快乐。

(三)高度重视并研究医院"标准化"的长效机制

首先,需要建立完善标准化作业管理制度。制度的良好执行需要有标准、有执行、有监督、有奖惩。标准化作业管理制度既需要对安全生产责任制、安全生产规章制度、医疗操作规程、医疗核心制度等进行健全和完善,还需要形成由相关领导牵头,部门组织落实,全员广泛参与的体制,最终将标准化管理作为一项制度贯彻执行。

其次,要重视舆论向导。要让每一名员工都知道标准化管理的最终目的不仅是为了保障质量安全,更是为了保证每个员工的健康和生命安全,同时形成规范的工作流程。

再次,务必要加强培训。培训既是为了提高技能,也是为了提高参与的主动性和创造性。培训要从技能和安全两个方面进行,通过培训既能提高员工的业务技能,又能增强自身安全意识。另外,通过培训,也能使员工认识到现场标准化管理所带来的巨大益处,达到自我约束、持续改进的长效机制,使标准化形成一种动力,自愿执行并进行创新和发展。

最后,要建立标准化作业管理的激励和约束机制。激励和约束机制需要从把握员工的心理状态和行为特点入手,通过激励和约束来激发、挖掘群体中每个成员的自主性、能动性和创造性。

（吕　聪）

第四节　其他管理工具

前文详细介绍了目视管理法、定置管理法和作业标准化管理法。这些管理工具均属于系统性管理工具,可以渗透在企业管理的方方面面,当然也包括在 6S 管理过程中的有效应用。此外,还有一些管理工具,也可以运用于管理活动的实施过程中,起到局部提升效率和效果的作用,例如:流动红旗法、定点摄影法等,这些方法简单、易操作,效果通常立竿见影。

一、流动红旗法

流动红旗法是推行基础性管理的有力武器。实施过程中,对推行有力的单位,可挂出红旗以示奖励;对推行不力的单位,挂出红旗(蓝旗)以示警告。因此,根据作用不同,可分为奖励红旗和警告红旗两类。

流动红旗法的运用,可以看做是目视管理法的一种推广,通过对参与者的可视性提示,起到激励和约束的作用。通过流动红旗在公共场所的标注,不仅表彰先进,更是警示后进,引起全体员工的重视,促进内部良性竞争的形成。

流动红旗法的实施包括:首先要成立流动红旗评比领导小组。比如一般由流动红旗评比工作主管领导担任评比小组组长,专项评比办公室成员担任副组长,相关部门工作人员组成小组成员。其次,确定评选频次、时间、地点。比如以季度为单位进行评选,固定每季度的展示时间和颁发红旗时间。地点以大型会议室为宜,应要求全部参评单位参加,现场颁发流动红旗。其他要求包括流动红旗在运用过程中,应首先确定并公布活动评比办法,设定流动红旗的评比细则和分值计算办法,做好院务公开工作。在评分过程中,应注意以现场评分为主的多种评分形式的结合,例如可以融入幻灯展示等环节,增加活动的参与感。

二、定点摄影法

定点摄影是直观反映企业环境面貌改善前后的工具,直观简单、说服力强、效果明显。定点摄影是在现场发现问题后,以某个角度将现状摄影备案,改善完成后,在同样地点、同样角度、同样高度进行摄影,使问题得以跟进与解决。定点摄影主要是通过对现场情况的前后对照和不同部门、科室的横向比较,给各部门、科室造成无形的压力,促使其做出整改措施。

定点摄影法是医院推行 6S 管理的有效手段之一。可以在病区管理、办公室管理与后勤管理中广泛使用。定点摄影的应用范围很广,在 6S 推行的每个时期都可以运用。拍摄要包含全景拍摄、局部全景拍摄、点的拍摄、表面的以及容易被忽视的角落,内容包括值得肯定的和需要改进的。照片一部分由 6S 检查小组巡查时拍摄,一部分可由各部门、科室和护理病区自己拍摄,用于自身形象展示。

在定点摄影的运用过程中,每个部门、科室只需要贴出一些有代表性的照片,并在照片上详细标明以下信息:负责人是谁、现场的责任人是谁、违反了 6S管理的哪项规定。这样,就能将问题揭露得清清楚楚,这对存在问题的部门产生的整改压力是相当大的。改善前的现场照片促使各个部门、科室为了本部门形象与利益而采取解决措施,而改善后的现场照片能让各部门的员工获得成就感与满足感,从而形成进一步改善的动力。从某种意义上讲,定点摄影充分利用了各部门与员工的竞争心理,能够有效地改善医院环境的脏、乱、差等不良状况,从而减少错误发生几率,保证工作效率与医疗安全。

三、检查和定检法

检查是医院闭环管理中的重要一环,是质量持续改进的关键,通过检查,对活动效果及措施进行评价,做到及时调整、修正,从而为作业标准化提供依据。

一般"检查"是指为检验某项功能是否符合经批准的标准而进行的工作;而"定检"全称为定期检查,是指按照主管机关的规定,周期性地对企业某项管理活动的相关评价内容进行逐一验收,以确保该活动在持续的检查考核中得以提升,确保活动所达到效果,并得到维持。

检查和定检是衡量企业是否完全贯彻落实安全生产管理方针的重要工具,同时也是发现安全隐患,堵塞安全漏洞,强化安全管理的主要措施之一。通过督促和排查检查过程中发现的问题,识别存在及潜在的危险,确定危险的根本原因,采取岗位自查、部门巡检、委员会定期抽检等综合、专业、日常、定期或不定期的检查方式对危害源实施监控并采取纠正措施,确保安全运营、稳定发展。

检查和定检有利于从根源上杜绝在长期系统性管理工作过程中出现的员工思想松懈,工作行为偏离正轨方向及成效反弹现象。通过多种形式的检查和定检,严格用相关标准规范员工的行为,养成良好的职业习惯,并进一步查找问题和缺陷,督导整改,减少失误,提高正确率,保证质量和效果。检查与定检在医院6S 管理中可以广泛应用,主要形式包括:

岗位自查,即长期推行岗位自查,促使员工自觉从思想与行动上投入到 6S 活动中。各部门根据实际情况,在医院 6S 管理标准要求的基础上,结合各项基础管理的要求,科学制定本部门各岗位 6S 管理规定和岗位日常自检办法。严格按照各单位 6S 管理实施方案的要求及推行办下发的阶段性 6S 推行实施计划,有力、有序、有效地推进 6S 管理各项工作。

部门巡检,即定期开展部门巡检,按照 6S 管理要求,围绕部门实施 6S 管理方面存在的问题,开展自查自纠活动并有效监督各岗位开展 6S 活动。各部门的6S 管理建立在岗位自检标准和自检办法的基础上,根据本部门实际情况建立 6S 管理部门巡检制度,按照 6S 标准和要求并结合各相关部门的有关管理标准,对本部门的 6S 管理要求进行细化,对所属员工或岗位的 6S 管理状态进行日常监督并每周进行一次全面巡检,及时发现各岗位在开展 6S 活动过程中暴露的问题,加强日常自查及整改力度,做好自查记录,按照管理标准要求,对多余物品进行清理、对各类标识进行规范、对定位线和物品放置重新规范等。

委员会定期抽查,即医院推行 6S 管理委员会组织对各部门所有区域进行定期全面、综合验收。在检查过程中,采取"定点摄影"的现场诊断手段,不断地现场诊断、发现问题、解决问题。验收达不到要求的项目,以书面形式下达给各部门进行整改,整改情况后进行二次验收。二次验收仍不能通过,列入重点整改单位,并限期整改自查合格后向上级部门申请验收。

结语:本章重点介绍了医院 6S 管理中常用的管理工具,主要包括目视管理法、定置管理法、作业标准化法、流动红旗法、定点摄影法、检查与定检法等,文中对管理工具的概念、分类、特点以及推行路径进行了较为详细的阐述。这些管理工具的应用,均在工业企业中得到了充分的实践,医院作为特殊性行业,同样具有适用性。可以看到,在医院使用上述工具时,并不需要进行刻意的创新,只需要在实际推行中灵活穿插使用,满足使用单位的目标即可。

6S 管理作为基础性管理,重点还是实现"知—信—行"的统一,无论是目视管理、定置管理还是作业标准化管理,都是从"知"出发,首先完成医院从业人员的知识掌握,掌握正确的规定,明确正确的目标,知晓正确的达成目标的路径,深悉达成目标所带来的深刻含义。管理工具只是提升了"知"的效率,更要从习惯上夯实"信"的基础,让"知"和"信"看得见、摸得着,才能达到"行"得正、"行"得值的结果,从而持续强化整个"知—信—行"的过程。

(吕 聪)

第四章　医院 6S 管理推行方法

6S 管理已经在国内企业中推行了相当长一段时间,但真正能够体验到 6S 管理益处的人却很少。有些管理者和员工在推行 6S 管理数年以后,甚至认为 6S 管理就是全面的、彻底的大扫除。导致这一误区的原因在于很多管理者对 6S 管理的理解仅仅停留在表面上,只知道简单、机械地照搬 6S 管理的内容,将时间和精力浪费在清扫活动中,却没有思考如何对企业管理进行根本改善。这样推行 6S 肯定是不可能获得成效的。

6S 管理其实做起来不难,难的是做彻底或持久坚持,主要在于"人"对它的认知,关键在于人的思想转变和过程控制。管理者和员工能够全面、准确地理解 6S 管理的目的和意义,是推行 6S 管理的基础和前提条件。在了解 6S 管理内涵的前提下,获得推行效果的关键在于加强 6S 管理推进过程的控制。因此,注重掌握成功推行 6S 管理的方法和步骤非常重要。

正如前文所述,对人流密集、事物繁杂的医院来说,不仅让医务人员了解推行 6S 管理的要义有难度,而要做到常态化保持就更是难上加难。为此,医疗机构在 6S 管理的具体推行过程中,执行者应该注重前期宣教培训到位,注意掌握有效推进 6S 管理的工具、推行方法并制订一套完善的计划,有针对性、有策略地开展 6S 管理活动,从而达到事半功倍的效果。

第一节　推行阶段与执行要点

6S 管理在医院的应用遵循"PDCA"循环。每一个推行阶段虽然目标不尽相同,但相互之间步步为营。计划阶段(Plan)要有决策、成立组织、定方针目标、制订计划及实施办法;实施阶段(Do)要有宣教和培训、全面执行;检查阶段(Check)要有建立评价标准、检查与评价;改善阶段(Action)要有总结、改善和再计划。

一、科学决策与导入时机

6S 管理在医疗行业的应用还处于起步阶段。任何医院要下决心引入 6S 管理都必须结合自身实际,作出科学的决策并掌握合适的导入时机。

(一)科学决策

随着新医改深入推进、健康服务业快速发展和公立医院改革逐步深化,要促进公立医院实现"三个转变":即在发展方式上从规模扩张型转向质量效益型;在管理模式上从粗放式管理转向精细化、信息化管理;在投资方向上从投资医院建设转向扩大分配、提高医务人员薪酬,从而实现提高效率、提高质量和提高待遇的"三个提高",必须借助科学、有效的管理体系、方法、工具去实现。

1. 先决的认识。与其他医院管理工具和方法相比,6S 现场管理模式是经实践证明的一种先进、实用性强的现场管理系统方法,简单、易学、好操作、见效快。6S 活动必须以潜移默化去运作方能成功、长久,否则存在着"三分钟热度",就会半路夭折;6S 管理与其他管理工具一样,必须要符合"医院现况",盲目照搬结果只能是失败,它必须是随时修正,找出最适合自己的方法再实施。医院管理层应通过对 6S 管理理论的学习,分析医院自身的管理状况,特别是现场管理存在的问题,对推进 6S 管理形成一致的认识,并愿意通过 6S 管理的应用,实现现场管理的改善和人员素质的提升,做出符合医院管理现况、未来发展愿景的科学决策。

2. 适合的医院。很多医院管理者、医务人员会质疑,医院适合引进 6S 管理吗? 到底什么样的医院适合推行 6S 呢? 实践表明,尽管各种管理工具都有其特定适用范围,但没有严格的行业之分,因此所有的医院,无论性质、规模、发展阶段,6S 管理都会对其发展带来帮助。特别是存在区域没有合理规划、环境"脏乱差"、工作区秩序混乱、设备管理意识淡薄、现场存在浪费现象、制度流程未很好贯彻、人员素质亟待提高等问题的医院,其效果会更加直接、明显。如果医院管理层期待过高、决心不足,中层管理人员执行力不强,不建议实施。因为半途而废对员工来说会觉得"6S 管理是大扫除"、"6S 是劳民伤财"等,反而会误导了员工,不如维持原有管理模式。

3. 高层的承诺。任何医院要成功推行 6S 管理,首先必须得到医院高层管理者的支持,这也是质量管理七项原则领导作用在 6S 管理中的体现。医院高层对推行 6S 管理的信念和实施的决心是成功推行 6S 管理的前提和基础,管理者的意识在推行 6S 活动中占主导地位。因为无论医院实施何种管理方法,总是与医院现行的一些方法有所不同,这样就与旧的思想、旧的习惯发生冲突,相应地就会遇到来自各方面的阻力。如果管理者意识不到 6S 的意义,并不积极地主动地参与进行,6S 管理活动必然半途而废,或者只能成为一种形式。医院的高层管理者在整个策划当中应一直承诺全力支持 6S 实施,并保证在任何情况下都不气馁、不放弃,同时也将这种决心和承诺以动员大会等方式正式地传达给全体员工,目的在于统一全体员工的思想特别是管理层的思想。

(二) 导入时机

6S 管理没有严格的导入时机,但 6S 管理作为一项长期的管理活动,选择不同的时机导入,工作的难易程度和人员的接受程度会有所不同,也会影响进程和效果。一般在以下几种情况下导入的成功率较高。

1. 重要人事变动时。在医院主要领导或主管部门领导变动的时候,大家希望新领导带来新的改变,把推行 6S 管理作为改善环境、重塑文化、提升管理的举措之一,员工更易接受,阻力会小一些。

2. 新迁业务场所时。医院新建、扩建业务场地后,在新的区域按 6S 管理标准规划、设置及管理,比较容易一步到位,往往会起到事半功倍的效果。这种时机要事先规划、教育训练,硬件部分在设计时就应考虑环境容易维护和区域规划,当人员进入时,就能遵守新环境的 6S 管理规则。

3. 引进新的项目时。常常在一个墨守成规的环境里,突然改变一些作业习惯,容易引起"守成"员工的对抗,借助新设备、新技术等项目的引进,及时导入 6S 管理的观念和行动,能迅速达到目的。

4. 新年度开始之时。新年伊始,除旧布新最适宜,结合年度工作计划及新年全面开展 6S 活动,比较容易为广大员工所接受,迈出 6S 整理的第一步。

二、推行组织与外聘咨询

"工欲成其事,必先利其器"。构建一个执行力强的推行组织是实施 6S 管理成败的利器。推行 6S 管理工作如同进行一场战斗,要取得胜利,事先就要进行精心策划、周密部署,构建完善的推行组织体系。6S 管理能否按预定计划推进,与是否有一个强有力的推行组织有极大的关系。推行组织是持续推行 6S 管理的保障,必要时可以外聘第三方咨询顾问进行帮助和指导。

（一）推行组织

医院 6S 管理的组织体系一般包括 6S 管理领导小组、6S 管理办公室（或推进小组）、6S 管理督导员,科室推行 6S 管理小组、6S 管理联络员,负责主导和执行 6S 管理活动的开展,力求做到层次分明、责任到人、全员参与。这是一个从上到下全方位的组织管理体系,是 6S 管理工作的组织保障和长久活动的基础,有利于保证 6S 管理在医院得到真正的推行和落实。

1. 领导小组。一般由医院最高领导人负责担任组织领导,其他院级领导任成员。主要职责包括全面负责 6S 管理工作的组织、领导;批准 6S 管理推进目标和方针、实施方案;根据 6S 管理标准细化确定工作部署,决定重大方针政策;整合全院资源,调配工作人员,制定奖罚政策,实施重点攻关,为活动推行提供人员和财务等方面的支持;督导办公室及各工作小组工作,对推行成果进行评价;做好与上级部门及各相关单位的请示、报告及协调运作等工作。

2. 6S 管理办公室。下设若干工作小组,负责 6S 管理具体工作。由分管副院长任主任,分管部门负责人任副主任,各职能部门负责人任成员,专职人员 3~5 名。主要职责包括负责制订阶段性实施方案、计划和要求等;负责 6S 管理教育培训计划的制订、实施;负责起草或管控 6S 相关文件,并跟踪文件执行情况;负责人现场指导、协调工作,督促和落实各工作小组的任务,掌握工作进度,评定计划落实情况;负责定期召集各工作小组和相关人员会议,协调解决 6S 推进过程中的问题,为院领导决策提供依据;负责收集和发放与 6S 管理有关的资料,并收集各工作小组在阶段性工作中的书面资料,以简报形式,发给领导小组成员、各工作小组及各科室负责人;负责制订考核标准、建立检查监督制度,对各工作小组、各科室工作进行过程督导考核;负责完成验收总结、申请报告,完成检查后持续改进工作。

6S 管理办公室在推行 6S 管理前期是核心力量,起着非常重要的承上启下作用。根据医院规模和工作量大小,6S 管理办公室人员可以是兼职的,大型医院应该是专职的,可视具体情况而定。6S 管理办公室设置既体现医院领导的重视程度,也在某种程度预示 6S 管理的成效。如果将 6S 管理办公室设在预防保健科或工会,基本上将 6S 管理理解为"打扫卫生",等同于爱国卫生运动。比较理想的设置是与医院评审负责部门合署办公,才能在组织、运行中与医院管理内容实现深度融合。当 6S 管理的理念深入到每个员工心中,并养成良好的工作习惯时,该部门的推进功能就可以减弱,也可以转为由各部门为主自行推动。

6S 管理办公室因其重要性,且办公室主任、副主任要负责将企业 6S 管理标准转化为医疗管理标准,制订实施方案和相关文件,并须深入现场协调、指导和推行,因此人选十分重要,最好是来自医护队伍,同时又有医护管理经验;熟悉医院运行与现况;熟悉标准、具有创新精神;责任心强、人际关系好、协调能力强并具有一定威信。对办公室组成人员的选择要把握好以下几方面:学习力和执行力很强;医院的某块业务很精通,如医疗、护理、设备等;具有改革的动力和改善的意识;深信推进 6S 管理一定会对医院产生巨大的效果。

3. 督导员(巡视员、内审员)。医院每年都要进行一定频次的系统检查,由经过培训的有资格的督导员来执行检查任务。所以,凡是推行的医院,通常都需要培养一批督导员。主要职责包括:熟悉 6S 管理标准,通过培训了解督导程序和方法;按 6S 标准要求编制审核实施方案,确定督导目的和范围、督导依据、督导方法等;编制检查表,督导中发现不符合项填写不符合项通知单,编写不合格报告;督导员不得承担与自身工作有关的督导工作;对督导中发现问题的纠正措施进行跟踪验证;服从安排,恪守纪律,相互协作,坚持原则,客观公正。

督导员的选择非常重要。督导员不仅要熟悉 6S 标准和本医院管理状况,又要有一定的组织管理和综合评价能力,善于发现问题,同时还要公道正派、富有责任心,具有良好的沟通协调能力,一般都会优选各职能部门管理人员担任。

督导员必须由医院任命,并授权由 6S 管理主管部门组成督导组,进行医院层面的督导。督导员的培训由 6S 管理主管部门负责。

4. 科室 6S 管理小组。一般由科室负责人担任组长,指定 1~2 名 6S 管理联络员以及数名组员。主要职责包括:全力支持与推行 6S,根据医院部署提出部门、科室的具体实施计划和落实措施,并具体落实到责任人;参加有关 6S 教育训练,吸收 6S 管理技巧,熟悉实施方法,并向部属解释;部门、科室内 6S 之宣传、引导;规划部门、科室内工作区之整理、定位工作;依 6S 规定全面做好工作区管理工作;督促所属执行 6S 管理要求,协助部署克服 6S 管理之障碍与困难点;进行部门、科室内检查、考核工作,并根据各类检查督导结果不断改善存在问题。

(二)外聘咨询

医院推行 6S 管理的常见方法有三种:一是医院自行组织学习并依靠自身

组织推行;二是外聘经验丰富的咨询顾问来讲课辅导,再依靠自身组织推行;三是从培训学习到推行过程,全程外聘咨询顾问辅导并协助推行。通常对于中小医院来讲,如果没有过多的资金请咨询顾问到医院来辅导推行,又没有一本既全面、有深度,又具有可操作性的关于 6S 管理活动推行的书籍做参考,自己推行是一件不容易的事情。此外,光有知识是不够的,较好地处理推行过程中遇到的问题是需要丰富的 6S 管理活动推行经验的,医院可以考虑聘请咨询顾问进行一些内训,然后自己推行,适当的时候请咨询顾问进行指导,这样也不失为一种性价比极高的选择。

1. 咨询顾问的作用和工作流程。主要作用在于评估医院的现状,协助并拟定正确的实施和推广策略,确保符合医院的文化、现状、管理体系,能够达到并超越项目目标;协助医院规范和完善 6S 推行、推广的各种制度;协助医院建立和规范各种标准化文件;协助医院解决 6S 推行中可能遇到的任何技术问题,进行手把手的辅导,将 6S 管理活动推行落地;协助建立系统化和标准化的 6S 管理系统,在项目实施过程中确保 6S 的成果能够以标准文件的形式确定下来,进行有效地管理和知识传承。一般的工作流程为现场数据收集、6S 现状分析、确定项目目标、组建 6S 推行团队、有针对性的辅导、6S 现场实施辅导、培训医院内部的讲师、维持成果。

2. 咨询顾问的选择。很多不熟悉 6S 管理的人,或没有成功推行 6S 工作经验的人可能会问:是否需要花钱找咨询顾问协助推行呢? 这需要根据医院的具体情况而定,结合以下几点考虑:医院 6S 管理团队成员有无经历、体验过 6S 文化熏陶? 有无掌握 6S 管理精髓及方法? 有无称职的管理专家来设计、实施 6S 推进? 是在部分区域还是全院同时推行 6S? 是否借此机会来培训、改善、提高自己团队 6S 管理能手? 如果医院已经具有一定的实际经验和理论知识,已经达到咨询顾问的高度,那就可以不必外聘咨询顾问。一般情况下,不管医院是正在计划推行 6S 管理,还是已经推行一段时间遇到困难了,都可以通过学习 6S 管理的相关书籍或文献资料,聘请专业的 6S 咨询顾问帮助开展工作。由于咨询顾问在 6S 咨询方面有相当专业的经验,并且拥有自己成熟的 6S 推广、解决问题以及保持 6S 成果的系统流程和工作方法,能够让医院快速地进入 6S 推行的"正确轨道",从而尽可能地减少医院自行摸索的时间,尽管在 6S 咨询过程中需要付出一定的费用,但其回报的收益与支出相比较还是非常值得的。但需要高度注意目前开展咨询的企业对医院推行 6S 管理的能力和经验严重不足。

3. 咨询顾问与医院的关系。医院基本都是谦逊地想从咨询顾问手中学习到更多的 6S 管理相关技巧、方法或者经验,从而使医院内部的人员能够更多的掌握 6S 管理知识,为医院作出更大的贡献。但是也有一些医院认为,推行 6S 管理活动本身就应该是咨询顾问的责任,并把所有的事情都推荐给其咨询顾问,从而使之变成教的是顾问、做事的也是顾问的尴尬情况。对于医院和咨询顾问而言,二者究竟应该保持什么样的关系? 咨询顾问在 6S 管理活动中应该起到什么样的作用? 在这里必须强调,医院进行 6S 管理的主体应该是医院本身而不应该是推行的咨询顾问,由于专业所限,咨询顾问的职责只是提供 6S 管理建议和方案,教会医院的员工如何运用 6S 管理中的各种方法,传授给他们相关的经验,从而使得医院以后能够自行的推行这项活动。推行起决定性作用的是医院本身。

三、推行策略与目标设定

"凡事预则立,不预则废"。6S 管理必须有非常明确的推行策略和具体可行的目标任务,以明确努力方向与行动指南。这对顺利推行 6S 管理非常重要。

(一) 推行策略

推行策略是医院对推行 6S 管理的意图与原则的声明,它为医院的行为及 6S 管理目标和指标的建立提供了一个框架。6S 管理推行策略是医院在 6S 管理方面的努力方向,也是医院 6S 管理工作行动指南。

1. 推行策略的制定。医院管理者对推行策略的制定和实现负有责任,必须提供必要的资源。医院管理者制定好 6S 管理推行策略,有利于将 6S 管理纳入医院全面管理中,实现医疗服务、经营目标与 6S 管理目标的统一。如航空总医院(简称 "361" 医院)将推行 6S 管理纳入其发展愿景的策略,即 "创三甲、推 6S、建一流医院" 与医院简称 "361" 一致,将推行 6S 管理与推进医院发展有机结合。

2. 推行策略的内涵。医院 6S 管理推行策略的内涵应包括:

(1) 推行策略应适合医院自身规模、服务性质、实际情况的特点,不能照搬照抄,做到有个性、针对性、权威性、适宜性和前瞻性。

(2) 推行策略必须遵守法律、法规和其他管理要求,严格执行 6S 管理规范。

(3) 推行策略要为 6S 管理目标和指标体系的建立提供基础和框架,为 6S 管理评价和绩效的改善指明方向。

3. 推行策略的要求。医院 6S 管理推行策略的要求是：

(1) 形成文件并实施和保持,力求内容简洁易懂,便于员工的理解。

(2) 全员传达和落实,传达到所有为医院或代表医院工作的人员,确保沟通、理解和贯彻。

(3) 对外公开和接受监督,非保密性文件,宜于通报和展示,或主动分发,或至少易于相关方获取。

(4) 实施动态管理,定期评审以适应不断变化的内外部条件和要求。应根据技术进步、服务的变更以及相关法律法规的更改,不断提出更高、更新的奋斗目标。

(二) 目标设定

6S 管理最终成效也就是推行 6S 管理要达到的目标。6S 管理推行目标的设定必须符合医院发展实际,尽量做到少投入,避免劳民伤财式的更新改造,而应在现有条件下提出切合实际的目标。一旦目标设定之后,就应长期坚持。

1. 目标的设定原则。6S 管理目标设定应遵循 SMART 原则:明确的(specific)、可测量的(measurable)、行动导向的(action-oriented)、务实的(realistic)、有时间表的(time-related)。同时,设定目标时,应考虑技术、经济、运行等方面因素,使所定目标切实可行,且可以定量,也可以定性,即应便于测量,以便于检查和评价其完成情况。当然,目标设定后还应将其分解为更为具体的指标,即为实现 6S 管理目标所须规定并满足的具体要求,可适用于整个医院或其局部。

2. 目标的设定方法。医院领导层应根据市场竞争的变化、医院现场管理的问题及推行 6S 管理的要求,提出设定期望之目标,作为 6S 管理努力方向和总结评价的依据。既要明确最终达成的目标,也要明确中间过程的目标。一般应先设定总体目标,根据 6S 管理内容分解为年度目标、各活动阶段目标。

3. 目标的细化分解。按照医院组织层次和部门设置,将医院 6S 管理目标依次分解为各部门、科室、病区、班组、员工的具体目标。目标分解坚持穷尽原则,医院中的每一个部门、病区、科室,每一工作地、设备、用品都有 6S 活动,都有专人负责,做到全空间和全员的整理、整顿和清洁。每一个目标都要明确 5W1H,即对要完成的 6S 管理活动,详细规定做什么、谁来做、何时做、何地做、为何做、如何做。每一个目标都要确定标准,做到完成时间和数量清晰。下一级的目标必须与上一级的目标一致,而且必须是根据上一级的目标分解而来。所有的下级目标合并起来应等于或大于上一级的目标。为了便于目标实施和考核,各个目标都要通过上下级协商制定,由目标执行人提出实施对策,并且明确其目标责任。另外,针对分解得到的各级目标,编制 6S 目标管理卡,及时填写并予以公示,以便对照、监督、检查和比较,起到激励和竞争作用。各个部门、科室应根据医院总体安排,结合自身的职责,设置一些阶段性的具体的行动目标。不同的阶段目标可由不同的人分工负责,交错实施,人人参与,提高工作团队效率和协作性。

四、推行原则与实施计划

各医院决策推行 6S 管理之后,首先应召开全院动员大会,并在大会除了发布 6S 管理策略、目标之外,还应发布推行原则及实施计划,尤其在目标框架内拟订的实施计划应作为推进及控制之依据,以便有条不紊地推进 6S 管理工作。

(一)推行原则

6S 管理是一项长期性的管理改善和管理创新工作,涉及医院管理的方方面面,必须从小处着眼、从大处着手,以问题为导向,全方位推行。推行原则包括:

1. 整体性原则。6S 管理的应用是医院一项基础管理工作,是一项系统性很强的工作,方案必须考虑系统性和整体性。

2. 通用性原则。6S 管理是一项应用广泛的管理制度,方案应该考虑不同医院的差异,重点寻找共性的成分,使其具有通用性和广泛性。

3. 适用性原则。6S 管理要真正得到推行,方案必须简单可行,具有可操作性,符合实际情况,具有时间概念,分周期循环实施,步步提高。

4. 定量和定性结合原则。在医院 6S 管理中,能量化的指标就要量化,不能量化的指标也应定性评估,方案本着定量和定性尽可能结合的原则。

5. 主线原则。不同岗位、不同人员在 6S 管理工作中有不同的诉求,方案应该考虑把握好 6S 管理应用的主线,寻找重点环节,突出关键步骤。

(二)实施计划

6S 管理实施计划是否具体和具有可操作性,是 6S 管理能否推行成功的一个重要因素。通过实施计划将工作项目、具体实施方法及达成时间落实到相关人员,明确责任,以便能及时追踪,并进行评估,确保按计划落实各项推行工作。

1. 实施计划的拟定。实施计划可采取两种方法拟定:一种是由 6S 管理办公室深入医院各部门、科室调查，拟定草案，然后再召集相关人员讨论认可，经 6S 管理领导小组修订、审核后发布实施；其二是先对医院各部门、科室管理人员进行 6S 知识培训，由他们结合部门、科室现实状况，拟定本部门、科室 6S 执行规范，再收集起来，经 6S 管理办公室采取文件会审的办法达成共识，在审核批准后发布执行。推行初期采用自上而下的方式较好；经过一定阶段 6S 管理活动、具备一定基础，后续持续推进方案可以采用自下而上的方式。

2. 实施计划的内容。6S 管理是一项长期、持续、有效的活动过程。在导入推进阶段，首先需要制订 6S 管理实施方案，以现场管理改善和人员素质提高列为关注和努力追求的目标。通过准备阶段、实施阶段、检查阶段、改善阶段，由组织推动、滚动前进、螺旋上升、持续改进。方案包含指导思想、目的意义、实施原则、组织机构、实施步骤、工作重点和任务、时间节点、措施要求等内容。结合医院整体实施方案制订 6S 管理年度计划，以便保证进度。在实施每个阶段制订具体的实施计划，比如整理实施计划、整顿实施计划等，清晰定义出各个阶段的任务、对策措施以及责任人。作为推进者，需要清楚地了解每一个阶段需要具体做什么，用什么来评价，期望获得哪些结果？在整理阶段，就是要将要的和不要的彻底分开，处理不要物，最后形成《不要物处理标准》。在整顿阶段，就是要对留下的物品进行合理布局（三定原则：定位、定容、定量）和标识（可视化）。布局和标识首先应该满足提高工作效率的原则，其次考虑整洁、美观。不符合效率原则的布局和标识终究是得不到有效坚持的。在清洁阶段，就是清除工作、生产现场的脏污，保持工作、生产现场干净明亮，创造一个明快、舒畅的工作环境。在规范阶段，主要是设法维持前面三个阶段活动的成果，通过制订和运行相关管理标准，设法将 3S 活动变成员工的日常工作。在素养阶段，重要的是制作一些高尚的行为准则，并通过不间断的教育和训练，持续提升员工的个人素养。在安全阶段，最核心的任务就是大量识别医院内的各类安全隐患，并及时消除安全隐患，最终形成一个能有效识别隐患和及时对策的良好机制，做到防患于未然。在整个推进过程中，最重要的是让员工主动完成所有规定的任务。

3. 实施计划的注意事项。

（1）计划要相关人员一起参与。确保计划合理、可执行，要避免中途修改计划，一改再改延误 6S 的实施时间。整个计划要尽量详细，以保证 6S 推进计划的准确可行，对难点、死角问题予以足够的重视，必要时还要制订一些备用方案用以应对一些可预见的情况。

（2）计划时要考虑一些事项的具体操作方法的制定。将目视管理法、定置管理法、作业标准化法、流动红旗法、定点摄影法、检查与定检法等 6S 管理推行方法、工具有机地融入到工作任务中。譬如整理时"要或不要的标准"的制订，整顿时目视管理、颜色管理方法的制订，检查评比时流动红旗活动、定点摄影方法的设计等等。把每件工作落实到具体的人，保证在计划的时间内完成指定的工作，以保障 6S 推进的平稳进行。

（3）计划时要考虑如何考核验收以及相应的奖惩制度，不能等到推进过程中发现问题了才想起考核标准和奖惩措施。要使整个医院员工认识到做好 6S 对于个人或团队有哪些益处，并对此给予什么奖励，而做得不好对个人或团队的影响又会如何。这样既可以调动员工的积极性，也可以提高员工的责任意识，特别是当 6S 做不好时要有危机意识。

（4）计划时还需要制订各种检查表。以数据化的形式直观地反映 6S 推进的效果，比如工作区 6S 检查表、办公区 6S 检查表等。要注意内容和条款的制订一定要符合实际情况和预期目标。

（5）阶段计划之间衔接得当。各阶段部分内容要合理衔接，避免造成基础不牢而使下一步工作难以开展。

五、宣传教育与知识培训

6S 管理活动中的主要动力是人，最大的阻碍同样也是人。如果医院领导对此不够重视、员工对此不予支持，6S 管理则很难真正的推行成功。医院实施 6S 管理，一旦决定了完成目标的策略，其首要工作便是做好人的工作，强化 6S 管理相关宣传教育和知识培训，这也是推行 6S 管理的基础。

（一）宣传教育

宣传教育是让员工了解 6S 管理目的、意义、策略、计划等影响范围最为广泛的方式。达到目标一致、行动一致，是宣传教育的终极目标。

1. 宣传教育的作用

（1）达成共识。6S 管理的实施不是仅仅医院管理层人员参与就可以实现的，其管理范围涉及医院的每个成员，因此，不仅医院的领导要对此事重视，所有的员工对此也需要认识和了解。为此，医院内部需要组织相应的宣传及教育活动，积极宣传 6S 管理的实质,纠正对 6S 的误解和曲解,使员工认同医院实施 6S 管理活动,同时也清楚各自所担负的责任。

(2)减轻抵触。员工在刚接触 6S 时,可能会对新增加的工作任务或新的管理方法不适应,让员工了解 6S 活动能给工作及自己带来好处从而主动地去做,与被别人强迫着去做其效果是完全不同的。通过宣教可以很大程度地减少员工的抵触和不满情绪,在心理上主动地去接受 6S,为 6S 管理的推进创造一个有利的氛围。

(3)塑造文化。6S 管理在医院推行的目的就是让它最终成为一种文化,医院文化的一部分。任何组织的文化都具有广泛性和习惯性。要让 6S 成为一种文化,让人们习惯地、自觉地去遵守它,首先要让人们接受它。要让 6S 变成文化,开始时需要施加一些压力,但压力作为一种激励方式并不是最能发挥组织效率的。只有当它变成团队的目标,每位员工的目标,充分调动员工投入到活动中的积极性,它的推行才能迅速有效。

(4)取得患者及家属的配合。医院与其他组织最大的区别是医疗区域是公共场所,人员流动性大,物品定置管理困难。通过广泛营造氛围,可以使患者及家属理解支持,进一步改善和保持优良医疗环境。

2. 宣传教育的方法

(1)内部会议。为了在整个医院内部制造舆论氛围,要向全体员工传递医院对 6S 的态度,组织召开 6S 动员大会,让院长在会议上发表宣言,各科室主任、护士长在大会上表态发言。要让员工明白整个医院将 6S 管理放在什么位置,让员工知道医院对 6S 的重视和持续推进的决心。通过大会要让那些观望、迟疑的人员认清方向,在 6S 的推进过程中不折不扣地做好自己分内的工作。要善于利用晨会、班前会或者例会等形式穿插有关内容,在解决实际问题的过程中简介和灌输 6S 的理念和具体方法,让他们在理解的基础上执行,在执行的过程中加深理解。

(2)标语牌。可以在办公区、会议室、诊疗区域等场所,悬挂方针、目标、口号等横幅;外购或制作 6S 海报及标语,它能迅速在医院内部传递 6S 推进目标。员工只要在医院上班就能看到 6S 的标语牌,这样频繁的重复可以增加员工对变革的适应性并逐渐接受进而到支持认同。

(3)医院院报、官网、微信公共平台等媒介。可以在医院内部传递信息、发布消息,进行内部沟通。因此,可以通过它向员工介绍医院目前管理上存在哪些问题,与同行业内其他医院的差距在哪里,而现在准备进行或者正在进行中的 6S 管理将会或者已经帮助医院解决了哪些问题、使哪些方面得到改善,注意要体现在具体的数字上而非文字描述上。在刊物中还需要讲明 6S 管理下期的目标是什么,预计通过怎样的办法贯彻执行等等。在 6S 启动之初,每位员工都会有个适应过程,当人人都能清楚地理解或者看到了实施 6S 的显著成效时,积极主动性自然会被逐渐调动起来。

(4) 宣传栏、简报。是医院舆论宣传和时事发布的窗口,有反映及时、形式多样等优点,在 6S 的宣传造势中可以发挥其独有的特点。在 6S 管理开展时可以把前后的照片贴在公告栏等注目的地方生动地展现出来,对参加改善工作的员工所作的贡献加以肯定,充分地激发员工的成就感和自豪感,同时也可以起到鞭策和鼓励后进人员的作用,以便营造一个有共同意识的氛围,使整个活动更容易被理解和支持。

(5) 参观交流。分批、分层次地组织医院的骨干员工参观、学习 6S 推进成功的医院。不仅使他们认识到自己与先进医院的差距,还要进一步强化员工改革的决心和愿望。参观学习完后,每个人要写一篇"观后感",在医院的宣传媒介上发表,以影响没有去先进医院参观的员工。

(6) 其他方法。如举办征文竞赛、知识答卷、演讲比赛、摄影、发表优秀案例、6S 管理海报、漫画、标语设计大赛等。充分发挥员工的才华,宣传 6S 理念和实施的感受,对竞赛结果的公布表彰,让员工感受到被重视,以激励员工更努力地工作。

(二) 知识培训

知识培训不仅培训 6S 管理理念、方法,还包括现代医院管理制度。通过 6S 管理相关知识培训,才能全面提升每个人的 6S 管理意识,以全新的角度看待 6S 管理,使得受训人员不仅观念上能发生改变,也能知道如何实施 6S 管理,掌握其精髓,必须制订周密的培训计划,分层次、多形式开展培训工作。

1. 分层次培训

(1) 6S 管理办公室成员、督导员培训。有条件参加 6S 培训机构课程,系统学习 6S 的内容及目的,6S 实施办法,6S 的应用工具。能掌握独立解决问题的方法,对分管责任区域进行必要的现场指导和检查,并逐步培养成为内部师资。

（2）全员培训。首先要对员工进行培训，客观条件允许的则可进行全员培训，不允许的可先对相关管理人员培训，然后再由他们对基层员工进行培训。由于医院的工作特点，全员集中不现实，6S 管理的培训最好分级进行。6S 管理办公室组织内部培训师分别对临床、医技、护理、行政、后勤等部门、科室的联络员进行培训，6S 管理联络员再对本部门、科室的员工进行二次培训，这样，逐步实现了全员的教育。

（3）新员工培训。推行 6S 管理的医院，可以在新员工入职培训中增加 6S 管理培训内容，并参观医院 6S 管理成果。新员工往往会在入职后的几小时或几天内形成对 6S 管理的认识和评价，提高依从性，同时一入职就培养其良好的习惯，以取到事半功倍的效果。

2. 多形式培训

（1）外聘专家培训。6S 管理培训专家可以结合实际案例授课，立体化、全方位地剖析成功医院在实施 6S 管理过程中的一些做法，培训掌握 6S 管理有效推进方法和提升 6S 管理技巧。

（2）参观学习。可以组织相关人员到其他 6S 管理实施比较好的其他医院、企业或示范区域现场体会学习，可以获得直观感受，借鉴有效的做法，避免闭门造车。

（3）自学。较系统学习 6S 管理的理论知识和推行方法，包括书籍的学习、音像资料的学习、文献资料的学习、推行手册学习等方式。

六、试点推广与全面实施

6S 管理重点是解决现场管理的问题，推行前必须先了解现场存在的问题。全面了解现场管理问题之后，先应在基础好的区域进行试点，取得成效后再进行推广，直至全面实施，这就是由易到难、由局部到整体的推行方法。

（一）问题导向

问题导向就好比诊断是治疗的前提。医院现场管理的问题诊断是对医院现场的"望闻问切"，找到 6S 管理需要解决的症结问题。比如"望"：就是"排查"医院各个医疗、保障环节，找到所有管理死角，不放过每一个细枝末节；"闻"：就是了解医院经营目标、医院文化、现行制度，从理念上收集 6S 管理问题；"问"：就是深入现场，与各层级管理者、一线员工沟通，提出改变现状的各种观点；"切"：就是编写诊断报告,提供为医院度身定做的现场管理解决方案。

1. 问题导向的目的。了解医院现场管理的状况,认识目标与实际之间的差距分析,获得对现状、问题以及挑战目标的共识,使 6S 的实施有的放矢,并起到与实施后的成果对比的作用。

2. 问题导向的范围。医院所有区域,包括办公区、工作区等。

3. 问题导向的组织。由 6S 管理领导小组领导,6S 管理办公室负责,邀请各现场职责部门人员参与诊断,可以请 6S 咨询专家指导。

4. 问题导向的事项。包括直接部门现场状态(工作区),间接部门现场状态(办公区),6S 管理活性化组织(改善活动、组织形式),6S 管理体系诊断(组织体系、内涵体系、改善体系循环过程)。主要了解现场管理好的方面、薄弱环节以及估计实施 6S 的难易程度,明白推行过程中的优势和劣势,确定努力方向,并对有代表性的状态进行拍照,以便作对比评价。最后对照 6S 评估检测表进行检测并形成详实的诊断报告与改善建议。

(二) 试点推广

从试点到推广是 6S 管理改善过程的重要步骤。在一个规模较大的医院,如果在没有任何经验的情况下全面推行 6S 管理,一方面员工抱有怀疑态度,参与的积极性不高;另一方面可能会影响正常的医疗秩序。对医院整个现场进行诊断,选定一个样板区实施改善,在样板区取得了一定的成效后,对改善前后的状况进行评估,效果确认,经验交流和总结,克服缺点,解决存在的问题,完善标准,再在医院的其他部门、科室横向展开,这样能集中所有精锐力量改进几个区域,保证改善有一个较高水平的发挥,打造眼前的实实在在的样板区。样板区既成事实的成果具有说服力,对抱有怀疑态度的员工有直观的正面感受。样板区实施中总结的经验、教训及形成的标准,在全面推广过程中有很大的借鉴作用,可以避免摸索过程,少走弯路。如果医院规模不大,或者员工培训教育工作扎实有效,也可以直接进入全面执行阶段。

1. 样板区试点

(1) 样板区试点的目的:由易到难、由点到面,在试点的过程中创造 "6S" 的管理经验,加深对 6S 实施要领的理解,样板区的一些好创意标准化后可以在全院推广,为下一步实施的推广积累经验。为此,样板区的选择非常重要,样板区的选择绝不是随便的,而是有一定的原则的。针对诊断结果,结合 6S 实施策划,选定样板区,集中力量改善。

(2) 样板区的选定要考虑以下因素:

① 样板具有代表性。根据医院性质及 6S 现场管理特点,一般选隶属不同系统的门诊诊区、护理病区、医技科室、职能科室各一个,分别代表工作区和办公区,基本能代表整个现场的问题,在医院内具有普遍性。

② 考虑实施难易难度。在 6S 推进过程中要把握的一个原则就是选择那些低悬的苹果,如果挂得太高就会让人望而却步甘愿放弃,或者推行的项目太难,短期内不容易取得成果,会挫伤员工的改善热情;如果太容易又会让员工掉以轻心,起不到促进鼓励的作用。

③ 对医院影响大、影响长远的项目优先。一些不可以拖延的迫切需要得到解决的项目应优先得以解决,如各级各类库房管理涉及医院精细化管理基础。

④ 选择有教育和促进意义的区域。应优先考虑有教育意义的项目,在较短的时间内得到大家的认同,为全面推行工作减少阻力。

⑤ 效果直观,容易看到进步和成绩的区域。比如问题比较突出,"脏、乱、差"的典型区域,这些区域改善难度大,推行前后效果具有明显差异性,给员工一种巨大的震撼和说服力。如果选择容易的区域来做,好处就是它能够带来变化,马上就有效果。但是容易的区域一选出来推而广之的时候,有些部门、科室,有些责任区认为选择的样板区很容易做,自己的责任区域现场空间非常小,又有各种物品很难做。所以在推行的过程当中,从简单做起固然是一种方法,不过后面也会碰到一些员工的质疑,因此在"6S"推行当中建议医院反其道而行之。

(3) 选定合适的样板区后,制订样板区推行计划(包括时间、人员、材料、工具等),对样板区人员进行活动动员和培训,分类改善(制订"要不要的判定基准"和非必需品的处理流程,物品按指定区域放置),根据计划给出相应的解决对策(6S样板区域标牌制作、悬挂,区域线、定位线、标识设计实施),样板区的活动记录,标准化和总结成果对比报告(用照片的形式进行现场情况改进前后的比较,并展示具有典型意义的事例)。在改善过程中,注意保留以下数据和资料,以便为下一步效果的确认提供证据。

① 改善前的状况(定点摄影法);

② 记录保存(空间、面积、人数等);

③ 改善的基本思路、过程、流程;

④ 重点问题的改善;

⑤ 最终改善结果。

(4) 试点效果确认,即总结检查和评价反省的过程,主要有下述工作:

① 总结 6S 试点实施经验;

② 评价是非,统一认识;

③ 处理遗留的难点问题,为推广扫清障碍;

④ 为推广工作在组织、资源、经验、方法上作准备,确保开局良好。在 6S 样板区的推进活动要快速有效,应该在短时间内集中医院力量让样板区域旧貌换新颜。当样板区的 6S 管理推进进入维持改善阶段时,就要准备验收和成果总结报告。总结报告对样板区来讲是一个重要的展示成果、吸取教训的过程。建议通过报告会的形式向医院其他部门、科室展示取得的成果,将在推行中碰到的问题以及解决方式与大家共同分享,以便后来者少走弯路。同时,其他部门应组织员工到样板区参观学习。在一些医院推行 6S 管理时看到一些员工自发地想方法或发明简单实用的工具时去配合 6S 管理的推进,在这个过程中他们也在为自己的成就而快乐满足,看到了自己在医院中的价值,从而会由衷地拥护变革。

2. 责任区推广。样板区取得成效后,可以划分责任区域进行推广,并确定责任区的岗位职责,确保推广任务按计划完成。6S 管理办公室划分和分配责任区域,将 6S 管理的要求具体落实到部门、科室,从管理职责上划片督导。如医务部负责督导医疗区域的 6S 管理落实;护理部负责护理区域的 6S 管理落实;党政办负责行政办公区的 6S 管理落实;总务部、保卫部负责医疗设备安全、水电、库房、卫生清洁、院区绿化、消防等方面的 6S 管理落实。部门科室可以结合日常管理工作,将不同区域划分到个人,并让每个员工都清楚知道自己的责任和工作内容,把 6S 管理工作落到实处。可以组织人员分期分批的参观示范区,交流取经,减少误区,提高效率。

(三)全面实施

6S 管理的推行并不像 6S 的相关词条的理解那样容易,掌握了 6S 管理的相关理论并不一定就能很好地将 6S 活动推行下去,而推行方式、方法的不适当会导致推行效率事倍功半,甚至中途夭折的事例并不鲜见。所以,全面实施时要掌握正确的 6S 管理推行原则、步骤,这对全面实施 6S 管理活动尤为重要。

1. 全面实施的原则。6S 管理来源于日常工作,是一种人性化的管理模式,它的出发点和落脚点在于让人在清洁、安全的环境下工作,不断提升素养。推进6S 管理,要遵循效率化、持久化和美观的原则。

(1) 效率化原则。6S 管理通过对现场的整理、整顿,将现场物料进行定置定位,打造一个整洁明亮的环境,其目的是要实现工作现场的高效、规范。只有实现不断提高生产效率的 6S 管理才是真正有效的现场管理。要实现高效,要有工作标准,确定把定置位置是否可以提高工作效率作为先决条件。定置管理因人而异,大同小异,如喜右手接电话的,电话机放右边;喜左手接电话的,电话机放左边。总之,便于操作,得心应手,是提高效率的标准。

(2) 持久性原则。医院实际的管理活动过程中,都发生过很多"一紧、二松、三垮台、四重"的现象。6S 管理是基础性的,所以开展起来比较容易,并且能在短时间内取得一定的效果,正因为这个原因,6S 管理在取得一定效果后,也容易流于表面的形式,无法做到不断优化和不断提高效率。只有持之以恒,长抓不懈,在强制的手段下会使 6S 活动变成一种形式,继续实施 6S 会由形式变成行事,行事变成自觉,自觉成自然,自然成习惯,习惯成性格,最后形成文化。要持久推进6S 工作,一要靠制度:健全和落实各项管理制度,以制度约束人,落实制度一定要克服"会吵的小孩有糖吃"的管理上最忌讳的弊端。二要靠激励:6S 管理工作,不是某个人、某个领导的事,而是需要全员参与、动手动脑的事,需要不断激励,给予动力支持。三要靠人性化:特别在整顿环节,需要认真思考如何使用拿取更加人性化,更加便于遵守和维持。

(3) 坚持美观原则。管理有限、创意无限,良好的工作环境需要现场员工的创造和维护。要通过医疗环境向患者及来访者表达、展现健康、乐观的理念,塑造一个给人舒适、温馨、感动的充满人文氛围的环境。

2. 全面实施的步骤。在 6S 管理活动的推行过程中,对于相关的推行内容是否有先后的次序可言呢? 答案是非常肯定的。如果医院在推行 6S 活动的过程中缺乏事前的相关准备及规范,再加上推进过程中人员缺乏足够的共识与决心,呈现无序的状态,有可能最终没有看到实质性的效果,虎头蛇尾只能以失败而告终。有人会说是不是按照整理、整顿、清洁、规范、素养、安全这样一步一步来做就是步骤呢? 这样的回答也是不客观的,医院想真正做好 6S,就必须根据医院的实际情况,根据所遇到的问题对 6S 活动的推行进行调整,只有这样才能真正找到适合自己医院的 6S 活动,最终取得非常好的效果。推行 6S 是通过推行整理、整顿、清洁来强化现场管理,再用规范来巩固其效果,并通过这 3 个 S 来规范员工的相关行为,通过规范员工的行为最终来改变员工的工作态度,并使之成为员工的一种习惯,最终达到提升员工素养,塑造医院优秀团队的目的。在 6S 的推行过程中一般需要经历形式化、行事化、习惯化三个基本阶段。通过强制规范员工的行为,改变员工的工作态度,让他(她)成为习惯,到了习惯化之后,一切事情就会变得非常自然,顺理成章,习惯可以成自然,最终提升人的品质。

七、检查评价与考核奖惩

6S 管理仅仅靠命令、指示、教育是不可能顺利实施的,定期按照目标进行检查和考核是必须的,而检查和考核的依据就是 6S 管理评价标准和考评细则。

(一) 检查与评价

惠普前总裁卡莉曾说过:"员工不是因你期望而工作,而是因为你检查而工作。"这句话从一定程度上反映了检查在管理中的重要性。在 6S 管理推行之初,认真细致的检查是一项非常好的工作推进方式。如何维持或持续推进 6S 管理活动的问题,也不是一件简单的事。6S 定期和不定期的检查是维持现有工作的效果和持续得到改进有效的工具,体现在以下几点:保证工作执行,促进员工养成良好的素养,对 6S 工作成效做出评估,以便采取进一步的措施,发现不足之处,为医院的改善提供现实的证据。

1. 检查方式。根据检查的主体、周期、内容不同,构成一个不同频度、不同层次的检查机制,而整个过程不仅仅只是发现问题,而且也得对相关的问题进行改善。

(1) 日常检查。各部门、科室为了提高自身 6S 管理的水准,可由部门负责人本人或指定他人,也可以是众人评选的人员来进行本部门的 6S 日常工作,并将检查结果每月上报 6S 管理办公室。

(2) 联合检查。由 6S 管理办公室牵头,组织各职能部门及督导员参加,采取正式和非正式的检查方式,定期和不定期相结合,督促各个部门的 6S 工作的落实,核查效果,指出不足之处同时协助改善。

(3) 外请专家检查。在内部推进时采用了一定的考核,执行时内部团队可能就会从自己的利益出发质疑考核是否公平,进而对 6S 管理督导人员进行抗议、责难。如果整个策划评定由组织外部的人来执行就不会有人质疑所谓的公平，也能以更积极的态度对待 6S 的推进。

（4）季度性主题。对每个季度进行一次季度性的主题活动，至于季度性的主题活动的内容可以根据 6S 活动推进的进度以及季节性的变化相结合。如以冬季消防安全生产等为主题进行，由医院 6S 管理办公室组织，相关职能部门参与，找出存在的隐患进行改善。

（5）年度评比。每年度进行一次年度总结，制定年度工作推进报告，最后评比出优秀单位，医院对于优秀的部门应该进行表彰。

2. 检查流程。每次检查前要充分准备。医院 6S 管理办公室根据督导区域、内容、督导人员的专业及能力统筹计划。检查工作最好分组进行，一般分为医疗组、护理组、后勤保障组、行政组，各组由分管副院长担任组长。

设计 6S 管理检查工作流程，具体包括：制订督导检查计划及记录手册；进行督导前统标及部署；督导组对分管区域 6S 管理的情况进行督导；督导组督导结束后，应将督导期间对各区域内拍摄的不合规现象的照片、记录上交至 6S 管理办公室；对督导结果进行汇总及反馈，下发《6S 管理持续改进通知单》限期整改；对存在问题进行追踪评价，完成闭环管理。

3. 检查中注意事项。

（1）完善考核操作规范，公开、公正、公平考评。这部分的活动非常强调公平、公正。如果考核、评比的方式、重点不合理，会严重挫伤员工的积极性，给活动的开展带来一定的负面效果；反之，合理的考核标准和正确的评比方式能有效地推动员工的积极性，使活动向着习惯化的方向发展。

（2）明确检查阶段性。6S 管理推进处于不同的阶段，需要注意的是问题不同，检查工作的重点是不一样的。比如 6S 实施初期，检查的重点放在整理、整顿和清洁上。

（3）了解检查对象情况。为了能够切实、有效地全面提升 6S 的工作，检查的准备工作是十分有必要的，要搜集需要巡查部门、科室的资料：该部门、科室的职能，人员的构成，区域机械设备，耗材等，以往检查不合格列入整改项目，最近发生的需要给予关注的事件，做到对备查对象心中有数，力求暴露出更多的问题，形成问题改善管理、促进医院的整体提升。

4. 评价方式。评价结果的统计，目前比较流行的是评分制，但是对于评分的标准因行业和医院不同而有所差异,甚至出现了所谓的困难系数、人数系数、面积系数、教养系数等加权系数计算方法,这也许是出于公平的考量,但是在实践中应用得不是很理想,而且对于最后的结果还需要专门的人员来处理。甚至为了做对 6S 的工作统计和评分居然专门安置人员来处理,再加上后面的追踪改善整理,大大地浪费了人力物力,且与实行 6S 的精神相悖。6S 要求我们创造简单明了的工作环境,对工作的简化也是其中一个要点。我们坚持"最简单的就是最好的"的原理,推荐"不符合项目统计法",只按照不符合项的数量来排比名次。这样对于结果的处理就比较简单,而且检查一经结束,马上可以得出结果。虽然两种评分方式之间存在一定的差异,建议不同的医院根据不同情况采用不同的方式,采用评分制考核或不合格项目的个数考核。可将分数考核设计为:根据医院的规模和实际的部门、科室计算组成,首先建议医疗部门、护理病区、医技科室、后勤班组和职能部门分开,为了便于对部门、科室之间的执行情况的优劣有一个直接的可以评比的参照,也可以结合采用分数考核和统计单个部门总不合格项来进行管理,按照评定的结果排序,给予奖励与惩罚。

5. 总体评价。医院要运用数据、统计图表等手段,从以下几个方面,综合评估 6S 管理的成效。

(1) 医疗、生产安全。安全得到保障,不良事件率和医疗纠纷下降。

(2) 空间利用率。清理现场,对工具和设备等重新布局,物品分类明确,使空间利用率提高。

(3) 员工的精神面貌。推行 6S 管理活动以来,对员工及时进行培训,提高了员工的技术水平,同时员工的自豪感大大提升。

(4) 设备维护方面。由于 6S 管理对医疗设备机器进行了很好的维修保养,发现并解决了一些隐藏的问题,降低了维修成本,提高了设备的使用率。

(5) 医疗服务能力。6S 管理加强了团队合作能力,提高了员工的素质,使得医疗服务能力增强,业务量逐年递增。

(6) 持续改善观念。6S 管理固有的严谨、纪律和分析的特点,能帮助医院各级各类人员更好地了解并不断追求持续改善。

(二) 考核与奖惩

6S 管理的检查与评价,必须与考核奖惩相结合才能达到预期效果。考核与奖惩是 6S 向前推进的"加油站",是激活全员参与的重要方法。通过考核与奖惩,能表扬先进、激励后进,能够满足员工的成就感。许多医院期望通过检查、考核以及奖罚来达到目的,但事实证明多数情况下并不成功,以至于将 6S 变成一种令员工讨厌的例行公事(形式主义)般的月度检查,被检查部门最终还是回到从前大扫除的低水平上去。考核与奖惩的原则包括:

1. 多奖少罚。尽管处罚制度仍是医院良性运转的必要手段,但管理者要在理性上认识处罚,慎重和正确运用处罚措施,毕竟奖罚是手段不是目的。采取恰当的奖励措施,可以通过表彰先进集体和先进个人的方式,为其他部门和员工树立榜样,从而激发员工参与 6S 活动的热情。6S 先进集体的产生,还有利于提高集体中各成员的荣誉感,有力地促进团队精神的培养。

2. 精神激励为主。激励一般有两种:一种是精神激励,一种是物质激励。在医院刚开始推行 6S 的时候,可以对表现先进的部门、科室、个人发放奖金以示奖励。但是随着医院的发展,医院更应该侧重采用精神奖励为主,使 6S 管理变成一个正常的行为,逐步引导培养 6S 文化。精神激励有时候可能比金钱激励更见成效,通过改善前后对比来激发员工的成就感。奖惩时要采用全员大会的形式,并且医院的高层领导应亲自为获奖者颁奖,这样能够使员工感到被尊重,激发全员参与的意识。

3. 善于设计。利用医院员工高智商、高情商的优点,将马斯洛"需求层次理论"作为参考融入到 6S 活动的推进中。在推行时,必须去寻找医院管理文化里能引起员工"参与的诱因"在哪里? 从引导的层面去制造"参与的动机"。

(1) 观摩检讨。部门、科室之间到 6S 管理活动开展有成就的科室观摩,验证自己的举办成果验收活动,请医院主管、职能部门专家进行成果评价,来达到全体员工成就感的认同和提高执行的信心。

(2) 成果展示。对每次 6S 管理活动取得阶段性的成果,需要及时召开成果发布会,总结出能有助于推进 6S 管理的经验,及时将这些好的经验介绍给其他部门、科室,并同时对推行好的部门、科室进行表彰嘉奖。

(3) 调整目标。只有不断定义更高的目标,设计更有效的形式开展活动,才有可能维持或提高 6S 水平。

八、标准化与持续改进

标准化与持续改进是 6S 管理活动的重要环节,决定了医院 6S 管理活动中制定的有效改善方法能否转化为标准作业规范,从而使医院 6S 管理活动的成效能够持续保持。标准化与持续改进主要有四项重要的意义:标准化是技术的储备;可以防止问题重犯;可以提高工作效率;标准化文件是教育培训的教材。标准化的要点是列出有效的改善对策;针对有效果的改善对策加以标准化;要纳入部门的日常管理体系。具体见第三章第三节《作业标准化管理法》相关内容。

(一) 标准化

推进 6S 的最终目的就是提升员工的素质,建立有规则的医院。6S 管理实施的每个过程都要有相应的标准要求,这些都是必要的,6S 管理体系文件的完善,主要对取得的成果及时地标准化,使所有的人都按照标准进行操作或实施,这样就能保证 6S 管理的成效能保持。

1. 拟订标准书。6S 管理标准化不能只停留在标准化的说明或绘制标准流程图,一定要新增或修订原有标准书。标准化分为不同的形式,例如作业流程的标准化、表单的标准化、医疗用品规格的标准化等,可根据不同的形式相应修改标准书的内容。如为表单的标准化,标准书内容可以修改为目的、适用范围、作业内容、表单、表单使用说明、附则。各医院可根据自身作业的实际情况制定标准书,但应做到全院使用标准书的一致性,以方便最终纳入院内文件系统。根据 6S 管理标准书涉及的不同范围,由相应的主管部门负责核准标准书、编号、纳入医院文件系统并进行公布。标准书一经发布就具有权威性,涉及的相关部门就应该落实该标准。在核准的过程中,制定的标准与医院的规章制度进行整合,在整合中需要注意不仅仅是建立新的标准,还需要同时修订或废除原有的标准。

2. 标准化主要存在的问题

(1) 标准化缺失。实施 6S 管理的目的是改善工作环境、优化工作流程、提升医疗质量。在活动进行中拟定对策并实施一段时间后,应通过查检数据等方式确认对策是否有效。对于确认的有效对策,要使其能够最终落实为医院或部门的作业标准、规章制度等,使 6S 管理这一短期的活动能够在改善工作流程、优化操作程序方面为医院带来长期的良好效应。

(2) 标准作业说明简单、不具体,操作性不强。具体包括只有简单的作业流程图,没有对作业内容进行具体的文字说明;虽然在流程图之外有作业内容的文字说明,但说明过于简单;甚至标准化部分只有简单的几句话,不成体系。这些现象导致制定的标准操作性、指导性不强,不利于标准的实施和进一步推广。

（3）流程图不规范。主要表现流程图过于简单的现象,不能清晰描述流程的一些关键环节;流程图过于复杂的现象,不能明确地识别流程的走向;流程图制图不规范的现象,会给参照流程图进行操作的人员造成困扰。

（4）有标准化的说明,未建立标准书。制订了标准作业流程图,但未建立标准书对作业流程的内容进行具体详细的解释说明;未建立标准作业流程和标准书,仅仅对实务操作流程或作业细则进行简单的文字说明。

（5）制定的标准未向全院或相关科室推广,就使 6S 活动的成果局限在本科室、部门内部,不能最大限度地发挥其效用。

（6）制定的标准未与全院或科室层面的规章制度进行整合。通过整合可以用现有新的标准去替代原有规章制度中已不适用的标准,实现对规章制度的修订;其次,制定的标准只有与全院或科室层面的规章制度进行整合,才可以成为本科室或全院普遍适用的标准,才具有权威性,才能在相关部门真正落实使用。

3. 拟订标准书时注意事项。

（1）标准化对象的确定要慎重,不是所有 6S 管理活动中的有效对策都可以标准化,一般而言,同样的流程由很多人在重复操作的,比较适合作为标准化的对象。

（2）标准书的内容一定要围绕作业内容展开,目的明确,不要把不相关的内容纳入标准化。

（3）标准书要具体,不要使用适当、及时、相应等模棱两可的字眼,能够量化的尽量用数字进行说明。

（4）绘制流程图要规范,不能过于简单或复杂。

（二）持续改进

根据检查的结果,当检查的结果显示已经达到预定的目标时,就应该回顾所采用的策略并深入各项标准的内容,设定并挑战更高要求的标准。当脱离了预先设定的目标及标准时,会发现引起问题的原因,在了解这些原因后,应该修正过去所定的策略和计划之后,再进入下一轮的 PDCA 循环,新的计划本身也在进步中上了一个新的台阶。

九、常见推行失败因素

6S 管理是以现场管理为重点的有效基础管理模式,在诸多实施 6S 现场管理的组织中也不乏有失败者,应注意避免一些容易导致 6S 实施失败的因素。

1. 领导重视不够。医院领导特别是院长在医院运作中就像人的中枢神经系统,任何大的变革,获得了高层的认可、支持就成功了一半,而且这种支持要贯穿活动的整个过程。在一个医院导入 6S 管理活动,高层领导是最好的提倡者。高层领导对 6S 管理工作关注的程度,是这项活动能否坚持下来并取得成效的关键因素。领导重视程度不够的常见表现有:很少参加 6S 领导小组的重要会议;不在公开场合讨论实施进展情况;不经常性地进行现场巡查,没有为 6S 管理活动提供支持;不在公开场合对实施成果表示祝贺、表彰;不能保证6S推进所需资源;不能在现有 6S 管理基础之上,不失时机的提出新的要求,设置新的目标。

2. 心理急躁。很多组织对于 6S 效果展现急切的心情可以理解,但是过于迫切很可能就是导致 6S 活动失败的致命因素,这些主要体现在对 6S 的认识、培训以及推行过程等方面。很多的组织在对 6S 还没有充分的认识就急切地开始了6S 活动,有些甚至只看到过所谓的 6S 的简单释义就开始实施了。在他们的意识中,只要开始做,肯定只会是越来越好,在没有建设合适的样板区就广泛推行,最后的结果很可能与决策者想要的结果相去甚远。

3. 行动表面化。国内许多管理者将整洁、清爽认为是卫生问题,与安全是两回事。而日本管理者认为 6S 是现场管理的基石,6S 做不好不可能成为优秀的企业,坚持 6S 管理作为重要的经营原则。在 6S 活动的推行过程中,很多的员工对 6S 活动存在着不同程度的误解,不理解为什么干与工作看似没有多大关系的事情,这些可能让员工觉得很反感,没有真正理解 6S 活动,或者是迫于领导的压力,才会敷衍了事做表面文章,这样的态度不管做什么事情都不会有好结果。

4. 忽略内在要求。6S 管理活动最关键的环节是素养。国内许多企业热衷于口号、标语、文件的宣传及短暂的活动(运动),这种没有结合日常工作的空洞口号、运动,对提升人的品质几乎没有任何帮助。每天都在一个对、错一目了然的环境中工作,使得每个人都必须约束自己的行为,久而久之就能实实在在地提升人的品质。目前许多管理者只是把 6S 认为是一种能让现场干净、整洁的管理工具,完全不了解 6S 的最终目的是提升人的品质,因此,认为 6S 可有可无,在这种情况下,推行 6S 的效果可想而知。

5. 推行手段及活动单一。很多组织在 6S 推行中的确下了一番功夫,但手段仅限于培训、开会、检查、打分等方式,未有效使用摄影作战、目视管理等各种推行技巧,推行以来没有太大的突破,使员工对 6S 管理活动的兴趣越来越低。

6. 缺乏恒心。6S 活动是一项长期的基础管理活动,很多组织可能刚刚开始推行的时候还是很积极的,但是随着时间的推移,对于 6S 活动的热情就开始慢慢消退,缺乏动力最后以失败而告终。这些组织并没有真正地将 6S 活动融入到组织文化、组织制度中来,完全是靠一股热情在实施,当热情散去的时候便是 6S 推行活动停止之时。不能长久地坚持下去这也是很多组织推行失败的重要因素。

7. 缺乏长效激励机制。6S 管理活动中激励机制是推行成功的强心针。6S 管理活动的推行需要将有形与无形的压力相结合,而不能全靠制度、考核、惩罚等等强制性的措施。应该在制定 6S 管理制度等的同时也建立长期的激励措施,让员工在推行过程中能够享受到 6S 管理带来的好处,有利于员工参与积极性的提高。

需要强调的一点是,医院因其背景、架构、医院文化、人员素质的不同,推行时可能会有各种不同的问题出现,要根据实施过程中所遇到的具体问题,采取可行的对策,才能取得满意的效果。

(沈吉云　高玉莲)

第二节　内部审核与外部审核

6S 管理的成功与否、成效多少,美观效率是前提,持之以恒是基础,持续改进是关键。6S 管理由形式变成行事,由行事变成自觉,由自觉变成习惯,习惯成自然,最后形成医院文化。所有这一切需要强有力的监督者和对实施情况进行审核,以验证 6S 管理的有效性、适用性、符合性。

一、审核要义

6S 管理审核来源于各种管理体系认证认可的概念,有别于财务审计的内部、外部审核。根据《质量和(或)环境管理体系审核指南》(GB/T 19011-2003)的术语和定义:审核(audit)是指为获得审核证据并对其进行客观的评价,以确定满足审核准则的程度所进行的系统的、独立的并形成文件的过程。根据审核的方式可以分为:内部审核,有时称第一方审核,由组织自己或以组织的名义进行,用于管理评审和其他内部目的,可作为组织自我合格声明的基础。在许多情况下,尤其在小型组织内,可以由与受审核活动无责任关系的人员进行,以证实独立性。外部审核包括通常所说的"第二方审核"和"第三方审核"。第二方审核由组织的相关方(如顾客)或由其他人员以相关方的名义进行。第三方审核由外部独立的审核组织进行,如那些对 GB/T 19001 或 GB/T 24001 要求的符合性提供认证或注册的机构。内部审核对 6S 管理的有效性和不断改进有重要作用和积极意义,目前尚无社会第三方机构从事 6S 管理认证工作。上级主管部门在一定范围内推行 6S 管理时达标验收可视为第三方审核。

(一) 内审与外审

1. 区别

(1) 审核目的不同。内审在于为组织增加价值和提高组织的运作效率(管理目的),推动 6S 管理的改进;外审是通过对 6S 标准实施的符合性进行合格评定,从而对组织提供认证或其他服务。

(2) 审核组的组成不同。内审以医院自己的名义组成审核组,由医院最高管理者聘任有资格的人员和有关人员(内审员)实施;外审是第三方机构委派审核组,由经认可机构考核确认有资格的人员(外审员)实施。

(3) 审核计划不同。内审可编制年度滚动计划,每月审核一个或几个要素。半年或一年覆盖全部要素;外审是短期内审核所有有关部门和要素的现场评审计划。

(4) 样本量和审核深度不同。内审时间充裕,抽取样本量大,范围较大,审核较深,也有只缘身在此山中,对问题熟视无睹的风险。外审时间短,范围、抽取样本量和深度相对较小,但也可能有突出问题的发现。

(5) 不符合项分类不同。内审的不符合项按性质分类,可分为系统性不符合、实施性不符合、效果性不符合。外审的不符合项按严重程度分类,分为严重不符合、一般不符合。

(6) 审核员对纠正措施的处置不同。内审对纠正措施不做具体咨询,但可提供方向性意见供参考,内审员对完成情况需要跟踪和验证。外审对纠正措施不能做咨询,对整改计划的落实经审核组长认可,若为不符合项,还可派人到现场复查。

2. 联系

内审和外审从本质上来讲是没有区别,都是专业审核人员通过抽样调查,判断 6S 管理标准的符合性、有效性,对问题进行纠正与改进,审核的程序差别也不大。内审员更熟悉医疗行业管理标准和医院内部运行情况,外审员更熟悉 6S 管理标准,可以做到审核知识结构的互补。外审一般会比较严,内审可以是外审的前奏。医院推行 6S 管理,一般会在每年的固定时间展开内审,所以在外审前提前组织内审员对自己进行审核,以确定 6S 管理是否有效,有没有需要改进之处,对审核中发现的薄弱环节进行整改,再由外部第三方机构派出审核组对医院进行审核,便于外审的通过,从而获得等级或认证资格。

(二)内审员队伍

医院每年都要进行一定频次的内审,内审由经过培训的有资格的内审员来执行审核任务。所以,凡是推行 6S 的医院,通常都需要培养一批内审员。

1. 内审员的选拔和任命

内审员通常由既精通 6S 标准又熟悉本医院管理状况的各职能部门管理人员担任。应具备的条件:从事三年以上医疗护理或行政管理,具有一定的组织管理和综合评价能力,公道正派、富有责任心,需接受 6S 标准、审核知识等培训并取得资格证书。内审员任命:内审员必须由医院任命,并授权由 6S 管理主管部门组成内审组,进行医院内审。内审员的培训由 6S 管理主管部门负责。

2. 内审员职责

(1)熟悉 6S 管理标准,通过培训了解审核程序和方法。

(2)按 6S 标准要求编制审核实施方案,确定审核目的和范围、审核依据、审核方法等。

(3)编制检查表。审核中发现不符合项填写不符合项通知单,编写不合格报告。

(4)内审员不得承担与自己工作有关的审核工作。

(5)对审核中发现问题的纠正措施进行跟踪验证。

(6)服从安排,恪守纪律,相互协作,坚持原则、诚信敬业、客观公正。

二、内部审核

为保证 6S 管理的符合性、有效性,采取纠正措施,使 6S 管理顺利推进,依据 6S 管理标准、适用的法律法规,采取集中(滚动)式审核方案,由内审员、也可聘外部审核员或 6S 管理专家有计划进行内审,对推动 6S 管理活动的开展、保持和改进,保证 6S 管理标准实施的有效性具有非常重大的意义。根据 ISO9001 : 2015 新版《质量管理体系要求》中对内部审核的要求是组织应按照计划的时间间隔进行内部审核,以确定质量管理是否符合组织对质量管理体系的要求、本标准的要求,是否得到有效的实施和保持。组织应策划、建立、实施和保持一个或多个审核方案,包括审核的频次、方法、职责、策划审核的要求和报告审核结果。审核方案应考虑质量目标、相关过程的重要性、关联风险和以往审核的结果,确定每次审核的准则和范围。审核员的选择和审核的实施应确保审核过程的客观性和公正性,确保审核结果提交给管理者以供评审,及时采取适当的措施,保持形成文件的信息,以提供审核方案实施和审核结果的证据。6S 标准的要素之一是规范,审核的规范化也是保证 6S 活动健康开展的重要内容之一,因此在 6S 管理实践中,医院要参照 ISO9001 的有关要求,制订《6S 管理检查验收规范》或《6S 管理内部审核程序》,以确保有计划、高质量完成 6S 管理审核。

(一)内审流程与规范

1. 内审的一般流程为:确定年度内审核计划,指定审核组,制订现场审核计划,编制检查表,首次会议,现场审核,末次会议,审核报告发放,不符合整改验证。

2. 内审的规范或程序

(1)目的:规定内部审核的要求,确保 6S 管理持续地保持符合性和有效性,并为管理改进提供依据。

(2)范围:适用于医院 6S 管理内部审核的控制。

(3)职责:

1)6S 管理主管部门负责编制年度内部审核计划。

2)分管领导审核、院长批准年度审核计划。

3)6S 管理主管部门负责内部审核的组织工作。

4)审核组员负责实施内审,发出相应之《持续改进通知单》并跟进其是否按时整改。

5)各职能部门、科室、病区接受内部审核活动,并对发现的和潜在的不合格项及时采取纠正和预防措施。

（4）审核的频次、人员及内审：

1）内部审核一般为一年一次。

2）由分管领导担任审核组长或由其任命。审核组长负责组织审核小组,挑选审核组员。

3）6S 管理主管部门每年年初制订《年度内部审核计划》及准备相关文件、资料。领导审核组员进行定期审核。

4）出现 6S 管理重大问题、组织架构发生重大变更或依院长指示,及时安排修订《年度内部审核计划》外的内审计划并组织实施。

（5）工作程序和要求：

1）内部审核的前期工作：

① 6S 管理主管部门负责编制年度内部审核计划。

② 院长批准内部审核计划。

③ 分管领导提名经过培训、具备审核资格的内审员组成审核组并任命审核组长。

④ 审核组长主持召开审核组会议,并进行分工。

⑤ 审核员按分工,熟悉日程安排,根据《内审实施计划》,查阅有关资料,并编制与自己承担任务相应的检查表。

⑥ 制订和实施内部审核计划。审核组长制订内部审核具体实施计划,计划内容应包括：

a. 审核的目的和范围；

b. 审核依据、过程要求；

c. 审核组成员；

d. 审核的日期；

e. 审核范围必须覆盖 6S 管理的所有部门、场所和班次。

⑦ 审核组应将审核计划提前 7 天通知受审核部门,受审核部门接到审核计划后如有异议,应在 3 天内向审核组长提出更改建议,最终审核时间安排由审核组长和受审核部门共同商定。

2）实施内部审核：

① 审核组长主持召开有审核组成员和受审核部门有关人员参加的首次会议,明确内审的目的、依据、范围、方式等,介绍审核计划,说明审核要求,落实具

体安排。

② 实施现场审核：审核员按审核日程安排和审核检查表实施现场审核，对在现场审核发现的不符合事实进行记录。

各审核组员将收集的客观证据记录于《审核检查表》上，审核中发现不符合项，应在审核组内取得一致意见，并填写《持续改进通知单》，应取得受审核部门负责人签字认可。

③ 审核结束时，审核组长主持召开有院领导、审核组员、中层管理干部以及不合格项目有关责任人参加的末次会议，介绍本次审核情况，阐述其意义、依据等，得到各受审部门的理解和确认。并宣读审核结论，出具《持续改进通知单》，并对制订纠正措施以及跟踪、监督等提出要求。

a. 责任部门针对不符合事实和不符合项，进行调查、分析，在规定时间内制订纠正措施，明确完成日期，并将《持续改进通知单》返还审核组；

b. 审核组对责任部门的纠正措施计划进行确认；

c. 责任部门必须在规定的期限内按纠正措施要求完成整改，并书面报告 6S 管理主管部门；

d. 6S 管理主管部门负责组织内审员对审核提出的不符合项整改情况进行跟踪检查，做好检查记录，并验证其不符合项整改的效果；

e. 根据验证的结果，6S 管理主管部门编写对不符合项整改后的验证报告。

f. 6S 管理主管部门把内审的结果以及纠正措施实施效果形成审核报告提交医院。

3）编写审核报告，应包括以下内容：

① 审核的目的和范围；

② 审核依据；

③ 审核组成员、审核日期、受审核部门、审核的过程和审核的主要内容；

④ 审核项目中符合及不符合情况；

⑤ 审核结论及纠正措施建议；

⑥ 对前次审核后不符合项纠正措施的实施情况及控制效果的评价。

4）审核组长把内部审核报告报分管院领导审核、院长批准后分送有关领导及有关部门。

（6）相关记录：在内审过程中形成《年度内部审核计划》、《内部审核实施计划》《审核检查表》《持续改进通知单》《内部审核报告》《会议签到表》等记录。

（二）医院 6S 内审的建议

1. 审核方式：集中式审核是将所有部门、科室涉及标准条款集中在一起审核，可以说是每年定期的（一般是两次）审核；滚动式审核在间隔的时间内（如每一、二个月）对某个或几个部门、科室涉及的部分条款或过程进行的审核。集中式审核时间相对集中，效率高，有利于医院全面把握 6S 管理的整体运行效果。但对内审员的能力要求较高，一般医院安排一年两次内审，间隔时间较长，内审员锻炼的机会少，审核时需重新学习，提高较慢，审核效果可能打折。滚动式审核时间相对较长，但时间充足，使审核更加细致深入，有利于使内审往纵深方向延展，积极地去发现问题，以实现持续改进。另一方面也能使内审员得到更多的锻炼，熟练掌握审核技巧，提高审核水平。集中审核一般用于医院不太忙的情况，滚动审核用于医院规模大，工作比较忙的情况。可以根据医院 6S 管理活动的不同阶段、工作实际、6S 管理主管部门设置情况和内审员审核能力等因素确定，在制订年度审核计划时策划。如果 6S 管理活动已达到一定阶段，有专门的 6S 管理主管部门，人员、时间充足，由于对标准理解把握、检查方式一致性较好，可以保证审核的效果，滚动式审核也是不错的方式。如果6S 管理活动处于起步阶段，无 6S 管理主管部门或人员，内审员为兼职，可以安排集中式审核，缺点为检查结果可比性差，如果与部门、科室绩效挂钩，有时会失公允。也可以集中式与滚动式审核结合。日常根据医院部门科室情况，采用滚动式审核，每月审核一两个部门、科室，为这些部门、科室提供改进的机会和建议，体现内审的积极作用。迎接外审前集中审核，纠正不足，体现内审的必要性。

2. 检查分组：根据医院工作性质及区域，一般分为办公区和公共设施检查组、工作区和库房检查组、文化氛围和素养检查组、安全生产检查组。每组检查人员可以根据职能部门的职责分配，保证日常管理与内审检查的一致性，避免两张皮或活动脱节。也可以有意识交叉安排，锻炼内审员队伍，避免分管职能下的"灯下黑"。

3. 时间安排：一次顺利的内审，充足的审核时间是前提。应尽量避开医院业务部门工作繁忙的季节，与医院其他重大活动协调统一安排，检查时间尽可能安排在下午或每周后几天，减少对诊疗工作的影响。

三、外部审核

为取得顾客的信任或第三方认证、达标,依据合同、6S 管理标准由第二方或第三方派遣具有资格的审核员进行外审。目前国内尚无第三方认证机构,一般均为央企等大型集团公司在企业内部成员单位推行 6S 管理,如中国航空工业集团公司、中国航天科工集团公司,在达标验收中参照第三方审核的形式进行。

(一)外审的流程和规范

1. 外审的流程:接到认证机构审核通知、确定审核日期、接收到审核组长的现场审核计划、现场准备接待、首次会议、现场审核、末次会议、审核报告、不符合项整改要求。

2. 外审的规范或程序

外审的规范和程序与内审基本相同。中国航空工业集团公司为规范集团公司 6S 管理审核工作,确保审核工作的有序、公平、全面、合理,下发了《关于印发 6S 管理验收审核程序的通知》,对外审的目的、适应范围、引用文件、术语、职责、验收审核(流程、申请、准备、现场审核)、审核报告、审核结论等做了明确规定。

(二)医院迎接 6S 外审的注意事项

迎接外审与迎接医院评审和各种检查类似,准备充分、良好表现的外审过程,既展示会议和接待的规范性,也体现员工素养。除严格按照 6S 管理标准要求落实外,应注意以下几个方面:

1. 接待中注意的事项

(1)体现领导重视:协调好医院领导,重视首末次会议,尊重外审员。

(2)遵守纪律:按时参加首末次会议,会议期间禁止有手机铃声,这是素养检查中的内容之一。

(3)安排陪同:为每位外审员安排一名内审员作为陪同人员,发挥引导、见证、沟通作用。

(4)全程记录:陪同员应做好记录,最好携带录音笔、照相机。

2. 现场提问中注意的事项

(1)体现素养:保持自信、镇静、友善的态度。评审专家是来帮助提高改进,要将他们的意见或建议用在改进上。

（2）先确定问题后再回答：一定搞清楚所问问题，听不懂必然会回答不准确；不懂就问，审核员会换一个角度询问。

（3）回答问题的原则：围绕提问，避免跑题；依据标准、实际回答；语言简单明了；不要假设审核员不懂医疗机构或技术问题，审核员的视点是 6S 管理要求。

（4）回答问题时应避免出现：不懂装懂，说别人的事，所说的不符合事实，对其他部门或人员进行诋毁，强调个人的不同意见或工作方式，争论不休不礼貌。

（5）对争议问题的处理：依据证据耐心解释；由权威的人物解释；决不能发展成冲突。

3. 外审过程中注意的事项

（1）注意外审员的工作方法：利用审核机会向外审人员学习，留意关注的重点，作为下一次内审的参考。

（2）正确对待不合格：不合格是改进的机会，不怕出现不合格。

（3）在审核过程中积极采取纠正行动：当天提出，尽可能当天解决，力争在审核组离开前纠正不合格，经确认可以接受，尽可能减少不合格项。

（沈吉云）

第三节　持续改进与管理创新

6S 管理确实需要经历活动准备、活动导入以及活动水平维持和提升三个阶段。如何维持或持续推进 6S 的问题，不是一件简单的事。许多企业期望通过考核、检查以及奖罚来达到目的，但事实证明多数情况下并不成功，以至于将 6S 变成一种令员工讨厌的例行公事（形式主义）般的检查，被检查部门最终还是回到从前大扫除的低水平上去。只有不断定义更高的目标，设计更有效的形式开展活动，才有可能维持或提高 6S 水平。所以，在 6S 成功导入之后，要不断吸收、消化 6S 精髓，与医院管理法规、标准紧密融合，并及时学习和引进能够覆盖 6S 管理的改善活动，创新性地开展 6S 管理活动。

一、维持与改进

6S 管理来源于日常生活，是一种人性化的管理模式，要始终坚持以人为本，遵循 PDCA 循环,将美观效率、持之以恒、持续改进的原则贯穿全过程,现场得到持续改善,6S 管理不断迈上新台阶。

(一)环境造人、正向激励

美观效率是 6S 管理的重要原则之一。通过整理、整顿,将现场物品进行定置定位,打造一个整洁明亮的诊疗环境,便于操作的高效流程,现场改善的实际效果,胜于简单地宣传、说教,只有自己动手改造现场环境,同时也改变自己对现场管理的看法,借助观摩、成果展示等活动,逐步提高员工的认同感、改善的自主性、执行的依从性,达到全员参与的目的,从而不断提升自身的素养。

(二)规范行为、维持成果

持之以恒是 6S 管理的重要原则之二。6S 管理是基础性的,所以开展起来比较容易,很多组织通过突击实施整理、整顿,短时间内能取得一定的效果,以后逐步回归到原始状态,虎头蛇尾,不了了之,最终以失败而告终,因此只有将 6S 管理作为日常工作的一部分,天天坚持,才能将其持之以恒地进行下去。流于形式的原因有很多,最为常见的有两种情况:一是没有制度化、标准化,执行中没有依据和方向;二是有制度和标准,但形同虚设,执行出现了严重的问题。在 6S 的推行过程中,清洁、规范就是希望能够解决这一问题的管理过程,应用行为学中的强化理论,通过制度化、标准化,反复多次,不断强化,维持已有 6S 成果,直至其形成一种习惯。

(三)发现问题、不断改进

持续改进是 6S 管理的重要原则之三。6S 管理活动可以说是一项长期并循序渐进的系统性工程,不可能一蹴而就或者一朝一夕就能够做好的,医院应围绕"持续改善"这一核心思想逐步把 6S 管理活动由改善诊疗环境层面提升到医疗质量安全以及员工素质等层面上,真正实现意义上的突破,并将 6S 管理的理念最终成为医院文化的一部分。

1. 问题导向。诊断是治疗的前提,问题导向非常符合医务人员的工作思维,也是"6S"开展的一个非常重要的前提条件。只有带着专业的角度,把问题发现出来,才能够有效地去改善现场,提高现场管理水平。特别是在整理、整顿阶段,有效结合现场巡视和定点摄影方法,通过开展现场诊断、召开座谈会等多种形式,认真查找现场管理工作的难点和薄弱环节,找准问题,有的放矢,制定有效措施,切实加以解决和改进,增强开展 6S 管理活动的针对性和实效性,确保活动的顺利推进和现场的持续改善。

2. 突出重点。在 6S 活动的不同阶段,要解决问题的重点各有不同,一定要从实际出发,认真分析,重点找出不同时期存在的突出问题,明确每个阶段改善重点,设定各个问题点的改善目标,制订具体的改善计划、整改措施和实施细节。启动初期重点是认识、态度问题;整理、整顿阶段重点区域在于护理病区、手术室、消毒供应室、医技科室及各类仓库等;达标后重点在医疗设备 TPM(全员生产维护)管理、安全生产标准化、医院文化建设等。

3. 逐阶提升。推行 6S 管理应经历的三个阶段:形式化、行事化和习惯化。通过强制规范员工的行为,改变员工的工作态度,让他(她)成为习惯,到了习惯化之后,一切事情就会变得非常自然,顺理成章。因此在达标、铜牌、银牌、金牌各阶段,也是由初期整理、整顿,逐步做到清洁、规范,最终实现员工素养提升和保障医疗安全。

二、与医疗管理实践深度融合

与所有管理工具一样,6S 管理也源于制造业。如何应用到医疗行业,需要经历吸收、消化、利用的过程,将 6S 管理理论精髓和医院管理实践有机融合,特别是与医疗管理法律、法规及医院评审实施细则要求密切结合,才能被医院管理者和医务人员认可、接受,成为现代医院管理的有效工具。

(一)转化内容

6S 是行之有效的现场管理理念和方法,因此 6S 管理应基于现场,6S 管理标准的制定以及审核策划一般都是以现场为划分依据。与制造业相比,有关办公区域、门窗、地面、墙壁,库房(区)和储物间(间);公共设施(会议室、图书馆、开水房、卫生间、洗衣间、浴室、垃圾箱、垃圾站);建筑物和物料;院区道路和车辆;绿化和卫生等,除卫生环境和医疗废弃物有特殊要求外,其他基本一致。但工作区的工作内容与制造业区别较大,正确理解医院的工作区是医院推行 6S 管理的基础。

1. 工作区。医院要把制造业术语"工作现场"转化为"工作区"。凡是为患者提供诊疗及支持服务的场所均应视为工作区,包括诊疗工作区和后勤工作区。诊疗工作区包括门诊服务台、诊室、住院处、病房、注射室、换药室、处置室、手术室、介入室、各种检验、检查室、调剂室、静脉配置输液中心,消毒供应室等;后勤工作区包括氧气站、锅炉房、中央空调机房、变配电室等。

2. 管理对象。医院与制造业最大的在于产品,医疗主要提供的是服务,即对患者就诊管理。包括就诊环境管理、流程管理、诊疗过程管理、医疗文书和诊疗相关资料管理、医院延伸服务管理。

(二)细化要素

1. 整理。整理做不好,整顿做不了。每个工作场所均应以使用价值和频率为主要判定基准,对工作场所具有的设备、仪器、工装、工具、物品、文件、记录,经过部门、科室的充分讨论后区分"要"与"不要",并列出清单。通用工作场所如注射室、急救车等应由护理部等职能部门统一制定。用排除法优先列出"不要"的,如报废的仪器、计算机;不能使用的手术器械;过效期的药品及耗材,不常使用、破损的日常用品;过期的制度、诊疗指南;过期、超过保存期限的各种记录表单。除垃圾类的"不要物"可以直接作废弃处理外,其他"不要物"须填写《报废申请单》,依固定资产管理流程进行处理。

2. 整顿。整顿是技术、也是艺术。按照"定点、定容、定量"的"三定"和"场所、方法、标识"的"三要素"要求,根据区域分布、人类工效学原理和院感管理流程,分类、分层整理必要的物品。护理管理中急救物品的"五定",非常符合6S 管理的要求,如抢救室护理治疗用物定置时严格划分无菌区、半污染区、污染区。必要的东西分门别类:抢救仪器和治疗用物及护理用物、常用和备用物、无菌物品和非无菌物品、治疗用药品和护理用具等分别依规定的位置摆放整齐,明确数量,加以标识。可以进一步细分到具体位置、容器,如治疗柜、抢救车的不同层、抽屉。按照《医疗机构病历管理规定(2013 版)》的在院病历排列顺序等。急救药品标识醒目并注明有效期,按使用频率及有效期先后摆放;各种无菌包行目视化管理,尽可能做到全院统一,便于突发应急、人员轮岗时快速掌握。

3. 清洁。整理、整顿的效果是清洁。在医院不仅指保持工作环境干净和设备的良好状态,各诊疗区域消毒灭菌效果、环境卫生学监测、医疗废弃物、污水处理均应符合《北京市医疗机构环境清洁卫生技术与管理规范》[京卫医字(2013)192 号]的通知等法律法规要求。

4. 规范。在 6S 管理规范、安全操作技术规程基础上,突出诊疗规范,如国家卫生行政主管部门、医学会下发的法规、标准、规范,如《临床诊疗指南》

《临床技术操作规范》《基础护理服务工作规范》《常用临床护理技术服务规范》《临床护理实践指南》;各专业学会制定的指南、专家意见、专家共识、指导原则等。

5. 素养。在 6S 通用素养的基础上,突出医学素养、人文素养。在社会主义核心价值观、医疗职业道德基础上,建立独特的医院文化。

6. 安全。在生产安全基础上,重点强调医疗护理安全,确保医院人、物、环境的安全。

(三)选择方法

6S 看似是一个简单的管理行为,实则涵盖了管理学、人体工程学、组织行为学、质量管理学等管理学科的理论精华,更有诸如定点摄影、定置管理、目视管理、看板管理、向心组主题活动、故障地图法、流动红旗法、红牌作战、作业标准化法等系列方法来支持其运行。医院在 6S 推进的不同阶段恰当选择使用,可以达到事半功倍的效果。其中红牌作战是将现场发现的问题,用红色的纸做成为问题揭示单张贴于问题处,起到提示作用,由于医院是公共开放场所,工作人员大多是知识分子看重情面,所以较少使用。

三、与其他管理工具联合应用

医院评审中强调使用先进、科学、有效的管理工具,以提升和持续改进医疗品质与服务质量。常用的医疗质量管理方法有 6S 管理、品管圈(QCC)、根本原因分析(RCA)、失效模式与效应分析(FMEA)、精益 6σ、工业工程(IE)、SOP 标准作业程序等,系统有全面质量管理(TQM)、质量管理标准体系(ISO9001)、全员生产维修(TPM)、医院评审、JCI 认证等。6S 管理是最基础的管理方法,是保证现场管理的重要手段,是一切改善活动的基础,也是其他管理实施的基础。为了不断升华 6S 管理,就要不断创新,引入先进管理方法,适当的导入 QCC、RCA,能使 6S 活动推行得更加顺利、更有成效。良好的 6S 管理,也成为 TQM、ISO9001、医院评审、JCI 认证有效推行的保证。

(一)创新性引入其他管理工具

向心组主题活动就是把 6S 管理内容与 QCC 活动结合在一起,使 QCC 活动成为向心组在 6S 推行过程中的重要内容之一,赋予了 6S 活动更深的意义。一般做法是从各部门选拔一些优秀员工成立向心组,针对现场管理不合理点选定改善主题,运用 QCC 的手法进行 6 个月以上的 6S 活动改善,通过了向心组自己进行的预诊断(得分在 85 分以上)后,向 6S 推进办公室提交申请,请求 6S 推进办公室安排相关人员诊断向心组是否达成目标的行动。向心组通过现状板和现场的改善,向诊断者展现小组活动的成果。诊断就是诊断者要对现状板所填的内容、活动区域的改善事项和组员的状态进行评价,确认活动的效果。诊断分 3 个等级:专家诊断、分管诊断、院长诊断。诊断的目的是要评价向心组活动的目标达成程度及现场符合 6S 要求的程度,是对小组活动一个阶段性的评价,也是医院高层对向心组活动情况的把握。

品管圈(QCC)指的是由同一个工作场所的人(6 个人左右),为了要解决工作问题,突破工作绩效,自动自发的合成一个小团体(圈圈),分工合作,应用品管的简易统计手法当工具,进行分析,解决工作场所的障碍问题以达到业绩改善之目标。近年来在中国医院被接受并广泛运用,可以有效应用于 6S 实践活动。通过选定与 6S 管理标准相关的主题后,再经过计划拟定、现状把握、目标设定、解析、对策拟定、对策实施与检讨、效果确认、标准化、检讨与改进等十大步骤,实现问题改善或课题达成的目的。2015 年在《中国消毒学杂志》《当代护士》等学术期刊发表的《品管圈活动在提高清洁工具清洁度及规范清洁方法中的实践》《开展品管圈活动提高治疗室整洁度》《品管圈在提高 ICU 仪器设备规范放置率中的应用》《品管圈活动提高 ICU 物品取用率》《品管圈在提高整形科手术室物品放置规范率中的应用》等均体现出品管圈在提升 6S 管理效果方面的作用。

(二)创造性发挥 6S 基础管理作用

6S 是现场管理的基础,是全面品质管理(TQM)的第一步,全面生产维修(TPM)的前提,也是 ISO9001 有效推行的保证。6S 管理能够营造一种"人人积极参与,事事遵守标准"的良好氛围,有利于全员参与,形成强大的推动力,获得员工对推行 TQM、TPM 及 ISO 的支持和配合。实施 TQM、ISO、TPM 等活动的效果是隐蔽的、长期性的,一时难以看到显著的效果,相对而言 6S 管理更简单易懂,更容易实施,同时也是最有效的,如果在推行 TQM、TPM、ISO 等活动的过程中导入 6S 管理,可以通过在短期内获得显著效果来增强员工的信心。6S 管理是现场管理的基础,6S 管理水平的高低,决定了现场管理水平的高低,制约着 TPM、TQM、ISO 活动能否顺利、有效地推行。

（三）精益 6S 管理

精益 6S 亦称改善型 6S，是在传统 6S 的基础上的升级版 6S，不脱离传统型 6S 的本意，将 6S、QCC、6Sigma、TPM、IE 核心思想撷精遴华地提炼，并有效地融会贯通于其中，使精益型 6S 不脱离传统型 6S 的内涵又高于传统型 6S 的境界。也可以进一步延伸开展 7S（节约 save）、8S（学习 study）、9S（服务 service）活动。

（沈吉云）

第五章　现代医院 6S 管理评价标准和考评细则

目前,6S 管理应用到医疗行业尚处于起步阶段,国内外尚未见到适应医疗行业特点的 6S 管理评价标准的文献报道,大多沿用企业 6S 管理评价标准作依据,不利于 6S 管理在医疗机构的推广和应用。

中国医科大学航空总医院根据中航工业集团统一部署,于 2010 年开始率先在医院引入企业 6S 管理的理念与方法,助推医院管理创新、医疗品质服务、医院品牌塑造,促使医院环境彻底改观、就医流程更加规范、医疗质量显著提升、职工面貌焕然一新⋯⋯尤其在实践中结合医疗行业特点,系统梳理并形成了一套符合现代医院管理要求和着眼医院长远发展需求的 6S 管理评价标准和考评体系。

基于中国医科大学航空总医院六年来持续推进 6S 管理的实践与探索,借鉴中航工业集团《6S 管理评价准则》(Q/AVIC 09301-2015),结合《医疗机构管理条例》《三级综合医院评审标准实施细则(2011 版)》等医院评价依据和医院工作实际,逐步建立这套《现代医院 6S 管理评价标准和考评细则(2015 版)》,以期为现代医院 6S 管理的推行者和实践者提供参考依据。

第一节　整理、整顿、清洁

一、办公室及办公区 6S 管理评价标准和考评细则

本标准适用于医院所有行政、后勤办公室以及临床科主任及护士长办公室。

办公室物品和文件资料(★)

(一) 评价标准(★)

1. 办公室物品实行定置管理

(1) 办公室各类物品定置摆放并保持整洁

办公室可放置办公家具(办公桌、文件柜、资料柜、更衣柜、沙发、茶几、饮水设施、空调、衣帽架等),以及工作必需用品(包括文件资料、办公用品、办公电器、辅助用品等)和少量生长茂盛绿植。工作必需用品具体分类如下:

1) 办公用品:包括办公用笔、尺、墨水、橡皮、订书机、胶水、胶带、文具盒、计算器、绘图仪器、刀片、曲别针、大头针、名片、印台、印章、空文件夹、待用软盘、空白的各类办公用纸、记录本、各种单据、表格、账簿等(图 5-1)。

2) 办公电器:包括办公用的计算机、打印机、复印机、传真机、碎纸机等(图 5-2)。

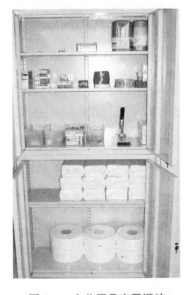

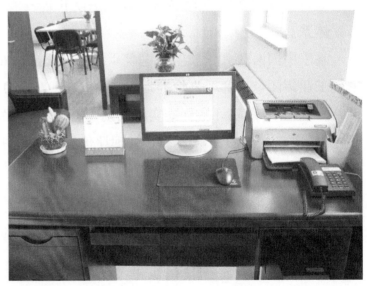

图 5-1　办公用品定置摆放　　　　图 5-2　办公电器定置摆放

3) 文件资料:包括笔记本、账页、卡片、记录,各种技术资料、文件、图纸、计划、总结、各类管理制度和规定、各类学习材料、工具书、参考资料、简报等(图 5-3)。

4) 辅助用品:与工作有密切相关的各类个人物品,如:各类电器附件、修理用的小型工具、眼镜、药品、保健品、化妆品、卫生纸、雨具、个人随身携带的小包等(图 5-4)。

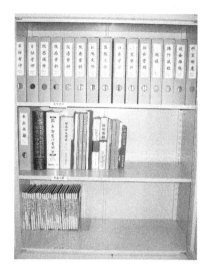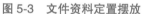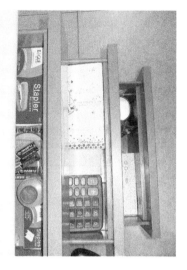

图 5-3　文件资料定置摆放　　　　图 5-4　辅助用品定置摆放

（2）办公室悬挂房间定置图,定置图规范统一

定置图即平面布置图,可表示物品在房屋内的位置。医院可制定出定置图相关规定,内容包括制图工具、定置内容、定置图放置位置、字体及字号要求等,建议附上示意图便于实施者使用。

【航空总医院定置图规范及示意图】

一、定置图要求:常规是"一室一图",但医院可以结合院感要求,对张贴定置图的具体区域进行合理规定,但无论张贴与否,均要求物品定置放置(图 5-5)。

二、定置图标准:

1. 制图工具:采用 Microsoft office visio 2007。

2. 尺寸:房间定置图采用 A4 纸横向打印。

3. 定置内容:房间内需定置的为可移动物品,如:办公家具、办公设备、诊疗仪器及设备等。

4. 房间名称:在定置图正上方规定位置填写房间名称。房间名称由三部分组成,字号 24pt,字体楷体 -GB2312,加粗。第一部分为"部门名称";第二部分为"房间名称";第三部分为"定置图"三字,如"干部保健科医生办公室定置图"。

5. 编号:在定置图右上方规定位置填写编号。字号 14pt,楷体 -GB2312。编号分三部分,第一部分为"6S";第二部分为部门名称的第一字母(大写);第三部

干部保健科医生办公室房间定置图

图例

编号：6S-GBBJK-01

办公台		1
报架		1
布告板		1
椅子		4
计算机		4
电话		1
垃圾桶		2
绿植		1
文件柜		1

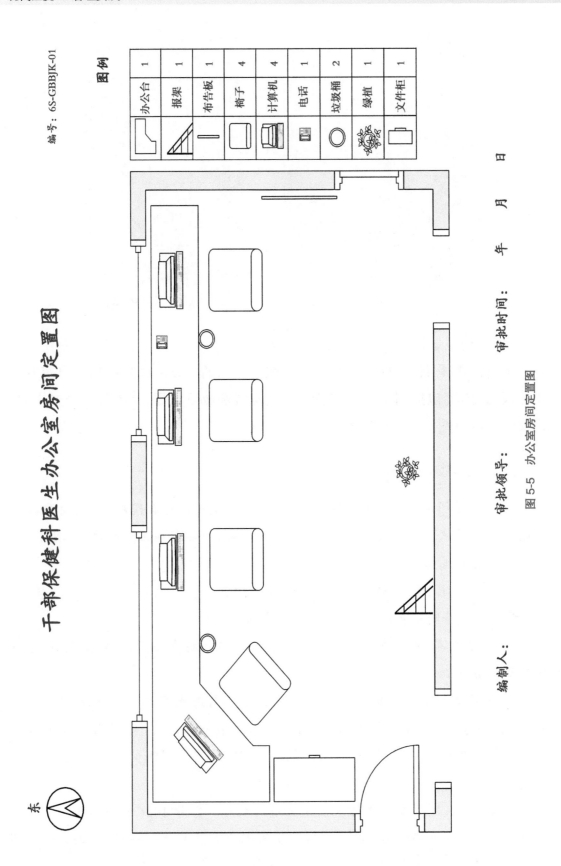

东

编制人：

审批领导：

审批时间：　　年　　月　　日

图 5-5　办公室房间定置图

分为定置图在部门内部的顺序编号(采用两位数)。三部分由短划线连接,如:
6S-GBBJK-01。

6. 编制人、审批人及时间:定置图编制人、审批领导及审批时间,字号 14pt,字体楷体 -GB2312。名字填写需要手写。

7. 图例:列举定置图里标准图例并标明数量,放置在定置图右侧,字号 10pt,字体宋体。

8. 方向:定置图里标明指向,放置于定置图左上方。

9. 统一性制图:各部门制图时,房间大小、图例位置等要按照相应样图制作,以保证相同格局全院统一。

10. 粘贴位置:定置图塑封后贴于房间门背侧面消防疏散图的侧方。无消防疏散图的房间贴于房间门背侧中间。玻璃门贴在门右侧墙壁。定置图下缘距离地面 150cm。部门或科室有特殊情况者,可根据实际情况选择位置粘贴。一般同一格局的房间粘贴在同一位置。

三、制作流程

1. 各部门、科室自行负责编制本部门定置图。

2. 各部门、科室定置图由本部门负责人、科室 6S 管理推进小组组长审批签字,并上报至 6S 管理办公室审核确认方可粘贴。

3. 各部门 6S 联络员上报各部门定置图电子版,在医院 6S 管理办公室备案。

4. 对格局发生调整的办公室,定置图及时修改,按照流程报部门负责人、科室 6S 管理推进小组组长审批,并向医院 6S 管理办公室上报新的定置图备案。

【航空总医院文件资料柜、储物柜、医疗用品柜定置图规范】

一、定置图要求

常规是非玻璃门文件资料柜、储物柜、医疗用品柜有隔板者需要粘贴定置图,"一柜一图"(图 5-6)。

二、定置图标准

1. 制图工具:采用 Microsoft office visio 2007;

2. 尺寸:定置图 A4 纸 1/8 大小,纵向。

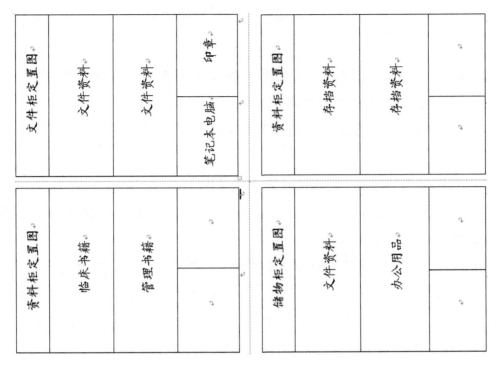

图 5-6　文件资料柜、储物柜、医疗用品柜定置图

3. 定置图名称字体:楷体 GB-2312,加粗,字号:3 号。图形标注字体:楷体 GB-2312,字号:3 号。

4. 定置内容:文件资料柜、储物柜可放文件资料、书籍、办公备品和辅助用品等。医疗用品柜根据工作需要定置,要符合相应医疗管理规定。

5. 粘贴位置:定置图贴于柜左侧门内面的左上角。

三、制作流程

1. 各部门、科室负责编制本部门定置图。

2. 各部门、科室定置图由本部门负责人、科室 6S 管理推进小组组长审批签字,并上报至 6S 管理办公室审核确认方可粘贴。

3. 各部门、科室 6S 联络员上报各部门定置图电子版,在医院 6S 管理办公室备案。

4. 对格局发生调整时,要及时修改定置图。

(3) 办公室定置图图物相符。季节性物品,如冬天使用的电暖气等可不列入定置图,但应定置摆放(图 5-7)。

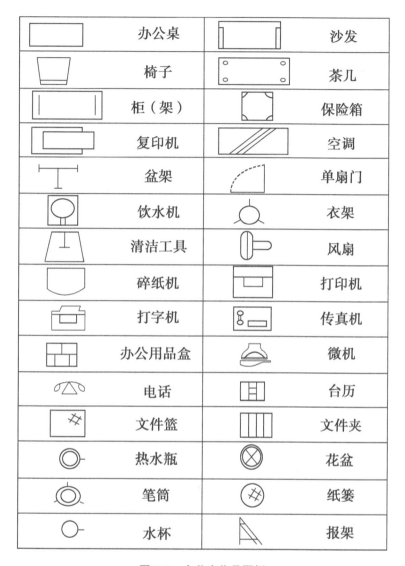

	办公桌		沙发
	椅子		茶几
	柜（架）		保险箱
	复印机		空调
	盆架		单扇门
	饮水机		衣架
	清洁工具		风扇
	碎纸机		打印机
	打字机		传真机
	办公用品盒		微机
	电话		台历
	文件篮		文件夹
	热水瓶		花盆
	笔筒		纸篓
	水杯		报架

图 5-7　办公室物品图例

（4）办公室衣帽架（钩）仅用于挂工作服，不能挂其他衣物。挂钩统一安装在门背后，最好衣架附有姓名或编号标识，便于工作服固定放置；不同颜色的工作服建议分开放置，以保持美观。椅子背上不可以放衣服、挎包等物品（图 5-8）。

（5）人员离开办公室，椅子需放回办公桌的空档处（图 5-9）。

（6）报刊杂志要具有时效性，要求定位放置，摆放整齐，过期破旧报刊杂志要及时清理（图 5-10）。

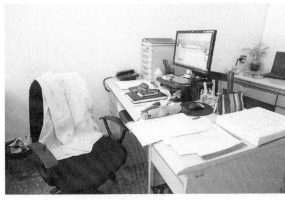

A:不规范   B:规范

图 5-8 办公室工作服放置

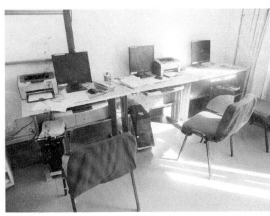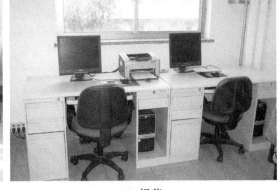

A:不规范   B:规范

图 5-9 人离开办公室时椅子放置

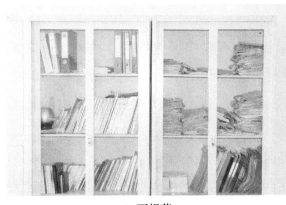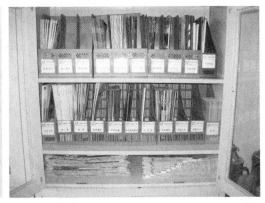

A:不规范   B:规范

图 5-10 报刊杂志放置

（7）办公室可摆放少量绿植,要有托水盘,养护良好,叶片无尘。窗台上只允许摆放符合定置要求的盆花,其他物品不允许放在窗台上,窗台外禁放花盆及其他物品（图 5-11）。

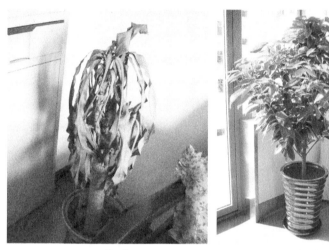

A:不规范　　　　　　B:规范

图 5-11　办公室绿植养护

（8）办公室布局合理,无人为不规范隔离区。建议办公桌面向房间门靠墙一侧整齐摆放,资料柜和更衣柜靠墙另一侧摆放,打印机靠门一侧墙壁放置。如空间不允许,可据实际情况整齐摆放。另外,开放式办公能促进同事之间的交流,提高工作效率,便于营造和谐、积极向上的氛围（图 5-12）。

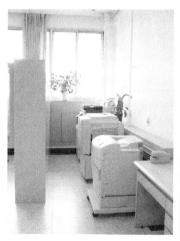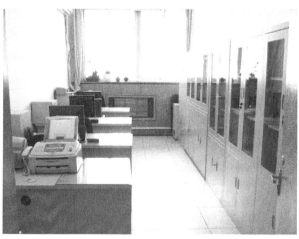

A:不规范　　　　　　B:规范

图 5-12　办公室布局

（9）办公室临时存放物定位合理，摆放整齐。如遇组织职工活动等特殊情况，办公室可以存放临时存放物，但不能影响人行过道和日常工作。办公室临时存放物一般不超过 10 天。

（10）办公室禁止饲养各类动物。一般认为，饲养动物，如观赏鱼之类，都需要人力、物力和财力进行养护，所以不倡导办公室饲养动物。医院也可根据实际情况制定相应规定（图 5-13）。

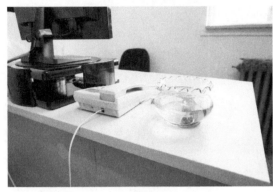 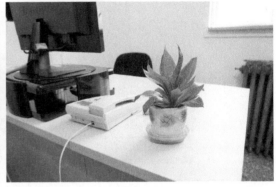

A:规范前　　　　　　　　　　　　　　　　B:规范后

图 5-13　办公室禁止饲养动物

2. 办公室门牌标识整洁规范

（1）办公室有门牌标识。

（2）办公室门牌符合本单位规定。

建议医院统一设计门牌标识，包括医院标识（Logo），字体字号，中英文题名符合医疗相关规定，英文的翻译可参照《国家公共场所双语标识英文译法实施指南》。使用 Logo 时一定要符合《医院视觉识别系统手册》相关规定。

（3）办公室门牌标识完好、清洁（图 5-14）。

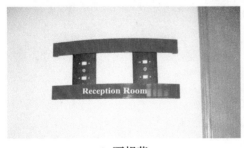 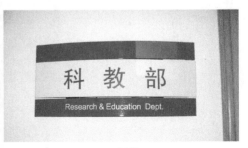

A:不规范　　　　　　　　　　　　　　　　B:规范

图 5-14　办公室门牌标识

3. 办公室门窗、地面、墙壁整洁,室内环境清洁卫生

(1) 办公室门窗完好、清洁(图 5-15)。

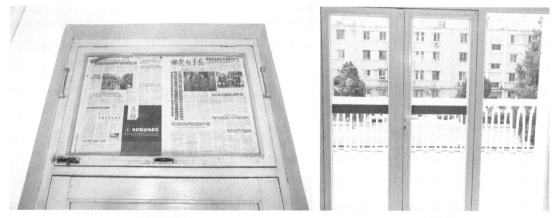

A:不规范　　　　　　　　　　　　　　　B:规范

图 5-15　办公室门窗

(2) 办公室地面平整、干净(图 5-16)。

(3) 办公室墙壁、天花板完好、清洁(图 5-17)。

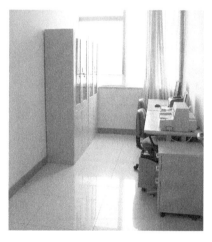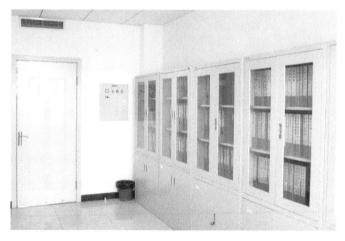

图 5-16　办公室地面平整、干净　　　　　图 5-17　办公室墙壁、天花板完好

(4) 办公室清洁用具应定位合理摆放。

各办公室可根据需要配备一个或每人一个垃圾筐,垃圾筐内套垃圾袋,定期清洁,易腐败垃圾及时清理;抹布放置要统一管理,不允许放在暖气片上或窗台上等其他位置(图 5-18、图 5-19)。

(5) 办公室装饰物(含绿植)摆放合理并保持整洁(图 5-20)。

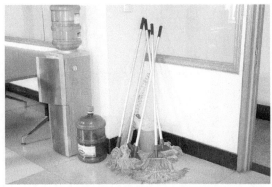

A:不规范　　　　　　　　　　B:规范

图 5-18　办公室清洁用具放置

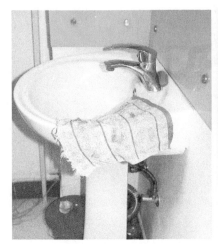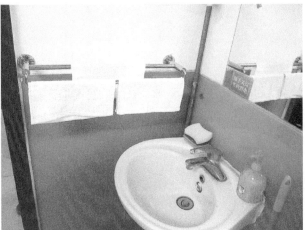

A:不规范　　　　　　　　　　B:规范

图 5-19　办公室抹布放置

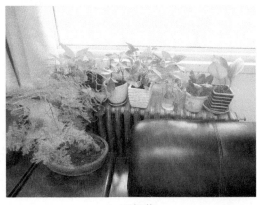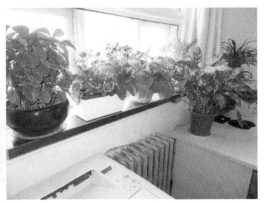

A:不规范　　　　　　　　　　B:规范

图 5-20　办公室绿植摆放

（6）办公室悬挂（张贴）物整洁完好美观，表面无灰尘、污渍。

医院应对装饰物、张贴物、悬挂物做出规定。如有梳洗镜，建议悬挂在门后墙壁上。如果需要办公提示贴，建议使用座夹或者展板以便固定放置，不允许在墙壁或办公桌及文件柜上随意粘贴提示贴（图 5-21）。

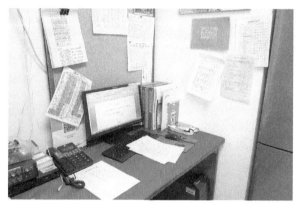
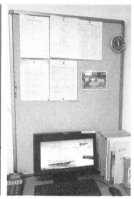

A:不规范　　　　　　　　　　　　　　　　B:规范

图 5-21　办公室张贴物

4. 文件资料、物品分类合理，摆放、存储有序

（1）办公室文件资料合理存放。文件资料可以按照种类、年份进行分类，并分别放置于相应的文件夹及文件盒里，一方面便于工作中查找方便，另一方面也可以促进工作的可延续性（例如工作交接等），从而提高工作效率（图 5-22）。

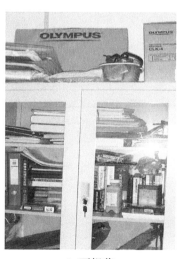
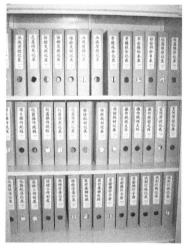

A:不规范　　　　　　　　　　　　　　　B:规范

图 5-22　文件资料放置

（2）办公室文件资料柜内物品实行定置管理,定置图或定置标识规范统一,柜内文件资料分类摆放、整齐有序,具体要求如下。

1）凡是定置在办公区的文件柜、办公用品柜、辅助用品柜、储物柜、更衣柜等,一律在柜门外粘贴外部标识,要加上编号(图 5-23、图 5-24)。

资料柜	资料柜
（1）	（2）
更衣柜	更衣柜
（1）	（2）
文件柜	文件柜
（1）	（2）
储物柜	储物柜
（1）	（2）

图 5-23　资料柜等外部标识模板示意图

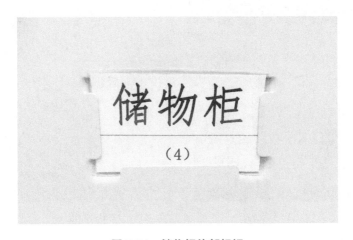

图 5-24　储物柜外部标识

2）文件柜内物品实行定置管理。玻璃门的文件柜,不需要定置图;非玻璃门文件柜,柜体没有隔板的,不需要定置图(图 5-25)。

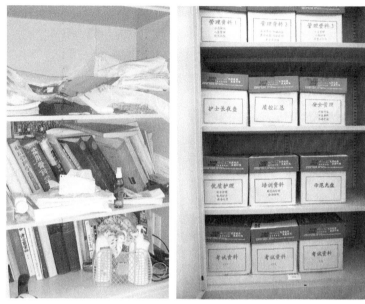

A:不规范　　　　　　　　　　　　B:规范

图 5-25　文件柜内物品放置

3）文件柜内的文件盒要竖放(背脊有标识的资料可不入盒),上面不得放东西;书籍要分类并按照目视化管理要求左高右低放置(图 5-26、图 5-27)。

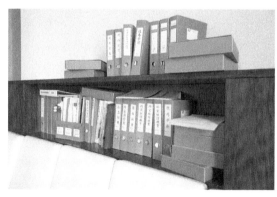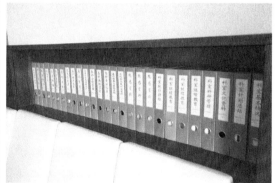

A:不规范　　　　　　　　　　　　B:规范

图 5-26　文件盒放置

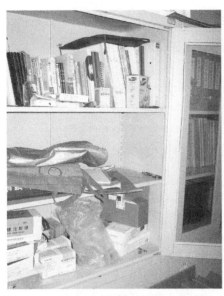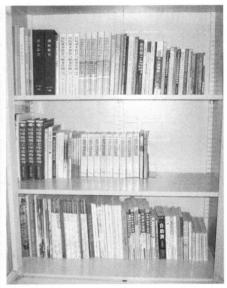

A:不规范 B:规范

图 5-27 书籍放置

4) 文件柜下方柜体内可放置办公用品、辅助用品或其他文件资料,但要分类清楚,定置整齐摆放。空白表格可以分类叠放(图 5-28)。

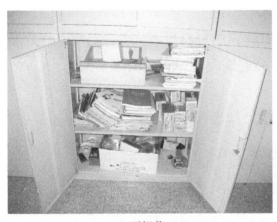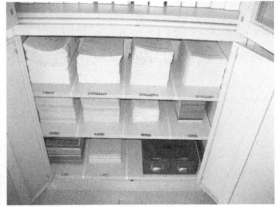

A:不规范 B:规范

图 5-28 文件柜内用品放置

(3) 办公桌面文件资料、物品合理摆放,饰物限量。具体要求如下。

1) 办公桌摆放朝向:办公桌根据空间大小合理放置,办公人员不要背对房间门。机关后勤办公室办公桌要面向房间门且整齐排列,如空间不允许,可据实际情况摆放,但要整齐(图 5-29)。

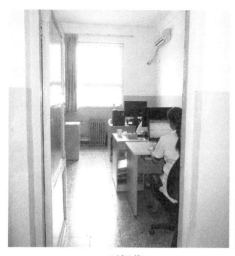
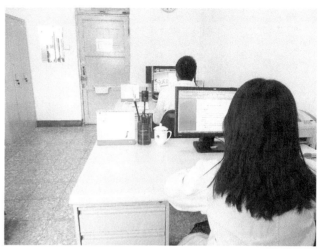

A:不规范　　　　　　　　　　　　　　　　B:规范

图 5-29　办公桌摆放朝向

2）桌面物品：桌面可摆放电脑、电话、笔筒、胶水、台历，根据工作需要可有打印机、文件架等。也可在办公桌上摆放绿植（要有托水盘）及相架等饰物，但应适量，尽量摆放在办公桌靠墙壁左或右上侧。桌上物品定置摆放（图 5-30）。

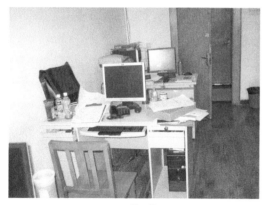
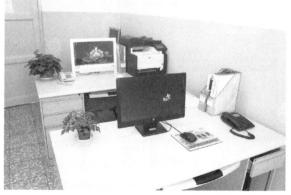

A:不规范　　　　　　　　　　　　　　　　B:规范

图 5-30　办公桌面物品放置

3）办公桌的玻璃板下物品：出于安全考虑，一般不建议办公桌上面放置玻璃板。若因工作需要，只允许摆放电话号码表、排班表及与工作有关的印刷体资料表格，但要塑封管理，且摆放整齐（图 5-31）。

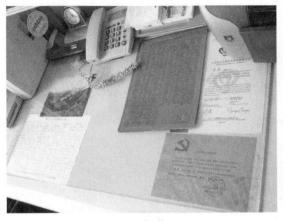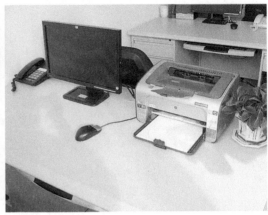

A:不规范　　　　　　　　　　　　　　　　B:规范

图 5-31　办公桌玻璃板下物品放置

4）办公桌面的文件资料：均是当日要用的，不要有其他与工作无关的信息资料，桌面物品保证正常办公需要，且达到最低限量。下班前或当日较长时间离开，将办公用品、资料归位。保密资料，随走随收（图 5-32）。

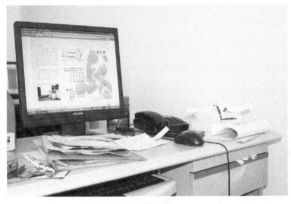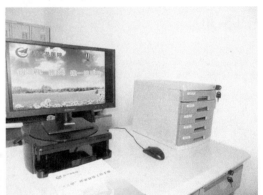

A:不规范　　　　　　　　　　　　　　　　B:规范

图 5-32　办公桌面文件资料

5）办公桌下禁止放置任何物品（图 5-33）。

（4）抽屉内的物品分类整理，合理摆放、干净整洁：物品摆放保持最低限度，原则上不允许超出抽屉的 2/3 高度（图 5-34）。

5. 文件盒（夹）标识规范，目录清楚

（1）文件盒（夹）整洁。

（2）文件盒（夹）标识规范（图 5-35）。

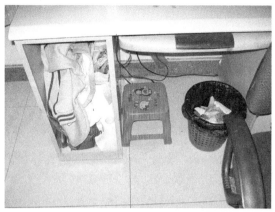 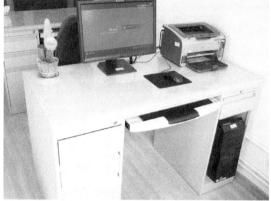

A:不规范　　　　　　　　　　　　　　　　B:规范

图 5-33　办公桌下禁止物品放置

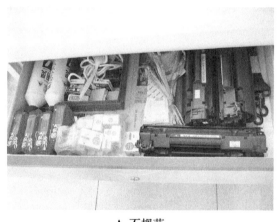 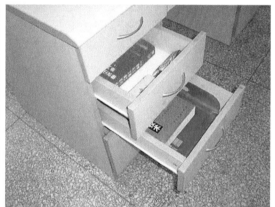

A:不规范　　　　　　　　　　　　　　　　B:规范

图 5-34　办公桌抽屉内物品放置

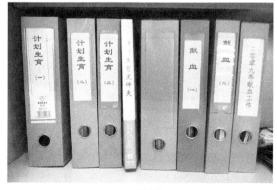 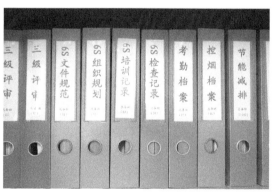

A:不规范　　　　　　　　　　　　　　　　B:规范

图 5-35　文件盒(夹)标识

【航空总医院文件盒标识要求】

1. 参考标识大小：行高 3.8cm，列宽 16cm。

2. 由一级标识和二级标识组成，字体楷体 GB-2312，加粗。

一级标识为文件盒名称，字号：60 号字。字数不超过 6 个字。

二级标识为部门名称和序号，字号：18 号。

3. 模板见（图 5-36），若文件盒的宽度与样式不一致，请按文件盒的实际大小放宽纸张，对文字的要求不变。

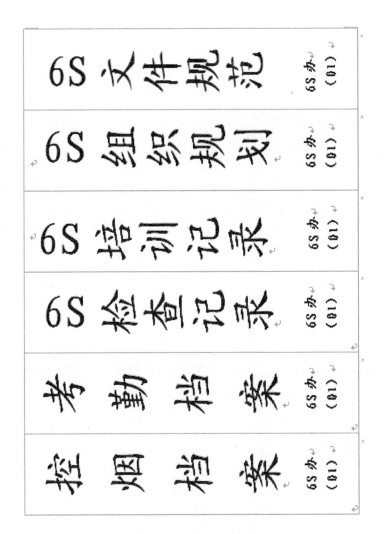

图 5-36　文件盒标识模板

【航空总医院文件夹标识要求】

1. 标识大小参考：行高 2.4cm，列宽 19cm。

2. 由一级标识和二级标识组成，字体楷体 GB-2312。

一级标识为文件夹名称，字号：48 号字。字数不超过 8 个字。

二级标识为部门名称和序号，字号：18 号字。

3. 模板见（图 5-37），若文件夹的宽度与样式不一致，请按文件夹的实际大小放宽纸张，对文字的要求不变。

4. 建议同一颜色的文件盒或文件夹摆放在一起，保持美观整齐。

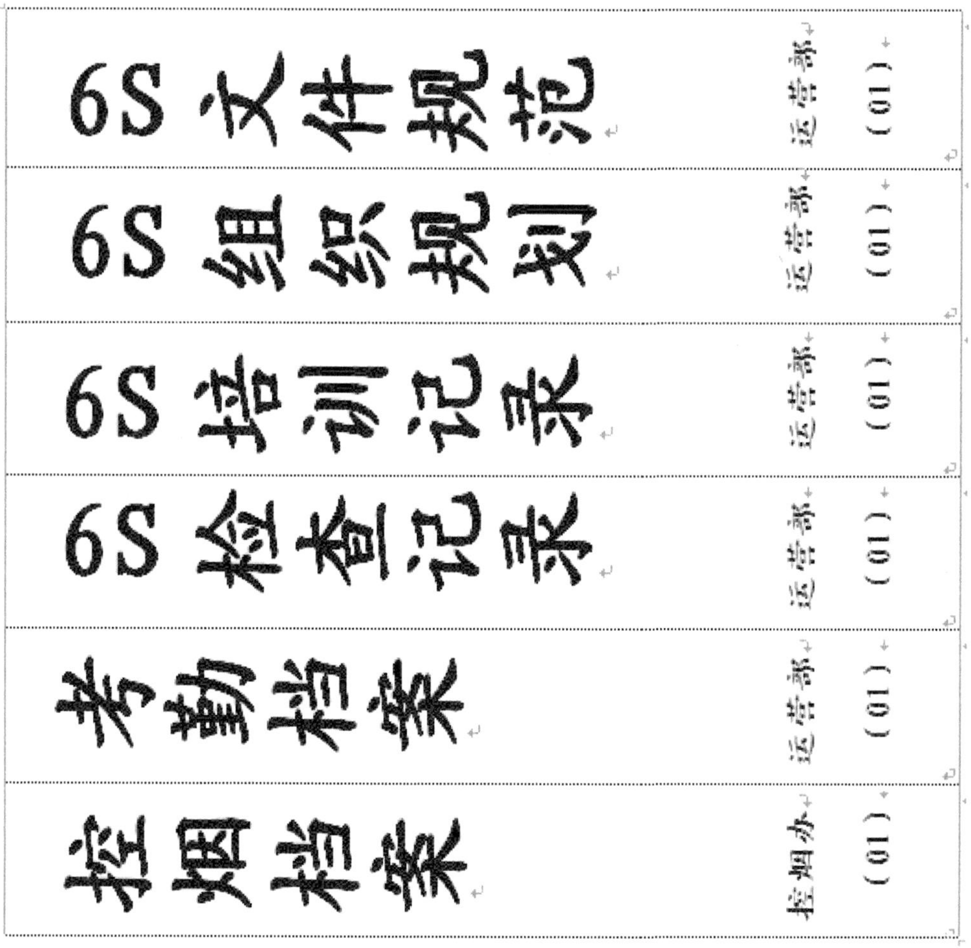

图 5-37　文件夹标识模板

（3）文件盒（夹）内文件资料应分类存放。具体要求如下。

1）文件盒内资料归档要求：文件资料尽量要装入文件盒。文件盒按序列排号，标识规范，纸张大小统一，标识名称尽量上下对齐。文件盒尽量放在文件柜上层隔板，如上层隔板无空间，可顺序向下一层隔板摆放；文件资料按规范要求装订归档；可根据相关规定保留 2 至 3 年文件资料（图 5-38）。

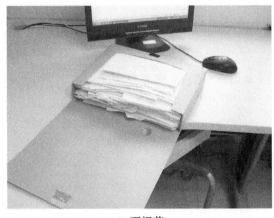

A：不规范   B：规范

图 5-38 文件资料归档

2）文件盒内资料整理：文件要分类装盒，文件数量超过 10 份时要填写目录，每盒都要有目录且目录清楚。文件数量在 1~9 个时，手写目录，满 10 个要打印目录。第 11~19 个文件可接着目录手写，满 20 个文件时要打印目录，以此类推（表 5-1）。

表 5-1 文件目录规范模板

目 录			
序号	文件名	文件来源	签发时间

6. 办公电器定位摆放，布线规范

（1）办公电器完好、清洁；各种线路入室走槽板、电源插座不得落地；办公室各种线路过通道要有保护（图 5-39、图 5-40）。

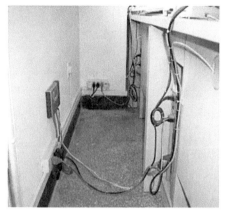 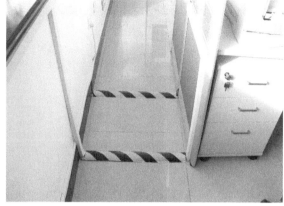

A:不规范　　　　　　　　　　　　　　B:规范

图 5-39　办公室线路过通道保护

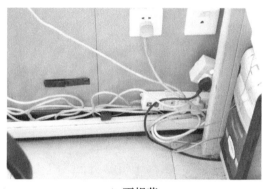 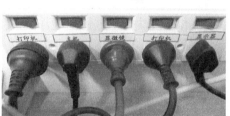

A:不规范　　　　　　　　　　　　　　B:规范

图 5-40　办公电器插座设置

（2）计算机内文件资料分类存储,计算机桌面不得存放零散文档,文件夹设置一般不超过三级,以便于查找（图 5-41）。

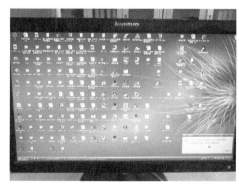 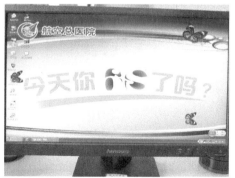

A:不规范　　　　　　　　　　　　　　B:规范

图 5-41　电脑桌面文件

（3）计算机导线集束规范，集束时要考虑安全、美观和工作方便（图 5-42）。

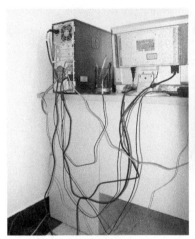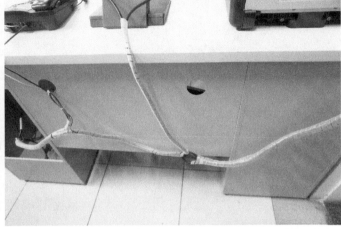

A：不规范　　　　　　　　　　　　　　　　B：规范

图 5-42　计算机导线集束

（4）计算机内不存放与工作无关的信息，不应有自行拷贝的游戏、电影等与工作无关的信息。

（5）计算机主机合理摆放（不能直接落地），计算机主机靠墙一侧摆放。为方便接听，电话尽可能放在办公桌靠过道一侧左或右上角。计算机人走关机（图 5-43）。

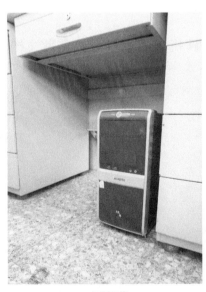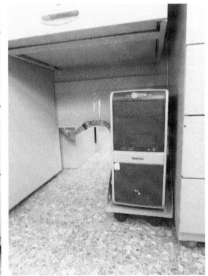

A：不规范　　　　　　　　　　　　　　　　B：规范

图 5-43　计算机主机放置

7. 个人物品摆放有序

（1）办公室不存放与工作无关的个人物品（图 5-44）。

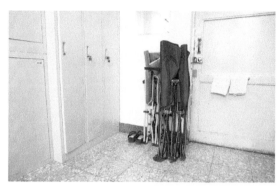
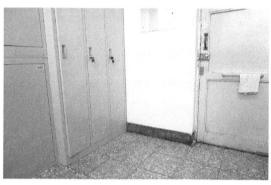

A:不规范　　　　　　　　　　　　　B:规范

图 5-44　个人物品摆放

（2）办公室与工作有关的个人物品有序摆放，保持最低限量。具体要求如下。

1）放置文件柜内的个人物品应标识明确、整齐摆放。

2）放置抽屉里的个人用品如茶叶、纸巾、化妆品、保健品、药品等，尽可能放在右或左下角（图 5-45）。

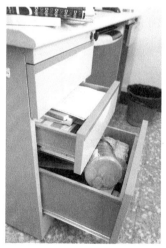
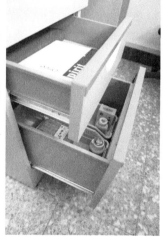

A:不规范　　　　　　　　　B:规范

图 5-45　个人物品存放

3）更衣柜内个人用品的摆放要求

① 通体更衣柜，一般要求上格放干净叠放整齐的换洗工作服，中格放个人当日穿的衣服、生活用包和少量专业资料及其他物品，下格放一双鞋（图 5-46）。

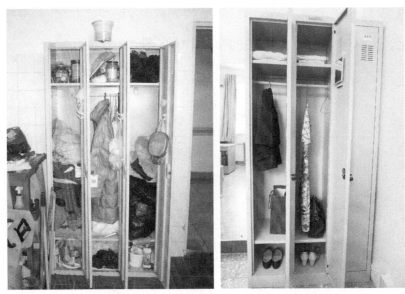

A:不规范   B:规范

图 5-46   通体更衣柜物品放置

② 分体的更衣柜上层放当日穿的衣物、生活用包及少量个人用专业资料。

③ 除规定的柜体标识外,柜门外不许粘贴及悬挂任何其他物品。

8. 办公设施完好,出现故障及时报修

(1) 办公家具、照明设施、管路管线、电扇、空调等完好、清洁,出现故障及时报修(图 5-47)。

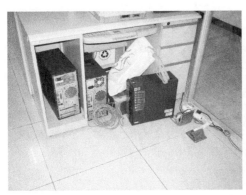   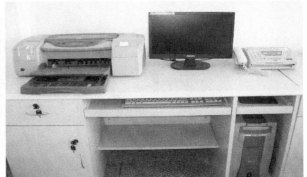

A:不规范   B:规范

图 5-47   办公设施完好

(2) 高度超过 1.5 米的文件资料柜顶部不得摆放任何物品,柜后、柜底无杂物,无卫生死角。高度在 1.5 米以下的低柜台面上只能摆放定置物品(图 5-48)。

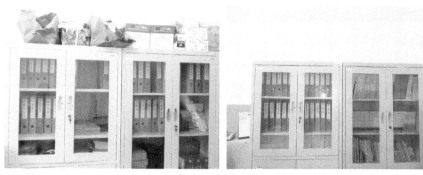

A:不规范　　　　　　　　B:规范

图 5-48　1.5 米以上文件柜顶

9. 推进信息化管理

广泛推进信息化管理,如网络化办公(OA)等(图 5-49)。

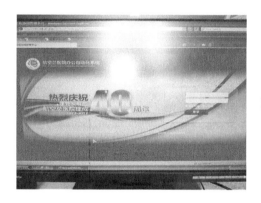

图 5-49　信息化办公 OA 系统

10. 办公区储物室(间)、档案室、复印室和资料室内物品实行定置管理

(1) 各类物品定置摆放。

(2) 文件资料柜内、物品架上的物品分类放置,标识规范,清洁整齐(图 5-50)。

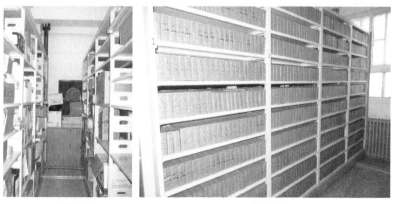

A:不规范　　　　　　　　B:规范

图 5-50　档案室物品存放

（二）考评细则（★）（表 5-2）

表 5-2　办公室物品和文件资料 6S 管理考评细则

标准要求	考评内容	考评说明	备注
1. 办公室物品实行定置管理	1.1　办公室各类物品定置摆放并保持整洁 　　办公室可放置办公家具和工作必需用品,后者具体分类如下: 　　1）办公用品:办公用笔、尺、墨水、橡皮、订书机、胶水、胶带、文具盒、计算器、绘图仪器、刀片、曲别针、大头针、名片、印台、印章及空文件夹、待用软盘、空白的各类办公用纸、记录本、各种单据、表格、账簿等 　　2）办公电器:办公用的计算机、打印机、复印机、传真机、碎纸机等 　　3）文件资料:笔记本、账页、卡片、记录,各种技术资料、文件、图纸、计划、总结,各类管理制度和规定,各类学习材料、工具书、参考资料、简报等 　　4）辅助用品:与工作密切相关的各类个人物品,如:各类电器附件,修理用的小型工具、眼镜、药品、保健品、化妆品、卫生纸、雨具、个人随身携带的小包等	一处不合格扣 0.1 分	
	1.2　办公室悬挂房间定置图,定置图规范统一	一处不合格扣 0.1 分	
	1.3　办公室定置图图物相符,季节性物品可不列入定置图,但应定位摆放	一处不合格扣 0.1 分	
	1.4　办公室衣帽架(钩)仅用于挂白大衣,每人一件,不能挂其他衣物,无衣帽架的可整齐挂在挂钩上。衣物不允许搭在椅子靠背上	一处不合格扣 0.1 分	
	1.5　人员离开办公室,椅子需放回办公桌的空档处	一处不合格扣 0.1 分	
	1.6　报刊杂志定位放置,摆放整齐,过期破旧报刊杂志要及时清理	一处不合格扣 0.1 分	
	1.7　办公室可摆放少量绿植,要有托水盘,养护良好,叶片无尘。窗台上只允许摆放符合定置要求的盆花,其他物品不允许放在窗台上,窗台外禁放花盆及其他物品	一处不合格扣 0.1 分	
	1.8　办公室布局合理,无人为不规范隔离区	一处不合格扣 0.1 分	
	1.9　办公室临时存放物定位合理,摆放整齐	一处不合格扣 0.1 分	
	1.10　办公室禁止饲养各类动物	一处不合格扣 0.2 分	
2. 办公室门牌标识整洁规范	2.1　办公室有门牌标识	一处不合格扣 0.1 分	如使用医院 Logo 应符合规定
	2.2　办公室门牌符合本单位规定	一处不合格扣 0.1 分	
	2.3　办公室门牌标识完好、清洁	一处不合格扣 0.1 分	

标准要求	考评内容	考评说明	备注
3. 办公室门窗、地面、墙壁整洁，室内环境清洁卫生	3.1 办公室门窗完好、清洁	一处不合格扣 0.1 分	医院应对装饰物、张贴物、悬挂物的放置作出管理规定
	3.2 办公室地面平整、干净	一处不合格扣 0.1 分	
	3.3 办公室墙壁、天花板完好、清洁	一处不合格扣 0.1 分	
	3.4 办公室清洁用具应定位合理摆放，各办公室可根据需要配备一个或每人一个垃圾筐，垃圾筐内套垃圾袋，定期清洁，易腐败垃圾及时清理。抹布放置要统一管理，不允许放在暖气片上或窗台上等位置	一处不合格扣 0.1 分	
	3.5 办公室装饰物(含绿植)摆放合理并保持整洁	一处不合格扣 0.1 分	
	3.6 办公室悬挂(张贴)物整洁完好美观，表面无灰尘、污渍	一处不合格扣 0.1 分	
4. 文件资料、物品分类合理，摆放、存储有序	4.1 办公室文件资料合理存放	一处不合格扣 0.1 分	
	4.2 办公室文件资料柜内物品实行定置管理，定置图或定置标识规范统一，柜内文件资料分类摆放、整齐有序。具体要求如下。 1) 凡是定置在办公区的文件柜、办公用品柜、辅助用品柜、更衣柜等，一律在柜门外表面粘贴外部标识，要加上编号 2) 文件柜内物品实行定置管理。玻璃门的文件柜，不需要定置图；非玻璃门文件柜，柜体没有隔板的，不需要定置图 3) 文件柜内的文件盒要竖放(背脊有标识资料可不入盒)，上面不得放东西；书籍要分类并按照目视化管理要求左高右低放置 4) 文件柜下方柜体内可放办公备品、辅助用品或其他文件资料等，但要分类清楚，定置整齐摆放。空白表格可以分类叠放	一处不合格扣 0.1 分	
	4.3 办公桌面文件资料、物品合理摆放，饰物限量。具体要求如下： 1) 办公桌摆放朝向：办公桌根据空间大小合理放置，办公人员不要背对房间门。机关后勤办公室办公桌要面向房间门且整齐排列，如空间不允许，可据实际情况摆放，但要整齐 2) 桌面物品：桌面可摆放物品有电脑、电话，笔筒、胶水、台历、小盆绿植(必须有托水盘)，根据工作需要可有打印机、文件架等。桌上物品定置摆放 3) 办公桌的玻璃板下物品：只允许摆放电话号码表、排班表及与工作有关的印刷体资料表格，但要塑封管理，且摆放整齐 4) 办公桌面的文件资料：均是当日要用的，不要有其他与工作无关的信息资料，桌面物品保证正常办公需要，且达到最低限量。下班前或当日较长时间离开，将办公用品、资料归位。保密资料，随走随收	一处不合格扣 0.1 分	

标准要求	考评内容	考评说明	备注
	5）办公桌下禁止放置任何物品		
	4.4 抽屉内的物品分类整理,合理摆放、干净整洁:物品摆放保持最低限度,资料原则上不允许超出抽屉的2/3高度	一处不合格扣0.1分	
5. 文件盒(夹)标识规范,目录清楚	5.1 文件盒(夹)整洁	一处不合格扣0.1分	
	5.2 文件盒(夹)标识规范	一处不合格扣0.1分	
	5.3 文件盒(夹)内文件资料应分类存放。相关要求: 1）文件盒内资料归档要求:文件资料尽量要装入文件盒。文件盒按序列排号,标识规范,纸张大小统一,标识名称尽量上下对齐。文件盒尽量放在文件柜上层隔板,如上层隔板无空间,可顺序向下一层隔板摆放;文件资料按规范要求装订归档;可根据需要保留2至3年的文件资料 2）文件盒内资料整理:文件要分类装盒,文件数量超过10份时要填写目录,每盒都要有目录,目录清楚。文件数量在1~9个时,手写目录,满10个要打印目录。第11~19个文件可接着目录手写,满20个时文件要打印目录,以此类推	一处不合格扣0.1分	
6. 办公电器定位摆放,布线规范	6.1 办公电器完好、清洁;电源插座要离地放置	一处不合格扣0.1分	
	6.2 计算机内文件资料分类存储,计算机桌面不得存放零散文档,文件夹设置一般不超过三级,以便于查找	一处不合格扣0.1分	
	6.3 计算机导线集束规范,集束时要考虑安全、美观和工作方便	一处不合格扣0.1分	
	6.4 计算机内不存放与工作无关的信息,不应有自行拷贝的游戏、电影等与工作无关的信息	一处不合格扣0.1分	
	6.5 计算机主机合理摆放(不能直接落地),计算机人走关机	一处不合格扣0.1分	
7. 个人物品摆放有序	7.1 办公室不存放与工作无关的个人物品	一处不合格扣0.1分	
	7.2 办公室与工作有关的个人物品有序摆放,保持最低限量,具体要求如下: 1）放置文件柜内的个人物品应标识明确、整齐摆放 2）放置抽屉里的个人用品如茶叶、纸巾等,尽可能放在右或左下角 3）更衣柜内个人用品的摆放要求:放在通体更衣柜内的个人用品,一般要求上格放干净叠放整齐的换洗工作服,中格放个人当日穿的衣服、包和少量专业资料及其他物品,下格放一双鞋;分体的更衣柜上层放当日穿的衣物、少量个人用专业资料、包。除规定的柜体标识外,柜门外不许粘贴及悬挂任何其他物品	一处不合格扣0.1分	

续表

标准要求	考评内容	考评说明	备注
8. 办公设施完好，出现故障及时报修	8.1　办公家具、照明设施、管路管线、电扇、空调等完好、清洁，出现故障及时报修	一处不合格扣 0.1 分	
	8.2　高度超过 1.5m 的文件资料柜顶部不得摆放任何物品，柜后、柜底无杂物，无卫生死角。高度在 1.5 米以下的低柜台面上只能摆放定置物品	一处不合格扣 0.1 分	
9. 推进信息化管理	广泛推进信息化管理，如网络化办公等	此项目为加分项，总分加 0.5~1 分	
10. 办公区储物室(间)、档案室、复印室和资料室内物品实行定置管理	10.1　各类物品定置摆放	一处不合格扣 0.1 分	
	10.2　文件资料柜内、物品架上的物品分类放置，标识规范，清洁整齐	一处不合格扣 0.1 分	

办公区通道、门窗、地面、墙壁

(一) 评价标准

1. 办公区门厅、通道、地面平整、干净、通畅

(1) 办公区门厅清洁，不能放自行车、杂物等，可有少量生长旺盛绿植(图 5-51)。

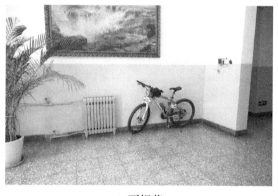
A：不规范

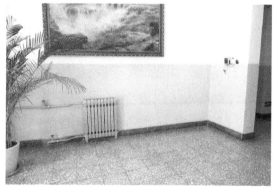
B：规范

图 5-51　办公区门厅

(2) 办公区放置的灭火器箱实行地面划线定置，线宽 30mm，颜色：红色，色号可以参考国际色标具体执行(图 5-52)。

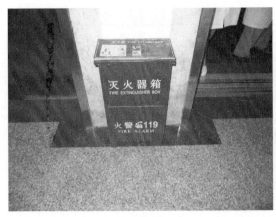
A:不规范

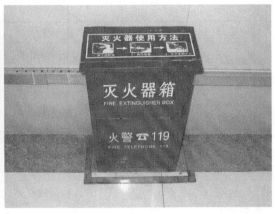
B:规范

图 5-52　办公区灭火器定置划线

（3）办公区楼梯完好、清洁（图 5-53）。

（4）办公区地面平整、清洁（图 5-54）。

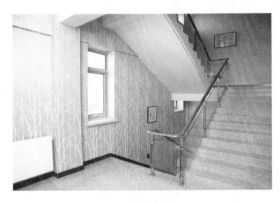
图 5-53　办公区楼梯

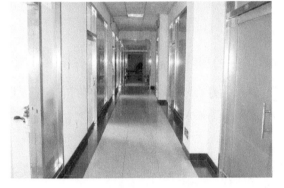
图 5-54　办公区地面

2. 门窗、墙壁、天花板、照明设施完好整洁（图 5-55）

（1）办公区门窗完好、清洁。

（2）办公区墙壁、天花板完好、清洁。

（3）办公区照明设施完好、清洁。

3. 办公区各类张贴物和悬挂物整洁、美观,能反映时代特色和医院文化（图 5-56）

4. 管路和管线规范、清洁

（1）办公区各类管路、管线符合相关规定。

（2）办公区各类管路、管线保持整洁、无锈蚀（图 5-57）。

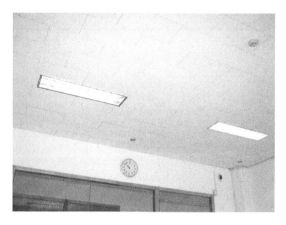

图 5-55　天花板、照明设施完好

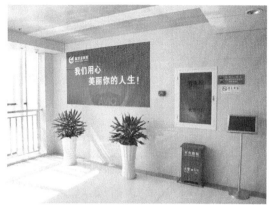

图 5-56　办公区张贴物、悬挂物

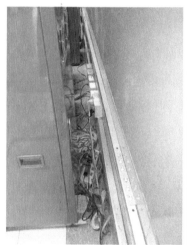

A:不规范

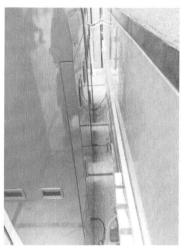

B:规范

图 5-57　办公区管线

(二)考评细则(表 5-3)

表 5-3　办公区通道、门窗、地面、墙壁 6S 管理考评细则

标准要求	考评内容	考评说明	备注
1. 办公区门厅、通道、地面平整、干净、通畅	1.1　办公区门厅清洁、不能放自行车、杂物等,可有少量生长旺盛绿植	一处不合格扣 0.1 分	
	1.2　办公区放置的灭火器箱实行地面划线定置,线宽 30mm,颜色:红色,色号可以参考国际色标具体执行	一处不合格扣 0.1 分	
	1.3　办公区楼梯完好、清洁	一处不合格扣 0.1 分	
	1.4　办公区地面平整、清洁	一处不合格扣 0.1 分	

续表

标准要求	考评内容		考评说明	备注
2. 门窗、墙壁、天花板、照明设施完好整洁	2.1	办公区门窗完好、清洁	一处不合格扣 0.1 分	
	2.2	办公区墙壁、天花板完好、清洁	一处不合格扣 0.1 分	
	2.3	办公区照明设施完好、清洁	一处不合格扣 0.1 分	
3. 张贴、悬挂物整洁、美观	办公区各类张贴物和悬挂物整洁、规范、美观		一处不合格扣 0.1 分	
4. 管路和管线规范、清洁	4.1	办公区各类管路、管线符合相关规定	一处不合格扣 0.1 分	
	4.2	办公区各类管路、管线保持整洁、无锈蚀	一处不合格扣 0.1 分	

二、工作区 6S 管理评价标准和考评细则

医院工作区包括诊疗工作区、后勤工作区和辅助区。

1. 诊疗工作区：指对患者进行诊疗的所有工作场所。依据《关于印发预防与控制医院感染行动计划(2012-2015 年)的通知》(卫医政发［2012-2015］63 号)的要求,医疗机构要对重点部门(重症医学科或监护病房、手术室、血液净化中心、消毒供应中心、新生儿室、产房、内镜室、导管室等)和重点环节(各种插管、注射、手术、内镜诊疗操作),采取一系列有效措施,降低发生医院感染的风险。另外,依据《关于印发医疗机构麻醉药品、第一类精神药品管理规定的通知》(卫医发［2005］438 号)相关要求,诊疗工作区又分为普通诊疗工作区和特殊诊疗工作区。

(1) 普通诊疗工作区：包括主任办公室、护士长办公室、门诊咨询台、门诊医生接诊室、门诊护士分诊台、住院医生办公室(区)、住院护士办公区、门诊挂号室、住院处、病房等。

(2) 特殊诊疗工作区：指医院感染风险较高的工作区,包括检查室、处置室、换药室、治疗室、采血室、重症监护室、手术室、血液净化中心、消毒供应中心、新生儿室、产房、内镜室、导管室及药房等。

2. 后勤工作区：包括食堂、空调班、配电室、氧气站、锅炉房等。

3. 辅助区：更衣室、值班室(就餐室)、洗澡间等。

诊疗工作区医疗用品以及后勤工作区设备、工具等(★)

(一)评价标准(★)

诊疗工作区的医疗用品是指诊疗疾病所需用的药品、医疗器械和医疗辅助用品。

1. 药品指用于预防、治疗、诊断人的疾病,有目的地调节人的生理机能并规定有适应证或者功能主治、用法和用量的物质,包括中药材、中药饮片、中成药、化学原料药及其制剂、抗生素、生化药品、放射性药品、血清、疫苗、血液制品和诊断药品等。

2. 医疗器械指单独或者组合使用于人体的仪器、设备、器具、材料或者其他物品,实行三类管理:

(1)第一类是指通过常规管理足以保证其安全性、有效性的医疗器械。如:基础外科手术器械(刀、剪、钳、镊等)、普通诊察器械(听诊器、叩诊锤、反光器具等)、医用射线防护用品以及绷带、橡皮膏等。

(2)第二类是指对其安全性、有效性应当加以控制的医疗器械。如:医用电子设备(心、脑电诊断仪器、无创监护仪器等)、B 型超声诊断仪器、临床检验分析部分仪器以及体温计、血压计、医用脱脂棉、脱脂纱布、卫生口罩、血糖仪、血糖试纸条等。

(3)第三类是指植入人体用于支持、维持生命对人体具有潜在危险,对其安全性、有效性必须严格控制的医疗器械。如:体外循环及血液处理设备、植入材料和人工器官、医用高分子材料及制品中的一次性输血、输液器、注射穿刺器械中的一次性注射器、角膜接触镜等。

3. 医疗辅助用品是指医用棉、棉球、棉签、医用石膏粉等。

诊疗工作区医疗用品以及后勤工作区设备、工具的具体要求如下:

1. 诊疗工作区医疗用品以及后勤工作区设备、工具等实行定置管理

(1)诊疗工作区医疗用品的配置和摆放符合医疗相关规范及《医疗机构消毒技术规范》(WS/T367-2012)。

(2)诊疗工作区医疗用品以及后勤工作区设备、工具等定置区域明确,标识清楚,规范统一。

1)普通诊疗工作区

①门诊咨询台或导诊区

a. 门诊咨询台或导诊区可放置物品：工作桌椅、垃圾筐、电脑设施、电话、笔筒、胶水、文件架、文件资料、宣传资料、诊疗仪器、诊疗用品、少量绿植（须有托水盘）。

b. 导诊台台面可放置物品：电脑设施、电话、笔筒、胶水、文件架、当日用文件资料、宣传资料、小盆绿植（须有托水盘）。

c. 导诊台抽屉、柜内可放置物品：文件资料、办公用品、诊疗仪器、诊疗用品、其他必需品等。

②门诊挂号室、住院处、收费处

实行定置管理，按需要配置办公家具及设备、设施、物品等（图 5-58）。

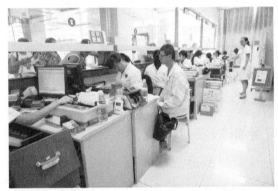 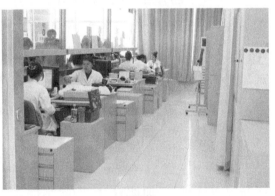

A：不规范   B：规范

图 5-58　门诊挂号室、收费处

③门诊医生接诊室

a. 门诊医生接诊室可放置物品：办公桌椅、检查床、观片灯、小文件柜、文件架、储物筐、衣帽架、垃圾筐（生活垃圾筐、医疗垃圾筐）、电脑、笔筒、胶水、台历，常用诊疗仪器，诊疗物品，少量绿植（须有托水盘）等（图 5-59）。

b. 接诊室桌面可放置物品：电脑设施、电话、笔筒、胶水、台历、文件架、文件资料、小盆绿植（须有托水盘）。除定置物品外，可放置当日用病历资料，用后归位。桌面玻璃板下可放打印的电话号码表、与工作有关的印刷体表格，但要求塑封管理且摆放整齐。

c. 办公桌抽屉、柜内可放置物品：文件资料、办公用品、诊疗仪器、诊疗用品、化验单等其他必需品。

d. 接诊室窗台上除少量绿植，不可放其他物品。

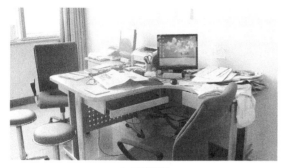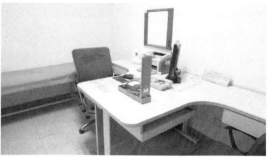

A:不规范   B:规范

图 5-59　门诊医生接诊室

④ 住院医生办公室(区)

a. 医生办公室(区)可放置物品:办公桌椅、文件柜、观片灯、通知板、报架、电脑、电话、文件架、笔筒、胶水和少量绿植(须有托水盘)等(图 5-60)。

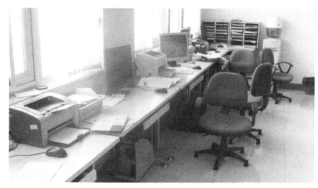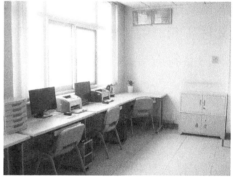

A:不规范   B:规范

图 5-60　住院医生办公区

b. 办公桌面可摆放物品:计算机、打印机、电话、笔筒、胶水、台历和小盆绿植,按定置图摆放;桌面仅放置正在使用的病历和文件资料,病历及资料用后要及时归位;桌面玻璃板下压物品符合要求,详见办公室办公桌要求。

c. 通知板:粘贴纸张要整齐,过期要及时清理,不要乱写乱画。

⑤ 住院护士办公区

a. 护士办公区(护士站)可放置物品:办公桌椅、文件柜、病历车、电脑、电话、文件架、笔筒、胶水、常用诊疗仪器、常用文件资料、其他必需品、少量绿植等(图 5-61)。

b. 护士办公区台面可放置物品:电脑、打印机、电话、笔筒、胶水、台历、文件

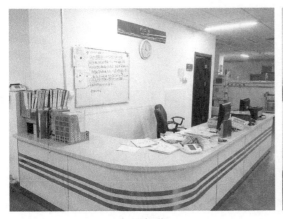
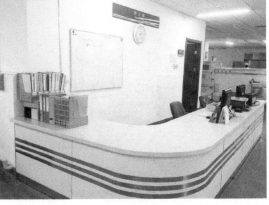

A:不规范   B:规范

图 5-61　住院护士办公区

架(夹)、文件资料、小盆绿植(须有托水盘)。除定置物品外,仅可有当日用文件资料,用后归位。桌面玻璃板下压物品符合要求,详见办公室办公桌要求。

c. 护士办公区抽屉、柜子可放置物品:文件资料,办公用品,诊疗仪器,诊疗用品,其他必需品等(图 5-62)。

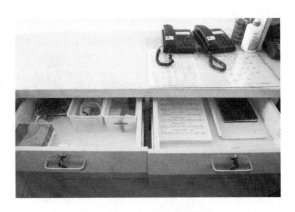

图 5-62　护士办公区抽屉

⑥ 病房(图 5-63)

a. 病房床头桌统一放置病床的一侧,每日消毒毛巾擦拭,桌上物品摆放整齐,一般不超过 5 种物品;

b. 每日湿式扫床 2 次,保持床单位整洁,按要求准备各种床单位;

c. 床下不放便器,便器、毛巾及洗漱用具放到洗手间内;

d. 吃饭用餐板不遮挡床头卡;

e. 病房凳子不用时统一放在病床床尾,床尾摇把用后及时收回;

f. 输液吊架不用时统一放在病床床头位置;

g. 患者物品尽量放置在床头柜及储物柜内,储物柜顶不得放置物品;

h. 陪床用折叠椅或床于每日 7 点之前放在卫生间内保存;

i. 患者出院做好终末消毒工作,铺好床单位并罩上一次性床罩备用。

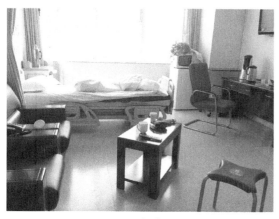 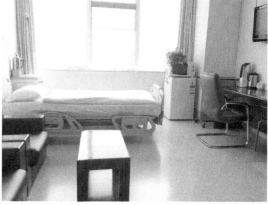

A:不规范　　　　　　　　　　　　　　　　　B:规范

图 5-63　病房

2）特殊诊疗工作区

具体要求如下：

① 各房间根据相应需要放置检查床、手术床、医疗器械柜、医疗用品柜（架）、抢救车、常用诊疗仪器设施、文件架（夹）、生活垃圾和医用垃圾桶，其他必需品（图 5-64）。

② 工作人员进入特殊工作区或者进行操作时要遵守医疗管理相应规定。

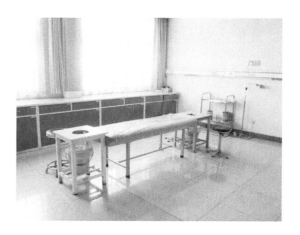

图 5-64　诊疗区

③ 洗手消毒设施齐备，水槽干净通畅。

④ 生活垃圾、医疗垃圾分类存放，及时清理，避免外溢污染。使用过的医用锐器按规范存放。

对特殊诊疗工作区的各室也有具体要求，如下：

① 治疗室

a. 治疗室物品摆放要求：一般建议医院同一栋楼、不同楼层配备的设施尽量一致，可根据实际工作需求制定物品摆放要求，但同时要考虑不同护理病区所需物品的特殊性（图 5-65）。

b. 输液盒：摆药是护理工作很重要的一部分，为减少安全隐患，建议使用输液盒，可以避免不同患者药品的混淆（图 5-66）。

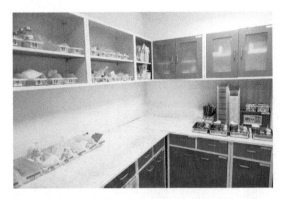

图 5-65　治疗室

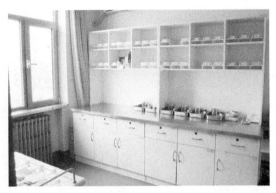

图 5-66　输液盒摆放

　　病区根据实际床位数,配置两套相应数目的输液盒,并予以床号统一标识,床号的字体颜色设为两种对比度较强的颜色,比如红、黑两色,单数日使用一种颜色,双数日使用另外一种颜色。建议标识的字体、字号和颜色要全院统一。

　　总之,通过目视化管理,警示护士正确执行医嘱。

【航空总医院病区治疗室物品摆放及标识要求】

　　一、治疗室各抽屉物品摆放要求(以综合楼为例):右边第一个抽屉放置毒麻药;左边第一个抽屉放置输液器;左边第二个抽屉放置 20ml 注射器;左边第三个抽屉放置其他型号注射器;左边第四个抽屉放置套管针、肝素帽等输液配套相关物品;其他抽屉根据科室需要自行安排。

　　二、治疗室吊柜物品摆放要求(以综合楼为例):右边第一个柜子下层放置科室基数药品,原则上不超过 10 种,上层放置高危药品。

　　三、物品标识要求:字体为楷体 -GB2312,字号为 36 号,颜色为黑色、加粗。

　　四、输液盒床号的标识要求:统一为红黑两色,每日应用一种颜色;输液盒标识要求:字体为宋体,字号为 100 号,颜色为红、黑两色、加粗(图 5-67)。

图 5-67　输液盒标识

② 器械室

a. 器械室可放置物品：器械柜、科室必备器械、设备等。

b. 设备、器械定位放置，消毒器械均在有效期内（图 5-68）。

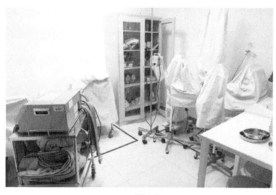 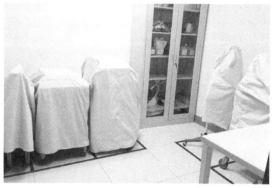

A：不规范　　　　　　　　　　　　　　　　　B：规范

图 5-68　器械室

c. 各种设备要求五证齐全（设备名称、责任人、操作流程、简单故障排查、已消毒及已核查），且可显现（图 5-69）。

③ 处置室

实行定置管理，可放置扫床毛巾架、扫床车、消毒桶及医疗垃圾桶等。其中毛巾架的位置要通风，便于毛巾干燥（图 5-70）。

④ 换药室

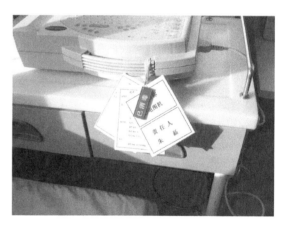

图 5-69　设备五证

实行定置管理，可放置器械柜、诊疗床、换药车、医用垃圾桶等（图 5-71）。

⑤ 药房（包括西药房、中药房）

a. 西药房可放置物品包括：货架、药品、自动摆药机、电子货柜、扫码器、调配用具、可移动推车、保险柜以及所需办公用具；中药房可放置杆秤、电子秤、中药包装袋以及所需办公用具。

b. 药房内药品、物品、设备定置管理：药库药品放置应实施四号（库位、架位、区位和货位）定位，如工作区空间小，药品放置至少要做到三号（架位、区位和货位）定位（图 5-72）。

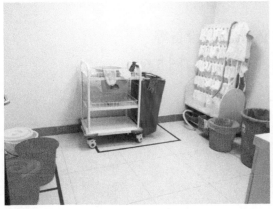 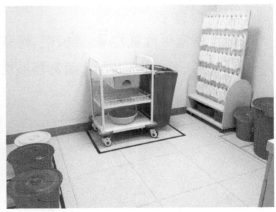

A:不规范   B:规范

图 5-70 处置室

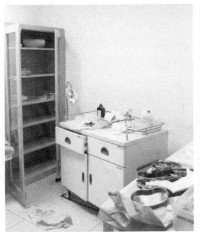 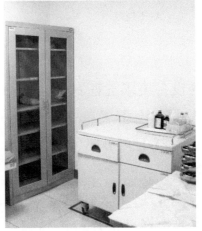

A:不规范   B:规范

图 5-71 换药室

3）后勤工作区：包括如食堂、空调班、配电室、氧气站、锅炉房、设备维修办公室等。

① 食堂：包括职工餐厅、后厨、主食加工间、粗加工间、配餐间、食堂库房（冷库、副食库、主食库）等（图 5-73、图 5-74）。

a. 各区域或房间根据相应需要放置物品、设备、设施等，如和面机、绞肉机、货架、案板、餐具及其他必需品。

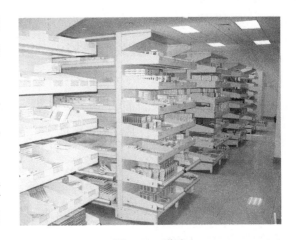

图 5-72 药房

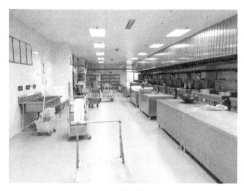

A:不规范　　　　　　　　　　　　B:规范

图 5-73　食堂后厨

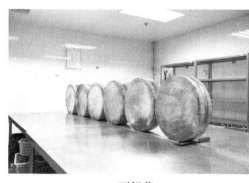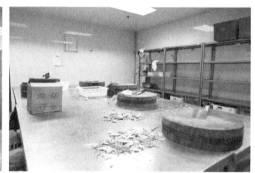

A:不规范　　　　　　　　　　　　B:规范

图 5-74　食堂粗加工间

b. 设备、物品定置摆放。

② 中央空调室

设备、用具、物品实行定置管理（图 5-75、图 5-76）。

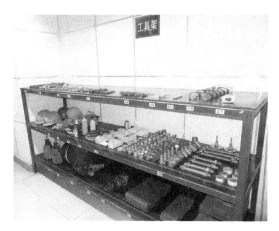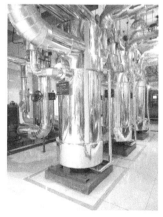

图 5-75　中央空调室用具　　　　　图 5-76　中央空调室设备

③ 配电室

设备、用具实行定置管理(图 5-77)。

4) 辅助区

① 更衣室

a. 可放置物品:更衣柜、工作服衣帽架或挂钩、洗漱用品放置柜(架)、脏衣箱、洁净工作服放置箱等(图 5-78)。

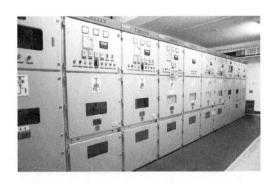

图 5-77　配电室

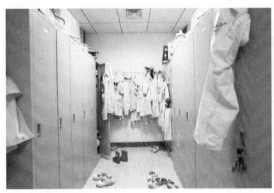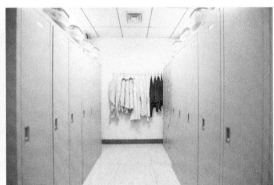

A:不规范　　　　　　　　　　　　　B:规范

图 5-78　更衣室

b. 更衣柜:所有个人物品归入更衣柜内,物品按固定位置整齐有序放置,地面不能放鞋,鞋要放在更衣柜或鞋柜内(图 5-79)。

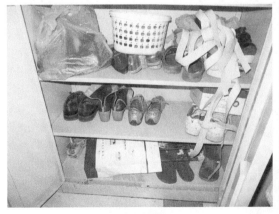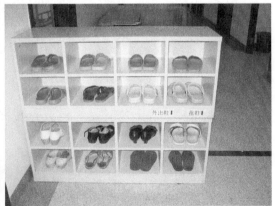

A:不规范　　　　　　　　　　　　　B:规范

图 5-79　鞋柜

c. 洗漱用品放置柜(架):有洗漱柜(架)的科室,洗漱盆或筐放于柜(架)中,洗漱柜(架)要采用开放式,通风良好。有些科室受条件所限,洗漱用品可以放在更衣室内个人更衣柜的上方,尽量统一洗漱筐(盆)的样式,摆放整齐(图 5-80)。

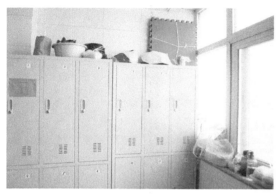

A:不规范　　　　　　　　　　B:规范

图 5-80　洗漱用品放置

d. 工作服衣帽架或挂钩:仅用于悬挂工作服,外观干净整洁。最好衣架附有姓名或编号标识,便于工作服固定放置;不同颜色的工作服建议分开放置,以保持美观。另外,要换洗的工作服要放置专用的箱子内,固定放置(图 5-81)。

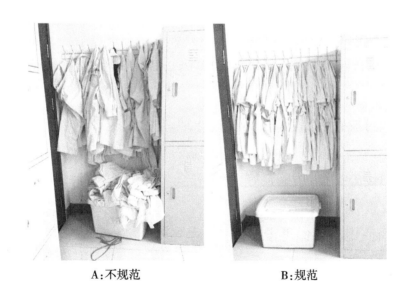

A:不规范　　　　　　　　　　B:规范

图 5-81　工作服放置

② 值班室(就餐室)(图 5-82)

a. 值班室(就餐室)可放置物品:床、工作服衣帽架或挂钩、就餐桌、饮水设

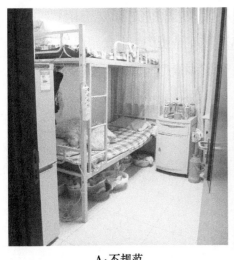
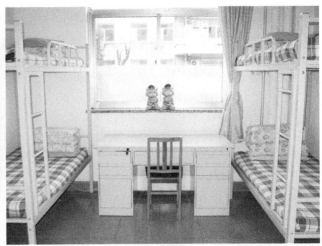

A:不规范　　　　　　　　　　　　　　　　B:规范

图 5-82　值班室

施、微波炉,每人一个饮水杯,无更衣室的科室可放置更衣柜。

　　b. 有房间定置图,物品按固定位置整齐有序放置。

　　c. 床铺整齐,床单随时整理保持平整,被子叠好置在床尾,枕头放在被子上。

　　d. 水杯统一放置在固定区域,餐具统一放在抽屉内或柜内,抽屉或柜保持干净整洁。

　　e. 电器使用安全、规范。

　　f. 洗手池每日清洁、保持干净,干手设施或物品放置合理、美观。

　　③ 洗澡间

　　a. 洗澡间可放置物品:除洗澡设施外,可有衣物柜或衣物挂钩,洗漱品放置架(柜、台)等。

　　b. 洗澡间设施齐全,功能良好,使用安全、规范。

　　c. 物品放置有序。

　　d. 洗澡间使用后要保持干净整洁,无死角,无异味。

　　(3) 定置区内物品与定置标识相符(图 5-83、图 5-84)。

　　(4) 各房间及办公区要有定置图(病房及开放区域除外),图物相符,定置图绘制、

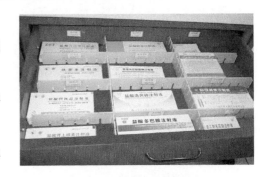

图 5-83　抢救车药品摆放

科 抢 救 车 定 置 图

第 一 层（抢 救 药 品）				
呋塞米		地塞米松		利多卡因
阿托品		盐酸洛贝林		尼可刹米
盐酸肾上腺素		盐酸多巴胺		去乙酰毛花苷
第 二 层（抢 救 物 品）				
1 号盒	2 号盒	听诊器	PE 手套	治疗盘一套
血压计		手电筒		备用电池
第 三 层（抢 救 液 体）				
甘露醇 250ml		葡萄糖氯化钠 500ml		10% 葡萄糖 500ml
复方氯化钠 500ml		羟乙基 200/0.5 氯化钠		5% 葡萄糖 500ml
碳酸氢钠 250ml		0.9% 氯化钠 500ml		剪刀
第 四 层（专 项 物 品）				
接线板		喉镜		气管插管、气管切开管
简易呼吸器	导尿包	胃管包	吸痰包	吸氧装置

图 5-84　抢救车定置图

张贴应规范统一（详见办公区定置图要求）。

（5）非玻璃门文件柜、储物柜及医疗用品柜有隔板者要有定置图，一柜一图，图物相符。

（6）文件柜、更衣柜、工作区的抽屉、非玻璃门储物柜、器械柜及储物箱、文件架（夹）标识清楚（图 5-85）。

2. 诊疗工作区医疗用品（药品、医疗器械、医疗辅助用品）、后勤工作区设

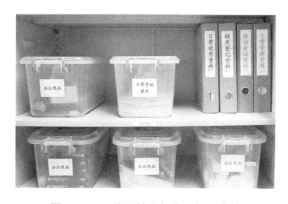

图 5-85　工作区储物柜物品标识清楚

备、工具等分类合理有序,定置摆放,状态清晰、准确、账物相符

(1) 过期的医疗用品,如一次性输血器、输液器、注射器、棉签、纱布等要按照医用垃圾常规处理;过期的药品要按照医疗相关规定进行销毁;报废的仪器、设备、工具要彻底清理出现场。

(2) 医疗用品(药品、医疗器械、医疗辅助用品)均应在有效期内或处于备用完好状态。标识清晰,设备、器具校准及时。

1) 药品

① 药房药品均在有效期内,并按照相关管理制度执行。

【航空总医院药品有效期管理制度】

药品有效期是指该药品被批准的使用期限,表示该药品在规定的贮存条件下能够保证质量的期限。它是控制药品质量的指标之一。对于稳定性较差的药品,如抗生素、生物制品等,在贮存过程中由于受外界条件(如温度、光线、水分、空气等)及包装的影响,会逐渐发生药效降低、毒性增加,甚至不能药用的情况,因此规定了有效期限。为了保证药品使用安全有效,对药品必须加强管理。

一、专人负责药品效期管理,设立有效期药品登记本。

二、执行定期检查,每月检查一次,并且有警示标识。对近效期药品(不足三个月的),应及时与有关科室和医生联系使用,减少过期损失。

三、销售药品时,必须按药品有效期的长短及入库的先后,由近及远、顺序发出。

四、请领、采购应做到有计划,按使用情况制订计划,对用量少的品种不宜多存。药品采购中遇到短缺、近效期药品时应请示科主任,必要时与使用科室协商决定是否采购。

五、效期药品必须按规定的贮存条件保管。药品堆垛存放应按生产批号的顺序分层堆垛。如条件所限混垛存放时,应将近期药品放在最上层,及时翻垛,做到近效期先出。

六、经常检查有效期药品外观质量,发现异常,如沉淀、变色等,应停止发放使用,并报告科主任处理,必要时须尽快与供应商联系退货。

七、到期药品,按《药品管理法》规定,过期不得再使用,并按规定集中销毁。

八、过效期失效的药品必须存放在不合格区，按不合格药品管理制度中的相关条款要求，做销毁处理。

② 病区药品：主要指常用药、抢救用药、毒麻药等基数药品管理，其中包括三类对存放区域、标识和储存有特殊要求的药品：特殊管理药品（麻醉药品、精神药品、放射性药品、医疗用毒性药品及药品类易制毒化学品）；高浓度电解质、高危药品；听似、看似、多规格药品。

a. 建立药品登记本设基数保管，要求分类放置，标识规范（图 5-86、图 5-87、图 5-88、图 5-89）。

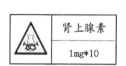

图 5-86　高危　　　图 5-87　"听　　　图 5-88　"看　　　图 5-89　"多
药品标识　　　　似"药品标识　　　似"药品标识　　　规"药品标识

b. 药品均在有效期内，每日清点记录（图 5-90、表 5-4）。

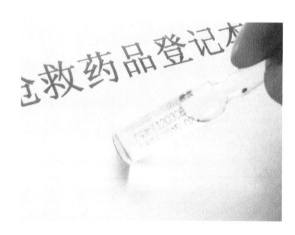

图 5-90　抢救药品定期检查

c. 针剂药品取拿符合"右取左放"原则；麻醉药品管理要求"五专"（专人负责、专柜加锁、专用账册、专用处方、专用登记）管理；精神药品做到"三专"（专人、专柜、专账）；毒性药品及贵重药品专人专柜管理。

d. 医嘱口服药做到"服药到口"（图 5-91）。

表 5-4 病区毒麻药品登记本

日期	吗啡 10mg（5 支）		哌替啶 50mg（5 支）		布桂嗪 100mg（5 支）		双签字					护士长周检查
	未用	空	未用	空	未用	空	大夜	白班	白班	小夜	小夜	大夜	
1 日													
2 日													
3 日													
4 日													
5 日													
6 日													
7 日													
8 日													
9 日													
10 日													
11 日													
12 日													
13 日													
14 日													

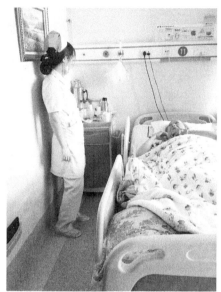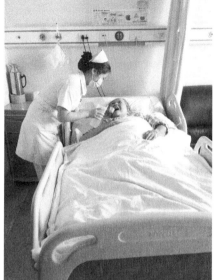

A:不规范   B:规范

图 5-91 医嘱口服药

e. 抢救车、冰箱及药品柜内无多余药品，不存放私人物品、食品（图 5-92）。

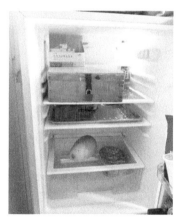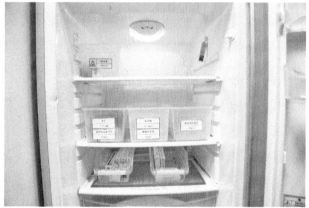

A:不规范   B:规范

图 5-92 冰箱内物品

2）医疗器械均在备用完好状态或有效期内。

【航空总医院医学装备安全控制及风险管理制度】

为加强我院医学装备安全控制与风险管理，根据卫生部《医疗器械临床使用安全管理规范（试行）》相关规定，特制订《航空总医院医学装备安全控制与风险管理制度》。

一、范围及内容

医学装备安全控制及风险管理的范围包括医学装备资产的管理、新设备验收管理、在用医学装备管理、维修质量管理、计量设备管理、医疗器械不良事件管理及基于上述过程中的改进活动。

二、资产管理中的安全管理

1. 做好医学装备的入库、出库及报废管理,整理设备清单,确保账物相符。

2. 每年对全院医疗设备进行一次资产清查,确保账物相符,为安全管理及风险控制提供基础信息,以实现全面监管。

三、设备采购验收的安全控制

1. 严格执行仪器设备、医用耗材采购制度及医学装备验收及安装管理制度,充分调研、论证,谨慎作出决定。

2. 医疗设备验收时应对设备进行检测,属计量设备应进行计量检定,产品合格验收后,粘贴检测合格证书并启动风险评估管理,对设备进行终身制监管。检测不合格产品通知厂家进行更换或退回原厂,并记入厂家诚信档案。

3. 设备正式投入使用前应对操作人员进行基本操作培训,培训合格后在医疗设备安装验收单签字确认后方可操作。

四、医学装备临床应用风险评估

1. 建立医学装备临床应用评估体系,根据《医学装备综合风险评估表》进行评估,制定高、中、低三个风险等级,评估总分数 13 分以上为高风险设备,总分数 8~12 分为中等风险设备,总分在 7 分以下为低风险设备。

2. 根据风险等级制定设备 PM 管理计划,高风险设备每半年进行一次测试,中等风险设备每年进行一次测试,低风险设备每两年进行一次测试,测试合格设备应粘贴合格证书并分析数据、总结持续改进。

3. 对重点设备实施重点监控,包括生命支持类、急救类、植入类、辐射类、灭菌器和大型医用设备,根据风险评估等级进行安全监测,分析数据并总结评估报告,根据评估报告内容持续改进。

4. 医学装备部及临床使用科室根据评估标准及科室设备实际情况定期进行风险评估分析,科室对高风险设备所致意外事件制订相关的防范措施;意外事件发生后,科室有报告、检查及处理记录。

五、维修与计量安全控制

1. 维修工程师在维修医学装备后(包括送厂家维修返回的医学装备)应进行相关的性能检测和电气安全检查,并在设备维修单中注明检测内容及检测人,并将故障分为人为故障、环境故障、自然故障三类记录,以便追查故障原因彻底检查问题根源进行风险控制。

2. 建立计量设备监管体系,整理计量设备清单,根据计量法有关规定对医用计量设备进行定期检测并保存记录,计量设备维修后应对设备相关性能进行检测并在维修单记录,保证计量合格的设备才能使用。每年对计量设备情况进行汇总,并持续改进。

六、医疗器械不良事件、安全事件监测与报告管理

1. 成立医疗器械不良事件报告和监测领导小组及医疗器械临床使用安全管理委员会,全面负责医疗器材不良事件、安全事件监测与管理。

2. 针对医疗器械不良事件及安全事件,医学装备使用科室应本着可疑必报原则,报告收缴后保存原始记录备查,属上报药监部门范围应及时上报。上报不良事件被国家药品器械不良反应监测中心收录的给予奖励。

3. 收到不良事件及安全事件报告后,积极组织人员进行分析、评估,确定安全等级并反馈至使用科室,发布医疗器械预警。

4. 年度进行分析总结,并制订改进措施,在下一个工作周期内完善。每年对使用科室进行一次医疗器械临床使用安全管理考核,考核合格后方可上岗操作,并作为医院绩效管理依据。

七、建立评估反馈及持续改进机制

对培训记录、预防性维修、医疗器械不良事件、计量管理及维修数据进行分析评估,评估数据为下周期管理依据。针对数据分析原因,持续改进。

3) 医疗辅助用品均在备用完好状态或有效期内。

(3) 医疗用品(工具)柜保持整洁,1.5m 以下的柜顶允许摆放物品,物品分类摆放,整洁有序。

(4) 医疗用品(工具)柜内仪器、设备、药品、工具、物品等,合理分类,整洁有序,账物相符(图 5-93)。

(5) 医疗用品、工具摆放有序,表面无血迹、脏污、油污、锈蚀等杂物(图 5-94)。

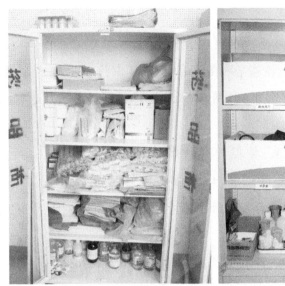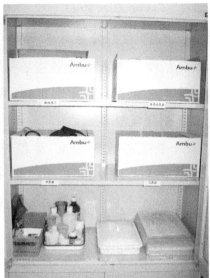

A:不规范   B:规范

图 5-93 医疗用品柜

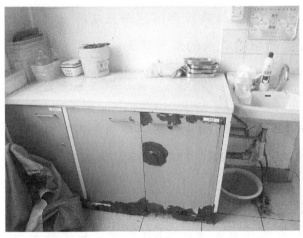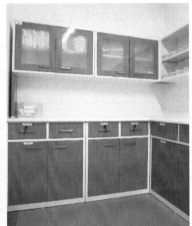

A:不规范   B:规范

图 5-94 医疗用品柜

（6）医疗用品、工具无直接落地放置现象（除规范允许落地放置外）（图 5-95）。

（7）积极推进实施目视化、信息化管理。

3. 积极推进全面生产维护（TPM），建立设备点检机制，现场仪器、设备完好整洁，状态标识清晰，维护保养及时到位

（1）医院设备管理符合国家法律、法规及卫生行政部门规章、管理办法、标准的要求，详见《三级综合医院评审标准实施细则（2011 年版）》。

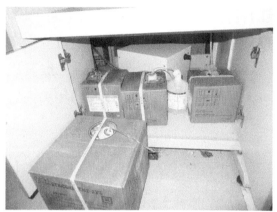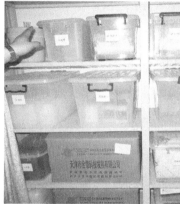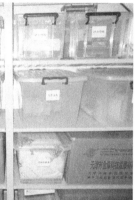

A:不规范　　　　　　　　　　　　　　　　B:规范

图 5-95　医疗用品放置

（2）诊疗工作区和后勤工作区设备完好整洁、状态标识清楚、维护保养及时到位，无跑、冒、滴、漏等现象（图 5-96、图 5-97、图 5-98）。

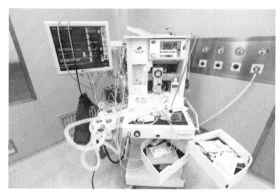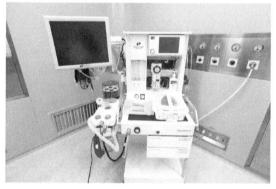

A:不规范　　　　　　　　　　　　　　　　B:规范

图 5-96　诊疗工作区设备

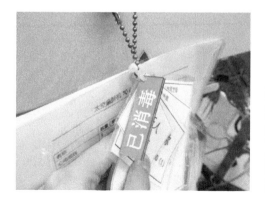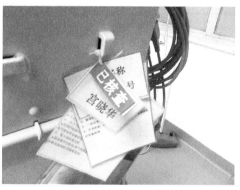

图 5-97　设备维护标识　　　　　　　　图 5-98　设备维护标识

（3）建立了"三位一体"（岗位操作员的日常点检、专业点检员的定期点检、专业技术人员的精密点检）点检机制；制度规范完善，监督考核落实到位。设备的精密点检可依据北京市卫生和计划生育委员会《关于印发北京市二级及以上医疗机构医疗器械管理部门职能设置与人员配备指导意见的通知》相关内容执行。

【航空总医院 MRI 自主维护规范】（表 5-5、图 5-99、图 5-100、图 5-101、图 5-102、图 5-103、图 5-104、图 5-105）

表 5-5　MRI 自主维护规范表

设备名称：MRI　　　　　　　　　　设备型号：3.0T　　　　　　　　资产编号：

步骤	点检项目	点检方法	点检标准	点检周期	位置
1	总停开关	目视	运行指示灯正常	每天	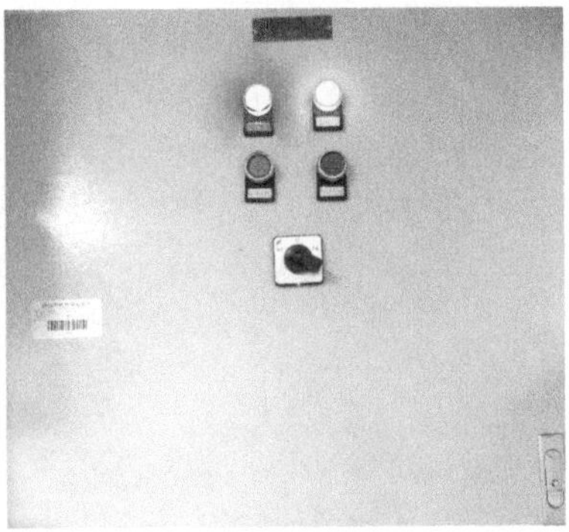 图 5-99
2	稳压电源	操作、目视	运行指示灯正常	每天	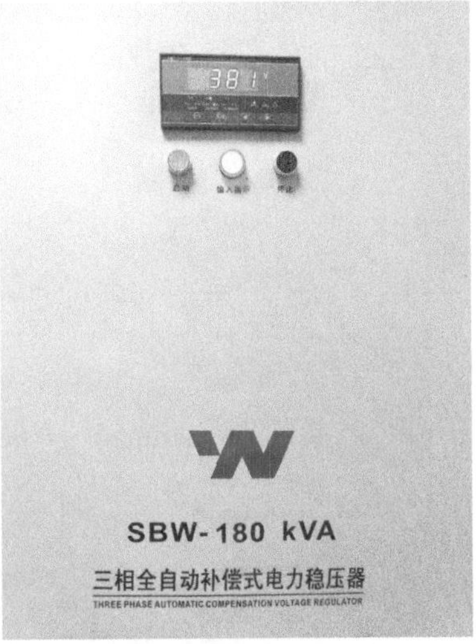 图 5-100

步骤	点检项目	点检方法	点检标准	点检周期	位置
3	操作面板	操作、目视	控制系统正常、无报警	每天	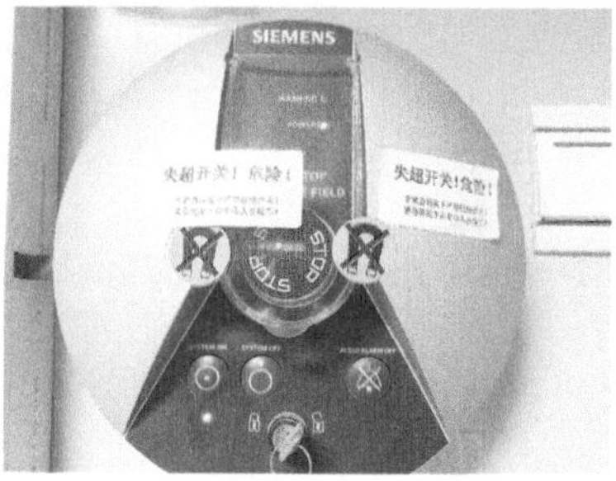 图 5-101
4	操作台	操作、目视	运行正常，无报警	每天	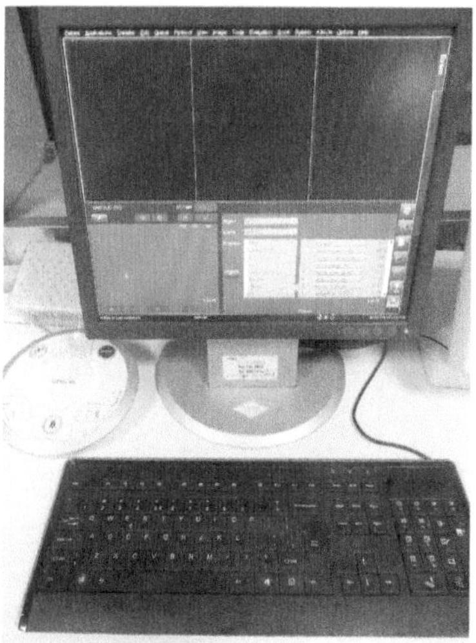 图 5-102
5	磁体间	操作、目视	运行正常，无报警	每天	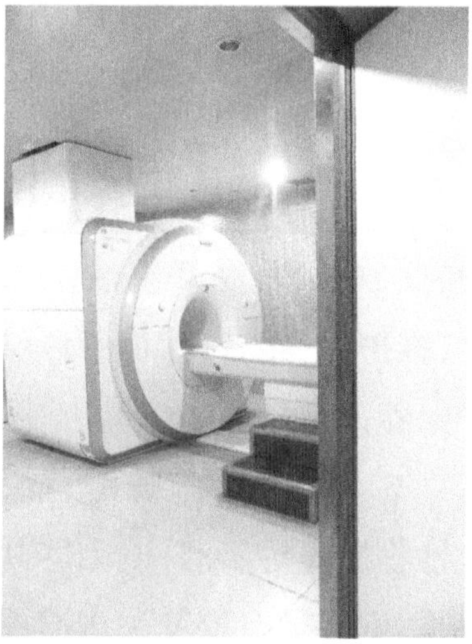 图 5-103

续表

步骤	点检项目	点检方法	点检标准	点检周期	位置
6	机房温湿度	目视	温湿度符合要求	每天	图 5-104
7	冷却系统	目视	冷却良好	每天	图 5-105

（4）仪器、设备附件合理分类，整洁有序，定置放置，标识清楚，无锈蚀、无杂物（图 5-106）。

（5）工作区仪器、仪表状态标识清楚，摆放有序，完好整洁，检定、校准及时，维护保养防护到位，有定期校准、维护保养记录（图 5-107）。

（6）设备、设施的跑、冒、滴、漏、放射性物质等污染源，确因客观原因不能根除，则必须有控制治理措施或职业防护措施，保持现场整洁（图 5-108）。

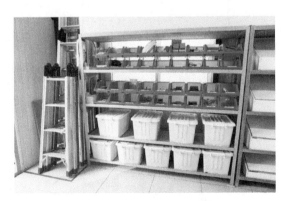

图 5-106　仪器、设备附件定置放置

【航空总医院 MRI 自主维护点检表】(表5-6)

设备名称　MRI　　　　设备型号　3.0T　　　　资产号　　　　　　年　月

表5-6　设备自主维护点检表

序号	点检部位	点检内容	点检方法	1	2	3	4	5	6	7	8	9	10	11	12	13	14	15	16	17	18	19	20	21	22	23	24	25	26	27	28	29	30	31	备注
1	总停开关	运行指示灯正常	目视																																	
2	稳压电源	运行指示灯正常	目视																																	
3	操作面板	控制系统正常、无报警	操作、目视																																	
4	操作台	运行正常、无报警	操作、目视																																	
5	磁体间	运行正常、无报警	操作、目视																																	
6	机房温湿度	温湿度符合要求	目视																																	
7	冷却系统	冷却良好	目视																																	

序号	1	2	3	4	5	6	7	8	9	10	11	12	13	14	15	16	17	18	19	20	21	22	23	24	25	26	27	28	29	30	31
操作者签字 1																															
专业点检员签字 2																															

操作员 _____　　　　　　　　　　　　　　工程师 _____

注：正常"0"　　不符合要求"△"　　需修理"X"

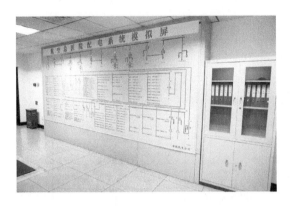

图 5-107　现场仪器、仪表状态标识清楚

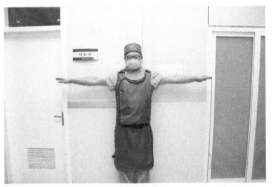

图 5-108　导管室职业防护

（7）用于急救、生命支持系统仪器装备要始终保持在待用状态（图 5-109）。

4. 可移动设备及设施（含各种推车、抢救车、病历车、垃圾桶、氧气筒、氩气筒、灭火瓶等）合理实行定置管理

（1）可移动设备及设施实施定置管理，摆放整齐（图 5-110）。

（2）可移动设备及设施保洁责任明确，落实到位，设施干净整洁（图 5-111）。

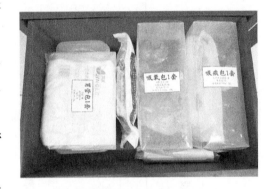

图 5-109　急救装备完好

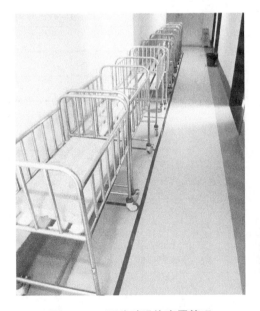

图 5-110　可移动设施定置管理

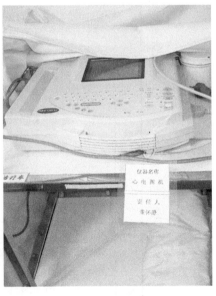

图 5-111　可移动设备保洁责任明确

（3）可移动设备及设施区域明确清楚,规范统一:医院的移动设备及设施种类较多,可根据医疗特点,对其进行分类和区域管理,原则是既要符合医疗管理要求,也要符合相关行业管理规定。

【航空总医院可移动设备、设施地标线规范】

病历车、托架、托车、推车、消毒桶、医疗仪器设备等用蓝色,色号 RAL5017;清洁工具和生活垃圾桶用绿色,色号 RAL 6016;医疗垃圾桶、医疗标本柜用黄色,色号 RAL 1021;灭火器材用红色,色号 RAL 2002,以上色号均以国际标准色为参照,所有地标线线宽统一为 30 mm。移动物品定置管理要按投影线划线,一物一位,一位一标识。要求地标线边缘整齐,不易掉色,要有去除颜色方法,去色时不损伤地面（图 5-112、图 5-113）。

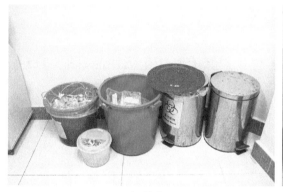

A:规范前　　　　　　　　　　　　　　　B:规范后

图 5-112　可移动设施地标线

5. 优化工作区物品管理,工作区没有无用或长久不用的医疗用品、物品或物料,根据学科特点安排用品放置方式,要便于管理,方便查找,符合医院感染管理规范

（1）工作区不存放长期不用（超过 3 个月）的医疗用品、物品或物料。

（2）工作区医疗用品、物品或物料存放应有指定区域,区域标识明确、规范;区域内各种物品或物料实行定置管理,整齐有序,保持区域内整洁（图 5-114）。

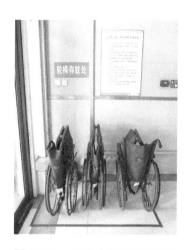

图 5-113　可移动设施定置管理

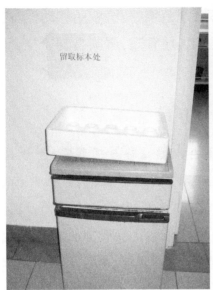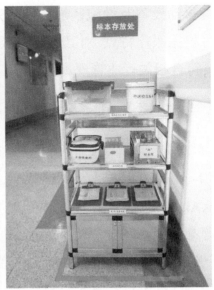

A:不规范   B:规范

图 5-114　标本存放处

（3）医疗用品不能和文件资料混放，工作区严禁有私人生活用品（图 5-115）。

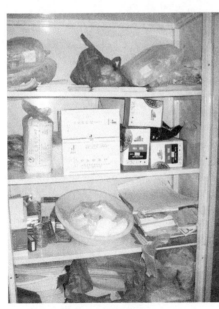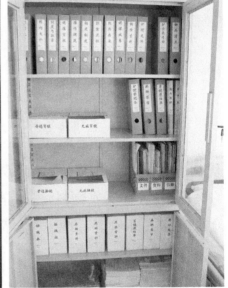

A:不规范   B:规范

图 5-115　医疗用品和文件资料分类放置

（二）考评细则（★）（表 5-7）

表 5-7　诊疗工作区医疗用品以及后勤工作区设备、工具等考评细则

标准要求	考评内容	考评说明	备注
1. 诊疗工作区医疗用品以及后勤工作区设备、工具等实行定置管理	1.1　诊疗工作区医疗用品的配置和摆放符合医疗相关规范及《医疗机构消毒技术规范》（WS/T367-2012）	一处不合格扣 0.2 分	医院工作区包括诊疗工作区、后勤工作区和辅助区，其中诊疗工作区分为普通工作区和特殊工作区
	1.2　诊疗工作区医疗用品以及后勤设备、工具等定置区域明确，标识清楚，规范统一。具体要求如下：	一处不合格扣 0.2 分	
	普通诊疗工作区 （1）门诊咨询台或导诊区 　1）门诊咨询台或导诊区可放置物品：工作桌椅、垃圾筐、电脑设施、电话、笔筒、胶水、文件架、文件资料、宣传资料、诊疗仪器、诊疗用品、少量绿植（须有托水盘） 　2）导诊台台面可放置物品：电脑设施、电话、笔筒、胶水、文件架、当日用文件资料、宣传资料、小盆绿植（须有托水盘） 　3）导诊台抽屉、柜内可放置物品：文件资料、办公用品、诊疗仪器、诊疗用品、其他必需品等 （2）门诊挂号室、住院处、收费处实行定置管理：按需要配置办公家具及设备、设施、物品等 （3）门诊医生接诊室 　1）门诊医生接诊室可放置物品：办公桌椅、检查床、观片灯、小文件柜、文件架、储物筐、衣帽架、垃圾筐（生活垃圾筐、医疗垃圾筐）、电脑、笔筒、胶水、台历、常用诊疗仪器、诊疗物品、少量绿植（须有托水盘）等 　2）接诊室办公桌面可放置物品：电脑设施，电话，笔筒，胶水，台历，文件架，文件资料、小盆绿植（须有托水盘）。除定置物品外仅可放置当日用病历资料，用后归位。桌面玻璃板下可放打印的电话号码表、与工作有关的印刷体表格，且摆放整齐 　3）办公桌抽屉、柜内可放置物品：文件资料，办公用品，诊疗仪器，诊疗用品，化验单等其他必需品等 　4）接诊室窗台上除少量绿植，不可放其他物品 （4）住院医生办公室（区） 　1）医生办公室（区）可放置物品：办公桌椅、文件柜、观片灯、通知板、报架、电脑、电话、文件架、笔筒、胶水和少量绿植（须有托水盘） 　2）办公桌面可摆放物品：计算机、打印机、电话、笔筒、胶水、台历和小盆绿植，按定置图摆放；桌面仅放置正在使用的病历和文件资料，病历及资料用后要及时归位	一处不合格扣 0.2 分	

标准要求	考评内容	考评说明	备注
	3) 通知板:粘贴纸张要整齐,过期要及时清理,不要乱写乱画 (5) 住院护士办公区 1) 护士办公区(护士站)可放置物品:办公桌椅、文件柜、病历车、电脑、电话、文件架、笔筒、胶水;常用诊疗仪器,常用文件资料,其他必需品;少量绿植等 2) 护士办公区台面可放置物品:电脑、打印机、电话、笔筒、胶水、台历、文件架(夹)、文件资料;小盆绿植(须有托水盘)。除定置物品外,仅可有当日用文件资料,用后归位。桌面玻璃板下压物品符合要求,详见办公室办公桌要求 3) 护士办公区抽屉、柜子可放置物品:文件资料,办公用品,诊疗仪器,诊疗用品,其他必需品等 (6) 病房 1) 病房床头桌统一放置病床的一侧,每日消毒毛巾擦拭,桌上物品摆放整齐,一般不超过 5 种物品 2) 每日湿式扫床 2 次,保持床单位整洁,按要求准备各种床单位 3) 床下不放便器,便器、毛巾及洗漱用具放到洗手间内 4) 吃饭用餐板不遮挡床头卡 5) 病房凳子不用时统一放在病床床尾,床尾摇把用后及时收回 6) 输液吊架不用时统一放在病床床头位置 7) 患者物品尽量放置在床头柜及储物柜内,储物柜顶不得放置物品 8) 陪床用折叠椅或床于每日 7 点之前放在卫生间内保存 9) 患者出院做好终末消毒工作,铺好床单位并罩上一次性床罩备用		
	特殊诊疗工作区 具体要求如下: (1) 各房间根据相应需要放置检查床、手术床、医疗器械柜、医疗用品柜(架)、抢救车、常用诊疗仪器设施、文件架(夹)、日常垃圾和医用垃圾桶,其他必需品 (2) 工作人员进入特殊工作区或者进行操作时要遵守医疗管理相应规定 (3) 洗手消毒设施齐备,水槽干净通畅 (4) 生活垃圾、医疗垃圾分类存放,及时清理,避免外溢污染。使用过的医用锐器按规范存放	一处不合格扣 0.2 分	

标准要求	考评内容	考评说明	备注
	后勤工作区:包括如食堂、空调班、配电室、氧气站、锅炉房、设备维修办公室等 设备、用具、物品实行定置管理	一处不合格扣 0.2 分	
	辅助区 (1)更衣室 1)可放置物品:更衣柜、工作服衣帽架或挂钩、洗漱用品放置柜(架)、脏衣箱、洁净工作服放置箱等 2)更衣柜:所有个人物品归入更衣柜内,物品按固定位置整齐有序放置,地面不能放鞋,鞋要放在更衣柜或鞋柜内 3)洗漱用品放置柜(架):有洗漱柜(架)的科室,洗漱盆或筐放于柜(架)中,洗漱柜(架)要采用开放式,通风良好。有些科室受条件所限,洗漱用品可以放在更衣室内个人更衣柜的上方,尽量统一洗漱筐(盆)的样式,摆放整齐 4)工作服衣帽架或挂钩:仅用于悬挂工作服,外观干净整洁。最好衣架附有姓名或编号标识,便于工作服固定放置;不同颜色的工作服建议分开放置,以保持美观。另外,要换洗的工作服要放置专用的箱子内,固定放置 (2)值班室(就餐室) 1)值班室(就餐室)可放置物品:床、工作服衣帽架或挂钩、就餐桌、饮水设施、微波炉,每人一个饮水杯,无更衣室的科室可放置更衣柜 2)有房间定置图,物品按固定位置整齐有序放置 3)床铺整齐,床单随时整理保持平整,被子叠好放置在床尾,枕头放在被子上 4)水杯统一放置在固定区域,餐具统一放在抽屉内或柜内,抽屉或柜保持干净整洁 5)电器使用安全规范 6)洗手池每日清洁保持干净,干手设施或物品放置合理、美观 (3)洗澡间 1)洗澡间可放置物品:除洗澡设施外,可有衣物柜或衣物挂钩,洗漱品放置架(柜、台)等 2)洗澡间设施齐全,功能良好,使用安全规范 3)物品放置有序 4)洗澡间使用后要保持干净整洁,无死角,无异味	一处不合格扣 0.2 分	
1.3 定置区内物品与定置标识相符		一处不合格扣 0.2 分	

标准要求	考评内容	考评说明	备注
	1.4　各房间及办公区要有定置图(病房及开放区域除外),图物相符,定置图绘制、张贴应规范统一(详见办公区定置图要求)	一处不合格扣 0.2 分	
	1.5　非玻璃门文件柜、储物柜及医疗用品柜有隔板者要有定置图,一柜一图,图物相符	一处不合格扣 0.2 分	
	1.6　文件柜、更衣柜、工作区的抽屉、非玻璃门储物柜、器械柜及储物箱、文件架(夹)标识清楚	一处不合格扣 0.2 分	
2. 诊疗工作区医疗用品(药品、医疗器械、医疗辅助用品)、后勤工作区设备、工具等分类合理有序,定置摆放,状态清晰、准确、账物相符	2.1　过期的医疗用品,如一次性输血器、输液器、注射器、棉签、纱布等要按照医用垃圾常规处理;过期的药品要按照医疗相关规定进行销毁;报废的仪器、设备、工具要彻底清理出现场	一个受检部位不合格扣 1 分	
	2.2　医疗用品(药品、医疗器械、医疗辅助用品)均应在有效期内或处于备用完好状态。标识清晰,设备、器具校准及时	一处不合格扣 0.3 分	
	2.3　医疗用品(工具)柜保持整洁;1.5m 以下的柜顶允许摆放物品,物品分类摆放,整洁有序	一处不合格扣 0.1 分	
	2.4　医疗用品(工具)柜内仪器、设备、药品、工具、物品等,合理分类,整洁有序,账物相符	一处不合格扣 0.3 分	
	2.5　医疗用品、工具摆放有序,表面无血迹、脏污、油污、锈蚀等杂物	一处不合格扣 0.1 分	
	2.6　医疗用品、工具无直接落地放置现象(除规范允许落地放置外)	一处不合格扣 0.1 分	
	2.7　积极推进实施目视化、信息化管理	达标～铜牌级有效实施的,分级给予受检部位加 0.3～0.5 分	
3. 积极推进全面生产维护(TPM),建立设备点检机制,现场仪器、设备完好整洁,状态标识清晰,维护保养及时到位	3.1　医院设备管理符合国家法律、法规及卫生行政部门规章、管理办法、标准的要求,详见《三级综合医院评审标准实施细则(2011 年版)》	一处不合格扣 0.2 分	
	3.2　诊疗工作区和后勤工作区设备完好整洁、状态标识清楚、维护保养及时到位;无跑、冒、滴、漏等现象	一处不合格扣 0.2 分	
	3.3　建立了"三位一体"(岗位操作员的日常点检、专业点检员的定期点检、专业技术人员的精密点检)点检机制;制度规范完善,监督考核落实到位	一处不合格扣 0.1 分	
	3.4　仪器、设备附件合理分类,整洁有序,定置放置,标识清楚,无锈蚀、无杂物	一处不合格扣 0.2 分	
	3.5　工作区仪器、仪表状态标识清楚,摆放有序,完好整洁,检定、校准及时,维护保养防护到位,有定期校准、维护保养记录	一处不合格扣 0.2 分	

续表

标准要求	考评内容	考评说明	备注
	3.6　设备、设施的跑、冒、滴、漏、放射性物质等污染源,确因客观原因不能根除,则必须有控制治理措施或职业防护措施,保持现场整洁	一处不合格扣0.2分	
	3.7　用于急救、生命支持系统仪器装备要始终保持在待用状态	一处不合格扣0.2分	
4. 可移动设备及设施(含各种推车、抢救车、病历车、垃圾桶、氧气筒、氩气筒、灭火瓶等)合理实行定置管理	4.1　可移动设备及设施实施定置管理,摆放整齐	一处不合格扣0.3分	
	4.2　可移动设备及设施保洁责任明确,落实到位,设施干净整洁	一处不合格扣0.2分	
	4.3可移动设备及设施区域标识明确清楚,规范统一	一处不合格扣0.1分	
5. 优化工作区物品管理,工作区没有无用或长久不用的医疗用品、物品或物料,根据学科特点安排用品放置方式,要便于管理,方便查找,符合医院感染管理规范	5.1　工作区不存放长期不用(超过3个月)的医疗用品、物品或物料	工作区有一处长期不用(超过3个月)医疗用品、物品或物料摆放,扣0.5分	
	5.2　工作区医疗用品、物品或物料存放应有指定区域,区域标识明确、规范;区域内各种物品或物料实行定置管理,整齐有序,保持区域内整洁	工作区有一处短期不用(超过3个月)医疗用品、物品或物料摆放,扣0.3分	
	5.3　医疗用品不能和文件资料混放,工作区严禁有私人生活用品	一处不合格扣0.3分	

工作区定置区、通道

(一)评价标准

1. 工作区定置区明确,划线清楚,颜色、规格统一

(1) 工作区定置区明确,地面各类划线清晰、规范(图5-116)。

(2) 工作区定置区划线完好整洁,定置线用封闭实线(图5-117)。

2. 通道划线清楚,颜色、规格统一

(1) 通道地面整洁,无油污、水渍、烟蒂、纸屑等杂物(图5-118)。

(2) 工作区通道划线清晰,完好整洁,颜色、规格统一(图5-119)。

(3) 通道不得随意占用,确需占用通道摆放,须设置有时限要求的警示牌(消防通道除外)(图5-120)。

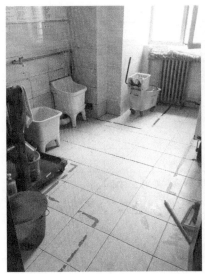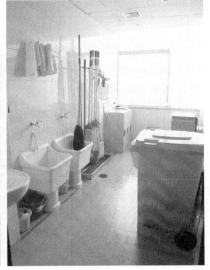

A:不规范   B:规范

图 5-116   工作区定置区

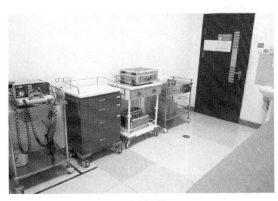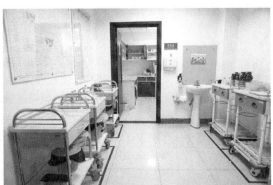

A:不规范   B:规范

图 5-117   工作区定置区划线

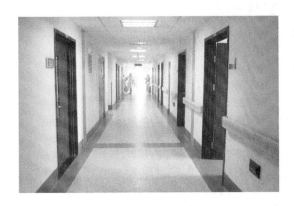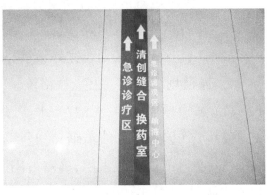

图 5-118   通道地面整洁   图 5-119   工作区通道划线清晰

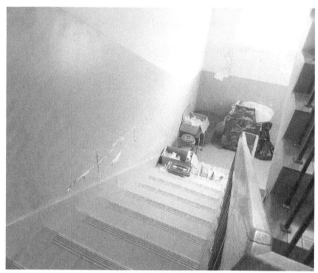 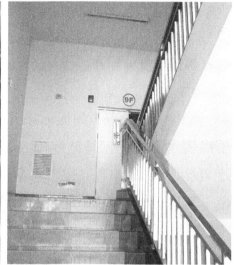

A:不规范　　　　　　　　　　　　　　　　　B:规范

图 5-120　楼梯通道

(二)考评细则(表 5-8)

表 5-8　工作区定置区、通道考评细则

标准要求	考评内容	考评说明	备注
1. 工作区定置区明确,划线清楚,颜色、规格统一	1.1　工作区定置区明确,地面各类划线清晰、规范	一处不合格扣 0.2 分	现场审核按抽查部位打分
	1.2　工作区定置区划线完好整洁,定置线可用封闭实线	一处不合格扣 0.1 分	
2. 通道划线清楚,颜色、规格统一	2.1　通道地面整洁,无油污、水渍、烟蒂、纸屑等杂物	一处不合格扣 0.5 分	
	2.2　工作区通道划线清晰,完好整洁,颜色、规格统一	一处不合格扣 0.2 分	
	2.3　通道不得随意占用,确需占用通道摆放,须设置有时限要求的警示牌(消防通道除外)	一处不合格扣 0.2 分	

诊疗和后勤工作区地面、门窗和墙面、管线

(一)评价标准

1. 工作区地面平整、干净

(1)现场地面、通道平整,无障碍物和绊脚物(图 5-121)。

（2）工作区地面干净，无杂物，如油、水、烟蒂、纸屑、污染的布单、纱布、棉签等医疗废弃物及痰迹（图 5-122）。

（3）卫生应有专人负责，每日打扫，无卫生死角，卫生间无异味。整体干净清洁，定期消毒，符合《北京市医疗机构环境清洁卫生技术与管理规范》（京卫医字［2013］192 号）相关要求（图 5-123）。

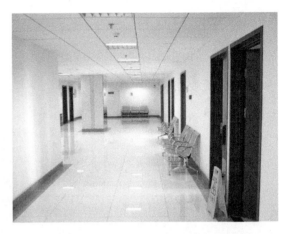

图 5-121　工作区通道平整

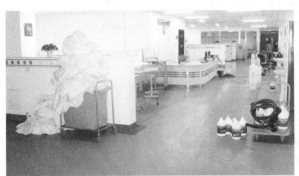

A：不规范

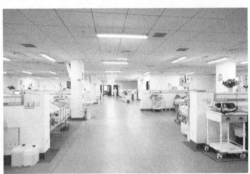

B：规范

图 5-122　工作区地面

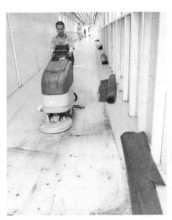

A：不规范

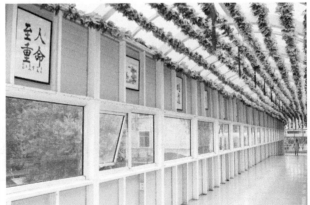

B：规范

图 5-123　工作区地面无卫生死角

2. 门窗、墙面完好洁净

（1）门牌齐全，标识准确，门窗洁净，无破损（图 5-124）。

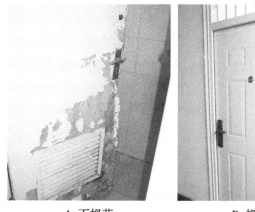

A:不规范　　　　　　　　　B:规范

图 5-124　门

（2）墙面、天花板等部位表面干净,无灰尘、污渍、多余物（图 5-125）。

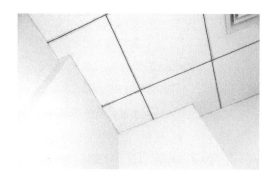

图 5-125　墙面、天花板干净无污渍

（3）有环境控制要求的工作区,天花板和墙壁平整、干净,无起皮、脱落、破损等现象（图 5-126）。

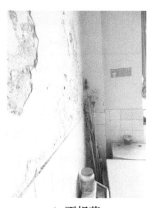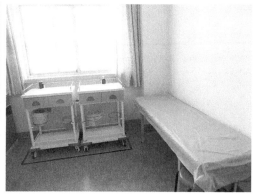

A:不规范　　　　　　　　　B:规范

图 5-126　墙壁

3. 墙面悬挂张贴物整洁、规范（图 5-127）

（1）悬挂（张贴）物整洁、完好，表面无灰尘、污渍。

（2）陈旧过期、破损的悬挂（张贴）物及时清除或更换。

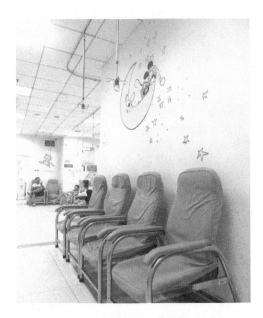

图 5-127　儿科墙面张贴物整洁、完好

4. 各类管线、线路布置合理、整洁（图 5-128）

（1）废弃管线及时清除。

（2）管线无锈蚀、脏污、布置凌乱现象。

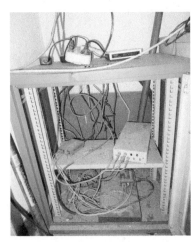

A：不规范

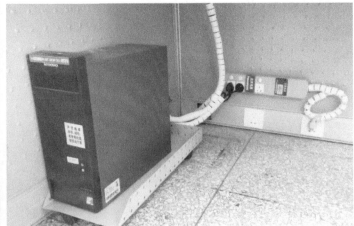

B：规范

图 5-128　管线、线路

（二）考评细则（表 5-9）

表 5-9　诊疗和后勤工作区地面、门窗和墙面、管线考评细则

标准要求	考评内容	考评说明	备注
1. 工作区地面平整、干净	1.1　现场地面、通道平整,无障碍物和绊脚物	一处不合格扣 0.2 分	现场审核按抽查部位打分
	1.2　工作区地面干净,无杂物,如油、水、烟蒂、纸屑、污染的布单、纱布、棉签等医疗废弃物及痰迹	一处不合格扣 0.3 分	
	1.3　卫生应有专人负责,每日打扫,无卫生死角,卫生间无异味。整体干净清洁,定期消毒,符合《北京市医疗机构环境清洁卫生技术与管理规范》(京卫医字[2013]192 号)相关要求	一处不合格扣 0.3 分	
2. 门窗、墙面完好洁净	2.1　门牌齐全,标识准确,门窗洁净,无破损	一处不合格扣 0.2 分	
	2.2　墙面、天花板等部位表面干净,无灰尘、污渍、多余物	一处不合格扣 0.2 分	
	2.3　有环境控制要求的工作区,天花板和墙壁平整、干净,无起皮、脱落、破损等现象	一处不合格扣 0.1 分	
3. 墙面悬挂(张贴)物整洁、规范	3.1　悬挂(张贴)物整洁、完好,表面无灰尘、污渍	一处不合格扣 0.1 分	
	3.2　陈旧过期、破损的悬挂(张贴)物及时清除或更换	一处不合格扣 0.3 分	
4. 各类管线、线路布置合理,整洁	4.1　废弃管线及时清除	一个受检部位不合格扣 0.2 分	
	4.2　管线无锈蚀、脏污、布置凌乱现象	一处不合格扣 0.3 分	

患者就诊管理(★)

（一）评价标准(★)

1. 就诊环境清洁、舒适、安全

（1）为患者提供就诊接待、引导、咨询服务。

1）有咨询服务台,专人服务,相关人员知晓各服务流程(图 5-129、图 5-130)。

2）有医院就诊指南和医院建筑平面图。

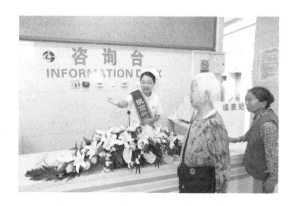

图 5-129　门诊咨询台提供专人服务

【航空总医院门诊咨询台接待患者流程】

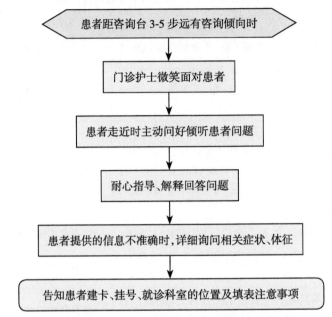

```
┌─────────────────────────────────────────────┐
│     患者距咨询台 3-5 步远有咨询倾向时          │
└─────────────────────────────────────────────┘
                      ↓
┌─────────────────────────────────────────────┐
│            门诊护士微笑面对患者                │
└─────────────────────────────────────────────┘
                      ↓
┌─────────────────────────────────────────────┐
│        患者走近时主动问好倾听患者问题          │
└─────────────────────────────────────────────┘
                      ↓
┌─────────────────────────────────────────────┐
│            耐心指导、解释回答问题              │
└─────────────────────────────────────────────┘
                      ↓
┌─────────────────────────────────────────────┐
│     患者提供的信息不准确时,详细询问相关症状、体征  │
└─────────────────────────────────────────────┘
                      ↓
┌─────────────────────────────────────────────┐
│   告知患者建卡、挂号、就诊科室的位置及填表注意事项  │
└─────────────────────────────────────────────┘
```

注:1. 接待患者注意文明礼貌,使用文明用语:你好,请,谢谢,对不起,再见;
　　2. 根据经验和观察区分患者病情,保证急诊和危重症患者及时就诊;
　　3. 对正常体检和儿科的患者要加以区分,正确指导;
　　4. 本着"首问负责"的原则,为患者圆满解答问题。

图 5-130　门诊咨询台接待患者流程图

3) 有清晰、易懂的医院服务标识(图 5-131)。

4) 有说明患者权利的图文介绍资料。

5) 有残疾人无障碍设施及辅助用轮椅、推车等设备,标识醒目(图 5-132)。

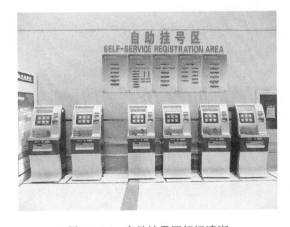

图 5-131　自助挂号区标识清晰

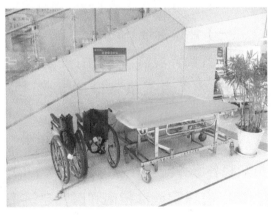

图 5-132　配备轮椅和推车

6）有为老年人、有困难的患者提供导医和帮助的服务（图 5-133）。

7）有提供饮水、电话、健康教育宣传等服务的设施（图 5-134、图 5-135）。

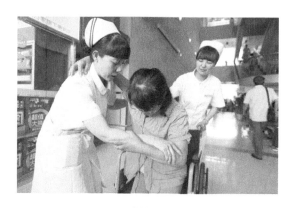

图 5-133　门诊护士协助患者就诊

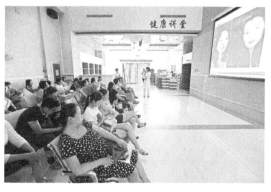

图 5-134　门诊健康讲堂为患者提供健康教育服务

8）有卫生、清洁、无味、防滑的卫生间，包括专供残疾人使用的卫生设施。

9）有适宜的供患者停放车辆的区域；有通畅无障碍的救护车通道；有电梯服务管理人员；有预防意外事件的措施与警示标识。

10）医院工作人员佩戴标识规范，易于患者识别。

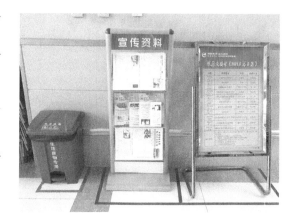

图 5-135　提供健康宣教资料和讲课安排表

（2）急诊与门诊候诊区、医技部门、住院区等均有明显、易懂的标识。

1）有明显的识别与路径标识，尤其与急救相关的科室与路径。

2）标识用字规范、清楚、醒目、导向易懂：尤其应有"紧急出口"提示标识、"禁止吸烟"标识；在强磁场设备区域应有"禁止佩戴心脏起搏器者靠近"标识；标识应符合相关规定（图 5-136、图 5-137）。

（3）门诊、住院环境清洁、舒适、安全。

1）医院建筑布局符合患者就诊流程要求和医院感染管理的需要，满足《北京市医疗机构环境清洁卫生技术与管理规范》（京卫医字〔2013〕192 号）相关规定。

2）门诊工作区满足患者就诊需要，有配备适宜座椅的等候休息区（图 5-138）。

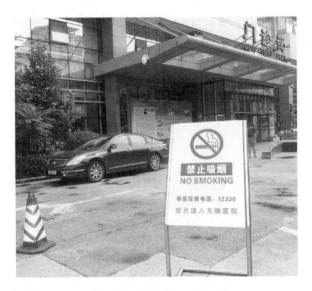

图 5-136　"禁止吸烟"标识　　　　　图 5-137　影像检查警示标识

3）有候诊排队提示系统（图 5-139）。

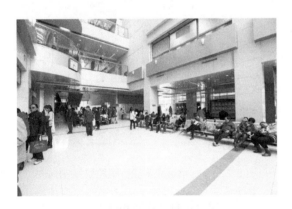

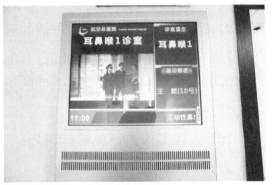

图 5-138　门诊大厅配备患者就诊等候休息区　　　图 5-139　提供自动候诊排队提示系统

4）有整洁宁静的住院病房,实际占地面积满足住院诊疗需要（图 5-140、图 5-141）。

5）有卫生洗浴设施,并配备应急呼叫及防滑扶手装置。

6）按照手卫生规范,正确配置有效、便捷的手卫生设备和设施,为执行手卫生提供必需的保障与有效的监管措施（图 5-142）。

7）有安全、舒适的病房床单元设施和适宜危重患者使用的可移动病床。

医院为患者提供的坐卧设施（坐具和卧具）应具有合格证,如使用自制设施,应保证使用安全。坐卧设施的其他安全管理依据《医疗机构患者活动场所及坐

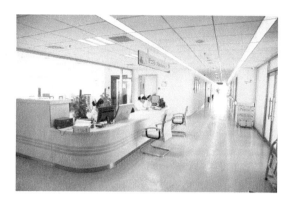

图 5-140 整洁的护士站

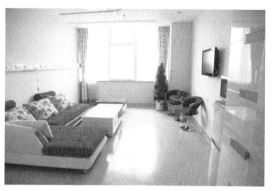

图 5-141 舒适的住院病房

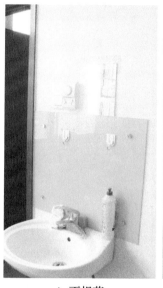

A:不规范

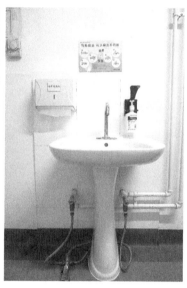

B:规范

图 5-142 手卫生设备设施

卧设施安全要求》(中华人民共和国卫生行业标准 WS 444.2-2014)相关规定执行(图 5-143)。

8)患者可以到达的区域应有防护措施或使用防撞玻璃(图 5-144)。

9)室内地面应平坦,湿式清扫时应设警示标识。患者活动场所的其他安全管理依据《医疗机构患者活动场所及坐卧设施安全要求》(中华人民共和国卫生行业标准 WS 444.1-2014)相

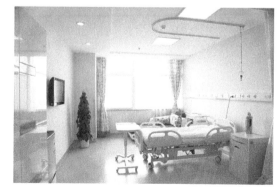

图 5-143 安全、舒适的病床设施

关规定执行(图 5-145)。

(4) 有保护患者隐私的设施和管理措施(图 5-146、图 5-147)。

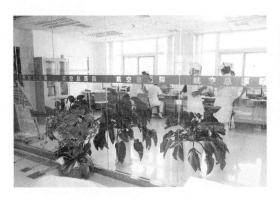

图 5-144　玻璃防撞设施

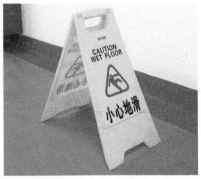

图 5-145　防滑警示标识

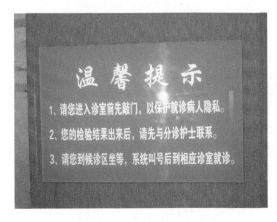

图 5-146　保护患者隐私的措施

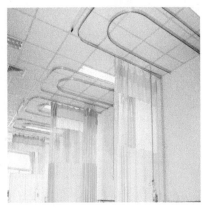

图 5-147　保护患者隐私的设施

(5) 执行《无烟医疗机构标准(试行)》、《关于 2011 年起全国医疗卫生系统全面禁烟的决定》及地方控烟管理规定(图 5-148)。

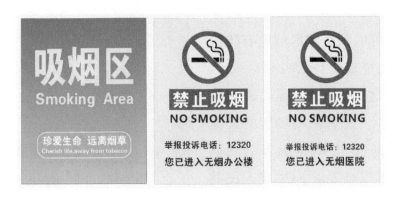

图 5-148　控烟标识

2. 就诊流程便捷、有序

(1) 预约诊疗服务

1) 实施多种形式的预约诊疗与分时段服务,对门诊和出院复诊患者实行中长期预约(图 5-149)。

2) 有预约诊疗工作制度和规范,有操作流程,逐步提高患者预约就诊比例。

航空总医院预约挂号须知

为了更好地为患者服务,本院提供多种预约方式,预约患者优先就诊。为方便您合理安排就医,请认真阅读以下服务须知。

电话预约挂号: 59520439(平时) 010-114(24小时)

现场预约挂号: 在大厅总服务台办理

诊间预约挂号: 在门诊医生诊室办理(推荐)

网络预约挂号: 北京市预约挂号统一平台(http://www.bjguahao.gov.cn)

出院复诊预约: 住院患者出院时可以由管床医师在病区预约门诊复查

预约时间范围: 用户可以预约次日起90天的号源(当天不预约)。

预约实名制: 请您如实提供预约患者真实姓名、身份证号、本地手机号、我院就诊卡号或医保卡号等信息。

就诊取号: 预约成功后,请患者于就诊当日凭预约条和本人有效身份证件(儿童提供本人户口本或家长身份证,医保用户须携带医保卡)缴费取号。就诊取号时出示的身份信息必须与预约时提供的患者身份信息一致,否则医院不提供预留的号源。

取号时间: 就诊当日,上午7:00-9:30 下午13:00-15:00之间。

取号窗口: 门诊预约挂号窗口。

图 5-149 航空总医院预约挂号须知

3) 建立与挂钩合作的基层医疗机构的预约转诊服务。

(2) 门诊流程管理

1) 优化门诊布局结构,完善门诊管理制度,落实便民措施,减少就医等待,改善患者就医体验(图 5-150、图 5-151)。

2) 公开出诊信息,保障医务人员按时出诊,遇有医务人员出诊时间变更应当提前告知患者。提供咨询服务,帮助患者有效就诊。

3) 根据门诊就诊患者流量调配医疗资源,做好门诊和辅助科室之间的协调配合。

4) 有制度与流程支持开展多学科综合门诊(图 5-152)。

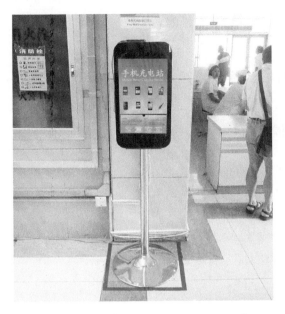

图 5-150　提供手机充电和 WiFi 便民设施

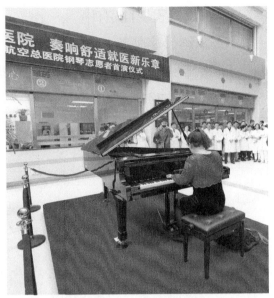

图 5-151　钢琴入驻医院,改善患者就医体验

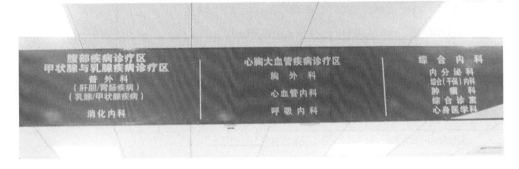

图 5-152　多学科综合门诊标识

5) 有改善门诊服务、方便患者就医的绩效考评和分配政策,支持医务人员从事晚间门诊和节假日门诊。

(3) 急诊绿色通道管理

1) 急诊科布局、设备设施符合《急诊科建设与管理指南(试行)》的要求,实行 7×24 小时服务。

2) 急诊科应当配备足够数量,受过专门训练,掌握急诊医学的基本理论、基础知识和基本操作技能,具备独立工作能力的医护人员。

3) 加强急诊检诊、分诊,落实首诊负责制,及时救治急危重症患者(图5-153)。

4）根据重大突发事件应急医疗救援预案,制订大规模抢救工作流程,保障绿色通道畅通。

（4）住院、转诊、转科服务流程管理

1）完善患者入院、出院、转科服务管理工作制度和标准,改进服务流程,方便患者。

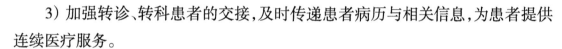

图 5-153 急诊科分诊台

2）为急诊患者入院制定合理、便捷的入院相关制度与流程,危重患者应先抢救并及时办理入院手续。

3）加强转诊、转科患者的交接,及时传递患者病历与相关信息,为患者提供连续医疗服务。

（5）投诉管理

1）贯彻落实《医院投诉管理办法（试行）》,实行"首诉负责制",设立或指定专门部门统一接受、处理患者和医务人员投诉,及时处理并答复投诉人。

2）公布投诉管理部门、地点、接待时间及其联系方式,同时公布上级部门投诉电话,建立健全投诉档案,规范投诉处理流程（图 5-154）。

3）根据患者和员工的投诉,持续改进医疗服务。

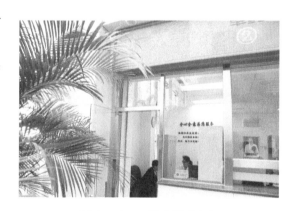

图 5-154 一站式诉求中心

3. 诊疗过程科学、规范

（1）落实各项医疗工作规范:如《临床诊疗指南》《临床技术操作规范》《基础护理服务工作规范》《常用临床护理技术服务规范》《临床护理实践指南》及《医疗机构环境清洁卫生技术与管理规范》等。

（2）按照《三级综合医院评审标准实施细则（2011 年版）》要求,认真落实患者安全目标,确保患者安全。

1）确立查对制度,识别患者身份。

① 对就诊患者施行唯一标识（医保卡、新型农村合作医疗卡编号、身份证号码、病历号等）管理。

② 在诊疗活动中,严格执行"查对制度",至少同时使用姓名、年龄两项核对患者身份,确保对正确的患者实施正确的操作。

③ 完善关键流程(急诊、病房、手术室、ICU、产房、新生儿室之间流程)的患者识别措施,健全转科交接登记制度;使用"腕带"作为识别患者身份的标识,重点是重症监护病房、新生儿科(室)、手术室、急诊室等部门,以及意识不清、语言交流障碍的患者等。

2) 确立在特殊情况下医务人员之间有效沟通的程序、步骤。

① 按规定开具完整的医嘱或处方。

② 有紧急情况下下达口头医嘱的相关制度与流程。

③ 有危急值报告制度与处置流程。

3) 确立手术安全核查制度,防止手术患者、手术部位及术式发生错误。

① 有手术患者术前准备的相关管理制度。

② 有手术部位识别标识相关制度与流程。

③ 有手术安全核查与手术风险评估制度与流程。

4) 执行手卫生规范,落实医院感染控制的基本要求。

① 按照手卫生规范,正确配置有效、便捷的手卫生设备和设施,为执行手卫生提供必需的保障与有效的监管措施。

② 医务人员在临床诊疗活动中应严格遵循手卫生相关要求(手清洁、手消毒、外科洗手操作规程等)。

5) 特殊药物的管理,提高用药安全。

① 严格执行麻醉药品、精神药品、放射性药品、医疗用毒性药品及药品类易制毒化学品等特殊管理药品的使用与管理规章制度。

② 有高浓度电解质、听似、看似等易混淆的药品贮存与识别要求。

6) 临床"危急值"报告制度。

① 根据医院实际情况确定"危急值"项目,建立"危急值"管理制度与工作流程。

② 严格执行"危急值"报告制度与流程。

7) 防范与减少患者跌倒、坠床等意外事件发生。

① 对患者进行风险评估,主动向高危患者告知跌倒、坠床风险,采取有效措施防止意外事件的发生。

② 有患者跌倒、坠床等意外事件报告制度、处置预案与工作流程。

8）防范于减少患者压疮发生。

① 有压疮风险评估与报告制度,有压疮诊疗及护理规范。

② 落实预防压疮的护理措施。

9）妥善处理医疗安全(不良)事件。

① 有主动报告医疗安全(不良)事件的制度与工作流程,并让医务人员充分了解。

② 有激励措施,鼓励不良事件呈报。

③ 将安全信息与医院实际情况相结合,从医院管理体系、运行机制与规章制度上进行有针对性的持续改进,对重大不安全事件要有根本原因分析。

10）患者参与医疗安全。

① 针对患者疾病诊疗,为患者及其近亲属提供相关的健康知识教育,协助患者对诊疗方案做出正确理解与选择。

② 主动邀请患者参与医疗安全活动,如身份识别、手术部位确认、药物使用等。

4. 医疗文书和诊疗相关资料管理规范

(1) 医疗文书管理规范

1）病历车要定置管理、保持干净整洁(图 5-155)。

2）运行病历等记录填写要及时、规范、完整、清楚。

3）运行病历按医疗要求排序,化验单等回报单粘贴整齐规范;病历用后即放入病历车;回报单有固定位置放置,分类标识清楚,必须在回报后 3 日内归入病历(图 5-156)。

4）终末病历质控管理时,合格病历和不合格病历分类标识清楚,对不合格病历要有管理措施(图 5-157)。

5）病历管理的其他要求依据《医疗机构病历管理规定(2013 年版)》相关规定执行。

(2) 医疗标本管理规范

1）定置管理,分类标识清楚(图 5-158)。

2）液体标本要有防渗漏污染措施。

3）长期存放的标本,如病理蜡块和病理切片,要摆放整齐,干净整洁,记录

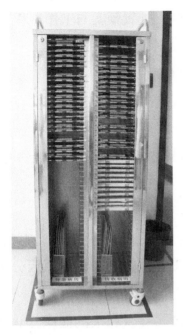

图 5-155　病历车定置管理

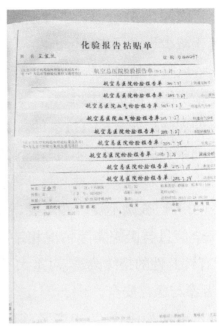

图 5-156　化验单粘贴规范

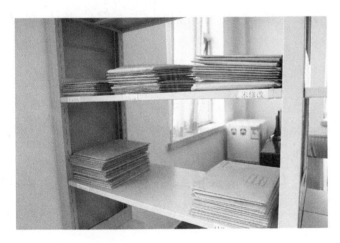

图 5-157　终末病历质控管理

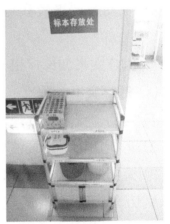

图 5-158　医疗标本定置管理

登记规范（图 5-159、图 5-160）。

（3）影像片管理规范

1）定置放置，干净整洁。

2）影像科室的影像片要登记清楚，记录完整，对不同科室（门诊、病房、急诊等）的影像片分类标识清楚。

5. 出院患者健康教育和随访预约管理落实到位

医疗作为以人的健康为服务对象的特殊行业，需要把服务的范围延伸到患

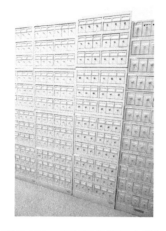

图 5-159　病理切片柜干净整洁

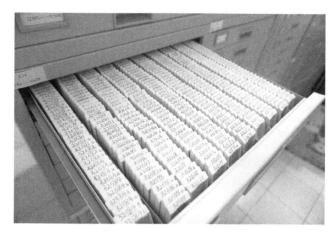

图 5-160　病理蜡块摆放整齐

者出院之后。

（1）有出院患者健康教育制度、随访与预约管理相关制度并落实。

（2）患者或近亲属能知晓和理解出院后医疗、护理和康复措施。

（3）开展多种形式的随访，不断提高随访率和患者满意度。

（4）职能部门对上述工作进行督导、检查、总结、反馈、有改进措施。

（5）持续改进健康教育和随访预约管理有成效。

（二）考评细则（★）（表 5-10）

表 5-10　患者就诊管理考评细则

标准要求	考评内容	考评说明	备注
1. 就诊环境清洁、舒适、安全	1.1　为患者提供就诊接待、引导、咨询服务 （1）有咨询服务台，专人服务，相关人员知晓各服务流程 （2）有医院就诊指南和医院建筑平面图 （3）有清晰、易懂的医院服务标识 （4）有说明患者权利的图文介绍资料 （5）有残疾人无障碍设施及辅助用轮椅、推车等设备，标识醒目 （6）有为老年人、有困难的患者提供导医和帮助的服务 （7）有提供饮水、电话、健康教育宣传等服务的设施 （8）有卫生、清洁、无味、防滑的卫生间，包括专供残疾人使用的卫生设施 （9）有适宜的供患者停放车辆的区域；有通畅	一处不合格扣 0.3 分	现场审核按抽查部位打分

标准要求	考评内容	考评说明	备注
	无障碍的救护车通道;有电梯服务管理人员;有预防意外事件的措施与警示标识 (10) 医院工作人员佩戴标识规范,易于患者识别		
	1.2 急诊与门诊候诊区、医技部门、住院区等均有明显、易懂的标识 (1) 有明显的识别与路径标识,尤其与急救相关的科室与路径 (2) 标识用字规范、清楚、醒目、导向易懂;尤其应有"紧急出口"提示标识、"禁止吸烟"标识;在强磁场设备区域应有"禁止佩戴心脏起搏器者靠近"标识;标识应符合相关规定	一处不合格扣 0.3 分	现场审核按抽查部位打分
	1.3 门诊、住院环境清洁、舒适、安全 (1) 医院建筑布局符合患者就诊流程要求和医院感染管理的需要,满足《北京市医疗机构环境清洁卫生技术与管理规范》(京卫医字〔2013〕192 号)相关规定 (2) 门诊工作区满足患者就诊需要,有配备适宜座椅的等候休息区 (3) 有候诊排队提示系统 (4) 有整洁宁静的住院病房,实际占地面积满足住院诊疗需要 (5) 有卫生洗浴设施,并配备应急呼叫及防滑扶手装置 (6) 按照手卫生规范,正确配置有效、便捷的手卫生设备和设施,为执行手卫生提供必需的保障与有效的监管措施 (7) 有安全、舒适的病房床单元设施和适宜危重患者使用的可移动病床 (8) 患者可以到达的区域应有防护措施或使用防撞玻璃 (9) 室内地面应平坦,湿式清扫时应设警示标识	一处不合格扣 0.3 分	现场审核按抽查部位打分
	1.4 有保护患者隐私的设施和管理措施	一处不合格扣 0.3 分	现场审核按抽查部位打分
	1.5 执行《无烟医疗机构标准(试行)》、《关于 2011 年起全国医疗卫生系统全面禁烟的决定》及地方控烟管理规定		
2. 就诊流程便捷、有序	2.1 预约诊疗服务 (1) 实施多种形式的预约诊疗与分时段服务,对门诊和出院复诊患者实行中长期预约	一处不合格扣 0.5 分	现场审核按抽查部位打分

标准要求	考评内容	考评说明	备注
	（2）有预约诊疗工作制度和规范,有操作流程,逐步提高患者预约就诊比例。 （3）建立与挂钩合作的基层医疗机构的预约转诊服务		
	2.2 门诊流程管理 （1）优化门诊布局结构,完善门诊管理制度,落实便民措施,减少就医等待,改善患者就医体验 （2）公开出诊信息,保障医务人员按时出诊,遇有医务人员出诊时间变更应当提前告知患者。提供咨询服务,帮助患者有效就诊 （3）根据门诊就诊患者流量调配医疗资源,做好门诊和辅助科室之间的协调配合 （4）有制度与流程支持开展多学科综合门诊 （5）有改善门诊服务、方便患者就医的绩效考评和分配政策,支持医务人员从事晚间门诊和节假日门诊	一处不合格扣 0.5 分	
	2.3 急诊绿色通道管理 （1）急诊科布局、设备设施符合《急诊科建设与管理指南（试行）》的要求,实行 7×24 小时服务 （2）急诊科应当配备足够数量,受过专门训练,掌握急诊医学的基本理论、基础知识和基本操作技能,具备独立工作能力的医护人员 （3）加强急诊检诊、分诊,落实首诊负责制,及时救治急危重症患者 （4）根据重大突发事件应急医疗救援预案,制订大规模抢救工作流程,保障绿色通道畅通		
	2.4 住院、转诊、转科服务流程管理 （1）完善患者入院、出院、转科服务管理工作制度和标准,改进服务流程,方便患者 （2）为急诊患者入院制订合理、便捷的入院相关制度与流程,危重患者应先抢救并及时办理入院手续 （3）加强转诊、转科患者的交接,及时传递患者病历与相关信息,为患者提供连续医疗服务	一处不合格扣 0.5 分	现场审核按抽查部位打分
	2.5 投诉管理 （1）贯彻落实《医院投诉管理办法（试行）》,实行"首诉负责制",设立或指定专门部门统一接受、处理患者和医务人员投诉,及时处理并答复投诉人 （2）公布投诉管理部门、地点、接待时间及其联系方式,同时公布上级部门投诉电话,建立健全投		

标准要求	考评内容	考评说明	备注
	诉档案,规范投诉处理流程 (3) 根据患者和员工的投诉,持续改进医疗服务		
3. 诊疗过程科学、规范	3.1　落实各项医疗工作规范 3.2　按照"三级综合医院评审标准实施细则(2011年版)要求,认真落实患者安全目标,确保患者安全 (1) 确立查对制度,识别患者身份 ① 对就诊患者施行唯一标识(医保卡、新型农村合作医疗卡编号、身份证号码、病历号等)管理 ② 在诊疗活动中,严格执行"查对制度",至少同时使用姓名、年龄两项核对患者身份,确保对正确的患者实施正确的操作 ③ 完善关键流程(急诊、病房、手术室、ICU、产房、新生儿室之间流程)的患者识别措施,健全转科交接登记制度;使用"腕带"作为识别患者身份的标识,重点是重症监护病房、新生儿科(室)、手术室、急诊室等部门,以及意识不清、语言交流障碍的患者等 (2) 确立在特殊情况下医务人员之间有效沟通的程序、步骤 ① 按规定开具完整的医嘱或处方 ② 有紧急情况下下达口头医嘱的相关制度与流程 ③ 有危急值报告制度与处置流程 (3) 确立手术安全核查制度,防止手术患者、手术部位及术式发生错误 ① 有手术患者术前准备的相关管理制度 ② 有手术部位识别标识相关制度与流程 ③ 有手术安全核查与手术风险评估制度与流程 (4) 执行手卫生规范,落实医院感染控制的基本要求 ① 按照手卫生规范,正确配置有效、便捷的手卫生设备和设施,为执行手卫生提供必需的保障与有效的监管措施 ② 医务人员在临床诊疗活动中应严格遵循手卫生相关要求(手清洁、手消毒、外科洗手操作规程等) (5) 特殊药物的管理,提高用药安全 ① 严格执行麻醉药品、精神药品、放射性药品、医疗用毒性药品及药品类易制毒化学品等特殊管理药品的使用与管理规章制度	一处不合格扣 0.5 分	现场审核按抽查部位打分

续表

标准要求	考评内容	考评说明	备注
	② 有高浓度电解质、听似、看似等易混淆的药品贮存与识别要求 (6) 临床"危急值"报告制度 ① 根据医院实际情况确定"危急值"项目,建立"危急值"管理制度与工作流程 ② 严格执行"危急值"报告制度与流程 (7) 防范与减少患者跌倒、坠床等意外事件发生 ① 对患者进行风险评估,主动向高危患者告知跌倒、坠床风险,采取有效措施防止意外事件的发生 ② 有患者跌倒、坠床等意外事件报告制度、处置预案与工作流程 (8) 防范于减少患者压疮发生 ① 有压疮风险评估与报告制度,有压疮诊疗及护理规范 ② 落实预防压疮的护理措施 (9) 妥善处理医疗安全(不良)事件 ① 有主动报告医疗安全(不良)事件的制度与工作流程,并让医务人员充分了解 ② 有激励措施,鼓励不良事件呈报 ③ 将安全信息与医院实际情况相结合,从医院管理体系、运行机制与规章制度上进行有针对性的持续改进,对重大不安全事件要有根本原因分析 (10) 患者参与医疗安全 ① 针对患者疾病诊疗,为患者及其近亲属提供相关的健康知识教育,协助患者对诊疗方案做出正确理解与选择 ② 主动邀请患者参与医疗安全活动,如身份识别、手术部位确认、药物使用等	一处不合格扣 0.5 分	
4. 医疗文书和诊疗相关资料管理规范	4.1 医疗文书管理规范 (1) 病历车要定置管理、保持干净整洁 (2) 运行病历等记录填写要及时、规范、完整、清楚 (3) 运行病历按医疗要求排序,化验单等回报单粘贴整齐规范;病历用后即放入病历车;回报单有固定位置放置,分类标识清楚,必须在回报后 3 日内归入病历 (4) 终末病历质控管理时,合格病历和不合格病历分类标识清楚,对不合格病历要有管理措施 (5) 病历管理的其他要求依据《医疗机构病历管理规定(2013 年版)》相关规定执行	一处不合格扣 0.5 分	

标准要求	考评内容	考评说明	备注
	4.2 医疗标本管理规范 (1) 定置管理,分类标识清楚 (2) 液体标本要有防渗漏污染措施 (3) 长期存放的标本,如病理蜡块和病理切片,要摆放整齐,干净整洁,记录登记规范		
	4.3 影像片管理规范 (1) 定置放置,干净整洁 (2) 影像科室的影像片要登记清楚,记录完整,对不同科室(门诊、病房、急诊等)的影像片分类标识清楚		
5. 出院患者健康教育和随访预约管理落实到位	5.1 有出院患者健康教育制度、随访与预约管理相关制度并落实	一处不合格扣 0.5 分	现场审核按抽查部位打分
	5.2 患者或近亲属能知晓和理解出院后医疗、护理和康复措施		
	5.3 开展多种形式的随访,不断提高随访率和患者满意度		
	5.4 职能部门对上述工作进行督导、检查、总结、反馈、有改进措施		
	5.5 持续改进健康教育和随访预约管理有成效		

诊疗和后勤工作区文件、记录

(一) 评价标准

诊疗和后勤工作区文件主要指规章制度、岗位职责、诊疗规范、技术操作常规、标准化操作规程等。诊疗工作区记录主要包括各种病历记录、医疗质控管理记录、继续教育培训记录、会诊及会议记录等,后勤工作区记录主要包括运行记录、培训记录及监管记录等。

1. 工作区的文件为适用版本

(1) 工作区(诊疗和后勤工作区)的文件必须为适用版本。

(2) 适用版本文件放置定置区不得混放不适用版本文件。

2. 工作区(诊疗和后勤工作区)的文件和记录妥善保管,摆放合理,采取适当保护措施,保持完好、洁净

(1) 工作区的文件和记录保管摆放要规范、适当(图 5-161)。

(2) 工作区使用的文件和记录要有适当、规范、统一的保护措施。

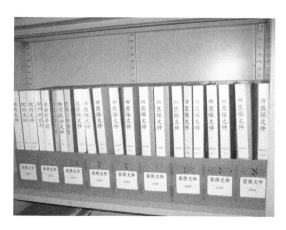

图 5-161 工作区文件和记录保管规范

（3）工作区使用的文件和记录完好洁净，不得存在脏污破损现象。

（二）考评细则（表 5-11）

表 5-11 诊疗和后勤工作区文件、记录考评细则

标准要求	考评内容	考评说明	备注
1. 工作区的文件为适用版本	1.1 工作区（诊疗和后勤工作区域）的文件必须为适用版本	一个受检部位不合格扣 2 分	现场审核按抽查部位打分
	1.2 适用版本文件放置定置区不得混放不适用版本文件	一个受检部位不合格扣 1 分	
2. 工作区（医疗和后勤工作区）的文件和记录妥善保管，摆放合理，采取适当保护措施，保持完好、洁净	2.1 工作区（诊疗和后勤工作区）的文件和记录保管摆放要规范、适当	一处不合格扣 0.2 分	
	2.2 工作区使用的文件和记录要有适当、规范、统一的保护措施	一处不合格扣 0.1 分	
	2.3 工作区使用的文件和记录完好洁净，不得存在脏污破损现象	一处不合格扣 0.1 分	

三、公共设施 6S 管理评价标准和考评细则

本标准适用于医院不同区域的公共设施，如会议室、学习室、图书馆、开水房、卫生间（洗手间）、浴室、垃圾箱、垃圾站等。

（一）评价标准

1. 公共设施完好

（1）公共设施及其门窗、地面、墙壁、天花板等完好、清洁（图 5-162）。

（2）图书馆管理符合行业要求。

图书馆基本设置和藏书数量能满足临床科研教学需求,实施支持网上预约、催还、续借和馆际互借,能提供网络版医学文献数据库检索服务。

(3) 开水房、浴室应设安全警示标识,会议室有禁烟标识,设施完好(图5-163、图5-164)。

(4) 卫生间设施设备应当齐全完好、使用正常。

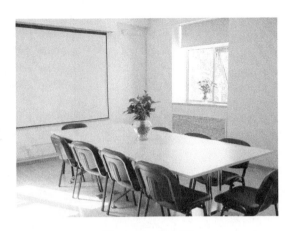

图 5-162　学习室

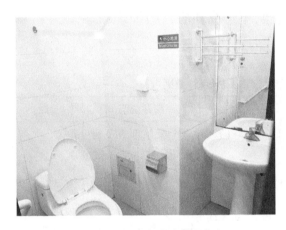

图 5-163　卫生间安全警示标识

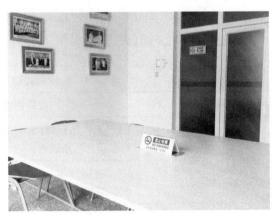

图 5-164　会议室禁烟标识

1) 卫生间设置醒目的指示牌、引导牌。

2) 门、窗、墙壁、屋顶、照明灯具、便器、洗手池、水龙头、镜子、墩布池、通风除臭设备等设施设备齐全完好。

3) 卫生间内设置挂钩,方便患者悬挂输液瓶等物品。

4) 有专门人员定期巡查、维护、保养卫生间设施设备,发生故障及时维修。

5) 因主体结构损坏或管道堵塞等原因停止使用时,应当公示停用期限,并指明就近卫生间位置以方便患者如厕。

(5) 手卫生设施应当按需配置、有效便捷。采取有效措施满足患者手卫生需要,可以根据具体条件在卫生间配备洗手液、卫生纸,及时补充清洗消毒用品。有条件的医疗机构可以使用感应式水龙头,结合实际条件提供干手纸巾。

2. 环境清洁卫生

（1）医院公共设施应制定保洁标准或相关规定；会议室饮水用具（非一次性使用）应具有严格的消毒措施（图 5-165）。

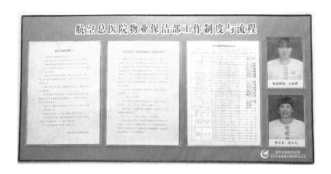

图 5-165　保洁制度

（2）保洁人员配置应当科学合理、满足需要。结合卫生间配置现状和患者就诊流量，科学配备足够数量的保洁人员；特别是门急诊患者流量较大的繁忙时段，增加保洁人员数量；明确保洁人员职责、着装防护和清扫频率，规范保洁用具的清洗消毒和位置摆放，加强服务监督和巡查，确保医疗机构公共设施得到及时清扫和消毒（图 5-166）。

（3）定期检查和记录（图 5-167）。

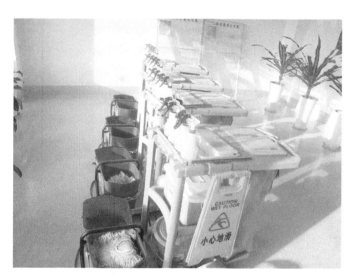

图 5-166　科学配备保洁设施

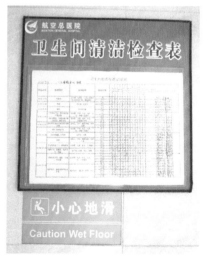

图 5-167　卫生间清洁检查表

（4）卫生间环境清洁卫生、整洁有序、无异味。

1）卫生间标识清楚。

2）卫生间的门、窗、墙壁、屋顶、便器、洗手池等设施设备清洁卫生，无积水、积便、积污、痰迹、血迹、呕吐物、污染物等（图 5-168）。

3）环境整洁有序，无明显异味，无乱写乱画、乱堆物品。

4）每天定时进行卫生消毒,有污染时随时清洁;有肠道传染病流行时,应当按照传染病防治法实施办法的规定,加强对卫生间(或粪便)的消毒处理。

（5）开水间环境清洁卫生。

1）开水间仅放置必需用品。生活垃圾桶要远离饮水设施。

2）下水通畅,地面保持干燥。

3）有专人管理,每日清扫,保持环境清洁,室内通风良好(图 5-169)。

（6）清洁用具统一摆放,整洁有序(图 5-170)。

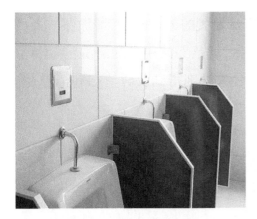

图 5-168　卫生间环境清洁卫生

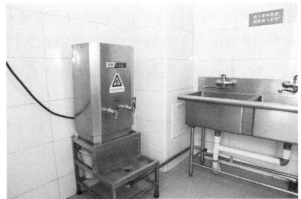

图 5-169　开水间环境清洁卫生

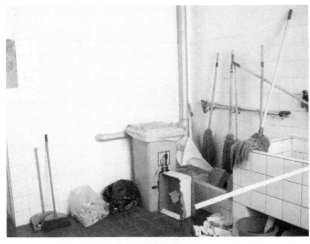

A:不规范

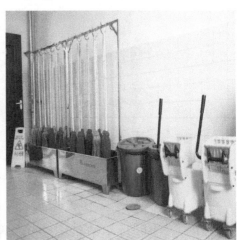

B:规范

图 5-170　清洁用具放置

【航空总医院保洁相关制度和标准】

一、清洁规范及要求

1. 6:30 之前按规定着装,戴帽子口罩上岗,准备好清洁工具。

2. 清洁顺序:先擦拭桌面及物体表面,再清洁病区、诊区地面,最后清洁卫生间。

3. 毛巾使用的要求:一桌一巾,一床一巾,使用后放到周转箱内,统一送去洗衣房清洗消毒并领取洁净的毛巾。毛巾按规定的色标擦拭不同区域。

4. 墩布使用的要求:按照规定的色标清洁不同区域,使用后统一送去洗衣房清洗消毒并领取洁净的墩布头。

5. 手套使用要求:工作前戴好手套,清洁完毕后摘掉手套,不允许戴着手套触摸门把手、开关等,防止交叉感染。

6. 每天按规定的时间和路线运送医疗垃圾和生活垃圾,并做好登记。

7. 医疗垃圾运送时必须戴口罩、帽子、手套,运送过程中垃圾桶要封闭,防止医疗垃圾遗撒,发生容器破损时,破损容器按医疗垃圾处理。发生医疗垃圾遗撒时,应立即保护现场,根据医疗垃圾遗撒的应急预案处理。

8. 被锐器刺伤时,应尽可能挤出刺伤部位血液,用流动的水清洗伤口,然后消毒包扎并上报科室,进行检查。

9. 领班每天对所管辖的区域进行检查登记,监督员工的着装是否规范、消毒是否彻底、工具有没有分区使用等等。

10. 医院可以根据实际情况制定医疗垃圾运送路线。

二、保洁员岗位职责

1. 全面负责所辖区域卫生清洁及自检工作。

2. 严格按照各岗位工作流程及操作程序进行卫生保洁。

3. 严格依照各岗位消毒程序及标准对各区域进行消毒。

4. 对各科室及病房每日上(下)午各彻底清洁一次,以保证区域卫生达标。

5. 保洁用品严格按规定使用、各种清洁用品统一摆放,随时检查清洁用品配备是否齐全,发生丢失和损坏及时上报并及时补全。

6. 随时巡视分管区域,监督检查环境卫生,发现问题及时处理清洁。

7. 严格按照工作程序对医疗、生活垃圾进行收集、运送,检查医疗垃圾和生活垃圾的分类情况,垃圾收集后贴标签,标签上有科室签字。

8. 按规定领取区域所需物品,做好记录,做好个人防护,确保安全作业。

9. 按时完成清洁工作计划,做好定期消毒工作。

10. 在日常工作中,特别注意地面水渍、油渍,发现及时处理,同时摆放好"小心地滑"警示牌。

11. 完成上级领导交办的应急保洁任务。

三、保洁部清洁工具色标管理

根据《北京市医疗机构环境清洁卫生技术与管理规范》的规定,医院作为各种疾病患者相对集中的活动场所,院内交叉感染控制的主要任务是严格控制可能的疾病载体在院内的活动范围,因此医院保洁工作有别于一般场所的卫生清洁操作,应从断绝交叉感染的角度严格按照本制度执行各项保洁工作。医院保洁消毒工作主要从两个环节控制,一是保洁用品按清洁级别进行分级管理,二是严格执行各种保洁用品的消毒程序。

按照使用场所的清洁级别由洁到污按 1~3 级管理,色标为蓝、黄、红三色(图 5-171)。

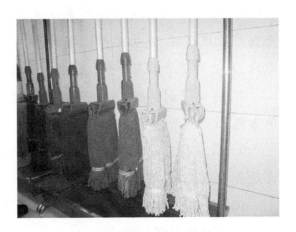

图 5-171　清洁工具色标管理

使用场所分别为

1 级(蓝色):公共区域(包括办公室、更衣室、休息室、会议室、治疗室、手术室、抢救室)和其他公共区域。

2 级(黄色):患者单元区(包括病房、病房套间、门诊等患者一般活动场所)。

3 级(红色):卫生间、洗漱间、浴室等场所。

色标的使用应相对于分级管理的物品和场所进行粘贴式标记,以便于保洁时操作和管理。对于分级管理物品禁止混用,作为物品替换只可由清洁到污染降级替换。所有保洁物品废弃前必须进行有效消毒。

四、病房保洁工作流程及内容(表5-12)

表 5-12　病房保洁工作流程

工作时间	工作内容	工作标准	注意事项
6:30-7:00	A 岗:收病房、公共区所有垃圾	地面干净整洁、无积水	垃圾分类处理
	B 岗:医护办公区、公共区卫生间、病房通道、开水间清洁		
7:00-9:30	A 岗:病房地面、卫生间清洁	卫生间干净整洁无异味突出物无灰尘	进病房开门之前先敲门用没戴手套的手开门 B 完成工作后,帮助 A 清洁病房卫生
	B 岗:电梯厅区域清洁、公区擦拭		
9:30-11:00	A、B 岗共同擦拭病房、治疗带、床头柜、窗台、电视、墙面标识牌	擦拭床单元一桌一巾地面无垃圾、无积水	随时给出院病床做终端处理
11:00-13:30	吃饭、午休	地面无垃圾、无积水	在职在岗
13:30-15:00	A 岗:收病房垃圾、地面清洁	垃圾送到指定地点	垃圾要分类处理
	B 岗:医护办公区、公共区卫生间、病房通道、开水间清洁		
15:00-16:00	A 岗:病房卫生间清洁	卫生间干净整洁无异味,突出物无灰尘	进病房开门之前先敲门用没戴手套的手开门
	B 岗:电梯厅区域清洁、公共区擦拭		
16:00-17:00	A、B 岗共同擦拭、公共区、门、门把手、扶手、墙面标识牌等设施	保持设施无尘、地面无垃圾、无积水	随时给出院病床作终端处理

五、办公楼卫生间检查表(表5-13)

表 5-13　办公楼卫生间检查表

时间 \ 序号	1 地面	2 台面	3 便池	4 墙面	5 镜面	6 纸篓	7 洗手池	8 保洁车	9 隔断板	10 换气扇	11 墩布池	12 门窗玻璃	13 有无异味	14 电源开关	15 保洁员	16 检查人
周一 8:00-10:00																
10:00-12:00																
13:00-15:00																
15:00-17:00																

续表

时间	序号	1 地面	2 台面	3 便池	4 墙面	5 镜面	6 纸篓	7 洗手池	8 保洁车	9 隔断板	10 换气扇	11 墩布池	12 门窗玻璃	13 有无异味	14 电源开关	15 保洁员	16 检查人
周二	8:00-10:00																
	10:00-12:00																
	13:00-15:00																
	15:00-17:00																
周三	8:00-10:00																
	10:00-12:00																
	13:00-15:00																
	15:00-17:00																
周四	8:00-10:00																
	10:00-12:00																
	13:00-15:00																
	15:00-17:00																
周五	8:00-10:00																
	10:00-12:00																
	13:00-15:00																
	15:00-17:00																
周六	8:00-10:00																
	10:00-12:00																
	13:00-15:00																
	15:00-17:00																
清洁标准	保洁员每次清洁卫生间要保证:1. 天花板、墙角、灯具目视无灰尘、蜘蛛网;2. 目视墙壁干净,坐便器、小便器等卫生洁具洁净无黄渍;3. 室内无异味、臭味;4. 地面无烟头、纸屑、污渍、积水;5. 确保各项卫生间设施完好无损,有损坏的及时上报;6. 没有问题在检查结果处打钩,有任何问题要向上级领导反映,解决问题后再填写打钩。																

六、病区卫生间检查标准记录表（表 5-14）

年 月 病区

表 5-14 病区卫生间检查标准记录表

清洁时间	检查项目	检查标准	检查日期	门	地面	台面	镜面	窗台	水龙头	门把手	墩布池	洗手池	垃圾桶	保洁车	电源开关	大小便池	卫生间隔板	存在问题整改措施	保洁员	检查人	监督人
6:30-7:00	垃圾桶	无污渍、无异味，7:00 之前将所有垃圾清理下楼，摆放整齐	1 号																		
			2 号																		
7:00-7:30	地面	无污迹、无死角	3 号																		
			4 号																		
7:30-8:00	镜面	光亮无污迹	5 号																		
			6 号																		
	卫生间洗手池、烘手器台面小热水器	无水、水渍、污渍、灰尘、毛发、手印、杂物干净整齐	7 号																		
			8 号																		
8:00-9:00	卫生间便池、小便池感应器、墩布池、地面卫生	无水、水渍、污渍、便迹、黄迹、下水通畅、无异味	9 号																		
			10 号																		
9:00-9:30	随时清理地面污渍水渍、倾倒垃圾	无灰尘、手印、烟灰架物、污渍、水渍	11 号																		
			12 号																		

续表

清洁时间	检查项目	检查标准	检查日期	门	地面	台面	镜面	窗台	水龙头	门把手	墩布池	洗手池	垃圾桶	保洁车	电源开关	大小便池	卫生间隔板	存在问题整改措施	保洁员	检查人	监督人
9:30-11:00	维护卫生间卫生	无水渍、污渍、灰尘、毛发、手印、杂物干净整齐	13号																		
			14号																		
	卫生间隔板、门把手	无手印、污渍	15号																		
			16号																		
	走廊	无灰尘、手印、烟灰、杂物、污渍、水渍	17号																		
			18号																		
11:00-12:30	卫生间台面上下、便池地面	无水渍、污渍、灰尘、干净整齐	19号																		
			20号																		
	电源开关、面板盒、边角卫生、推地	无手印、污渍、灰尘、杂物	21号																		
			22号																		
	卫生间洗手池、镜面、台面、热水器	无水渍、污渍、灰尘、毛发、手印、干净整齐	23号																		
			24号																		
	绿植、清理垃圾	无手印、烟灰、杂物、灰尘,15:00之前将所有垃圾清理下楼	25号																		
			26号																		
13:00-17:00	维护窗台、窗玻璃兼周保洁计划	清洁明亮、无污渍、水渍、灰尘	27号																		
			28号																		
			29号																		
			30号																		
			31号																		

3. 卫生洁具节能

卫生洁具广泛使用节水节电装置。

4. 垃圾分类收集,及时清理

(1) 垃圾分类收集,垃圾站(桶)垃圾分生活垃圾与医疗垃圾两种,使用不同颜色垃圾袋分装,两者不能混淆(图 5-172)。

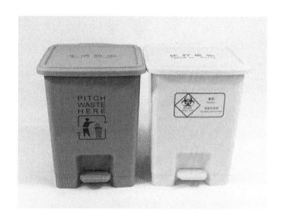

图 5-172　垃圾分类

(2) 生活垃圾管理符合以下要求。

1) 垃圾站(桶)要放在固定位置,做到日集日清,垃圾无外溢、堆放,周围环境保持清洁。

2) 垃圾站(桶)要有专人负责清理,垃圾站要定期消毒。

(3) 医疗垃圾管理符合以下要求。

1) 医疗垃圾处理要符合医院感染管理规定。

2) 有科室医疗废物管理制度,有管理小组,有专人检查,有管理记录,有人员(包括保洁员)培训记录。

3) 按照医疗废物管理规定进行分类、收集、运送、登记、有交接记录。

4) 科室设有医疗废物收集、存放场所,禁止放在卫生间,标识清楚,按相关要求每日清洁消毒。

5) 医疗垃圾专人管理,无遗失。

6) 每日密闭运送,有科室标识及医疗废物专用标识。

7) 运送箱每日消毒一次,有消毒记录。

8) 医疗包装袋由医院统一购进,科室不得自购。

9) 锐器放入医疗锐器盒内,使用期 48 小时,有开启使用日期。

10) 特殊污染废物单独收集,运送,有特殊感染标识,特殊交接。

11) 按照指定运送路线运送。

12) 对遗撒、渗漏及时加用外包装袋,对地面、桌面及时消毒处理,特殊医疗废物及时上报。

13) 包装袋装量小于 3/4 满。

14) 工作人员衣帽整齐,戴口罩、手套,手套禁止触摸清洁区,脱掉手套后洗手,洗手方法正确(图 5-173)。

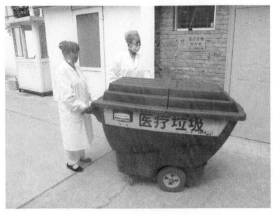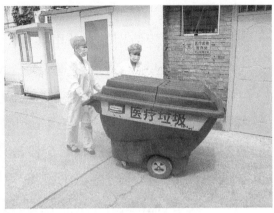

A:不规范   B:规范

图 5-173　保洁员运送医疗垃圾时的防护措施

15）医疗废物交接记录保留 3 年。

16）含汞类废物单独收集，标识清楚，勿自行处理。特殊化学性医疗废物，如病理标本浸泡液，由有资质部门专人收集，有收集记录。

【航空总医院医疗废物运送流程图】（图 5-174）

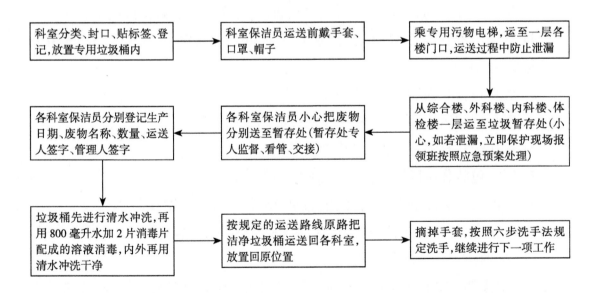

图 5-174　医疗废物运送流程图

5. 管路和管线规范、清洁

(1) 各类管路、管线符合相关规定。

(2) 各类管路、管线保持整洁、无锈蚀(图 5-175)。

(3) 公共设施各类管线应符合相关规定和安全要求。

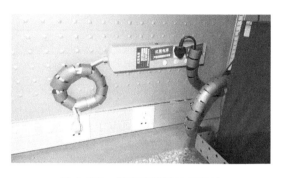

图 5-175　管路管线整洁无锈蚀

(二) 考评细则 (表 5-15)

表 5-15　公共设施考评细则

标准要求	考评内容	考评说明	备注
1. 公共设施完好	1.1　公共设施及其门窗、地面、墙壁、天花板等完好、清洁	一处不合格扣 0.1 分	
	1.2　图书馆管理符合行业要求	一处不合格扣 0.1 分	
	1.3　开水房、浴室应设安全警示标识,会议室有禁烟标识	一处不合格扣 0.2 分	
	1.4　卫生间设施设备应当齐全完好、使用正常 　　1) 卫生间设置醒目的指示牌、引导牌 　　2) 门、窗、墙壁、屋顶、照明灯具、便器、洗手池、水龙头、镜子、墩布池、通风除臭设备等设施设备齐全完好 　　3) 卫生间内设置挂钩,方便患者悬挂输液瓶等物品 　　4) 有专门人员定期巡查、维护、保养卫生间设施设备,发生故障及时维修 　　5) 因主体结构损坏或管道堵塞等原因停止使用时,应当公示停用期限,并指明就近卫生间位置以方便患者如厕	一处不合格扣 0.2 分	
	1.5　手卫生设施应当按需配置、有效便捷。采取有效措施满足患者手卫生需要,可以根据具体条件在卫生间配备洗手液、卫生纸,及时补充清洗消毒用品。有条件的医疗机构可以使用感应式水龙头,结合实际条件提供干手纸巾	一处不合格扣 0.2 分	
2. 环境清洁卫生	2.1　医院公共设施应制定保洁标准或相关规定;会议室饮水用具(非一次性使用)应具有严格的消毒措施	一处不合格扣 0.1 分	
	2.2　保洁人员配置应当科学合理、满足需要。结合卫生间配置现状和患者就诊流量,科学配备足够数量的保洁人员;特别是门急诊患者流量较大的繁忙时段,增加保洁人员数量;明确保洁人员职责、着装防护和清扫频率,规范保洁用具的清洗消毒和位置摆放,加强服务监督和巡查,确保医疗机构公共设施得到及时清扫和消毒	一处不合格扣 0.1 分	

标准要求	考评内容	考评说明	备注
	2.3　定期检查和记录	一处不合格扣 0.1 分	
	2.4　卫生间环境清洁卫生、整洁有序、无异味 　　1) 卫生间(洗手间)标识清楚 　　2) 卫生间的门、窗、墙壁、屋顶、便器、洗手池等设施设备清洁卫生,无积水、积便、积污、痰迹、血迹、呕吐物、污染物等 　　3) 环境整洁有序,无明显异味,无乱写乱画、乱堆物品 　　4) 每天定时进行卫生消毒,有污染时随时清洁;有肠道传染病流行时,应当按照传染病防治法实施办法的规定,加强对卫生间(或粪便)的消毒处理	一处有异味扣 0.2 分	
	2.5　开水间环境清洁卫生 　　1) 开水间仅放置必需用品。生活垃圾桶要远离饮水设施 　　2) 下水通畅,地面保持干燥 　　3) 有专人管理,每日清扫,保持环境清洁,室内通风良好	一处不合格扣 0.1 分	
	2.6　清洁用具统一摆放,整洁有序	一处不规范扣 0.1 分	
3. 卫生洁具节能	卫生洁具广泛使用节水节电装置	一处不规范扣 0.2 分	
	4.1　垃圾分类收集,垃圾站(桶)垃圾分生活垃圾与医疗垃圾两种,使用不同颜色垃圾袋分装,两者不能混淆	一处不合格扣 0.1 分	
	4.2　生活垃圾管理符合要求: 　　① 垃圾站(桶)要放在固定位置,做到日集日清,垃圾无外溢、堆放,周围环境保持清洁 　　② 垃圾站(桶)要有专人负责清理,垃圾站要定期消毒	一处不合格扣 0.1 分	
4. 垃圾分类收集,及时清理	4.3　医疗垃圾管理符合要求: 　　1) 医疗垃圾处理要符合医院感染管理规定 　　2) 有科室医疗废物管理制度,有管理小组,有专人检查,有管理记录,有人员(包括保洁员)培训记录 　　3) 按照医疗废物管理规定进行分类、收集、运送、登记、有交接记录 　　4) 科室设有医疗废物收集、存放场所,禁止放在卫生间,标识清楚,按相关要求每日清洁消毒 　　5) 医疗垃圾专人管理,无遗失 　　6) 每日密闭运送,有科室标识及医疗废物专用标识 　　7) 运送箱每日消毒一次,有消毒记录	一处不合格扣 0.1 分	

标准要求	考评内容	考评说明	备注
	8）医疗包装袋由医院统一购进,科室不得自购		
	9）锐器放入医疗锐器盒内,使用期 48 小时,有开启使用日期		
	10）特殊污染废物单独收集,运送,有特殊感染标识,特殊交接		
	11）按照指定运送路线运送		
	12）对遗撒、渗漏及时用外包装袋,对地面、桌面及时消毒处理,特殊医疗废物及时上报		
	13）包装袋装量小于 3/4 满		
	14）工作人员衣帽整齐,戴口罩、手套,手套禁止触摸清洁区;脱掉手套后洗手,洗手方法正确		
	15）医疗废物交接记录保留 3 年		
	16）含汞类废物单独收集,标识清楚,勿自行处理。特殊化学性医疗废物,如病理标本浸泡液,由有资质部门专人收集,有收集记录		
5. 管路和管线规范、清洁	5.1　各类管路、管线符合相关规定	一处不合格扣 0.1 分	
	5.2　各类管路、管线保持整洁、无锈蚀	一处不合格扣 0.1 分	
	5.3　公共设施各类管线应符合相关规定和安全要求	一处不合格扣 0.2 分	

四、库房和储物室(间)6S 管理评价标准和考评细则

本标准适用于医院不同区域的库房和储物间。库房包括药库、总务库房、医学装备库房、食堂库房。储物室(间)包括临床科室储物间、病案室、资料室、档案室等。

(一)评价标准

1. 库房实行定置管理,物品合理分类,整齐摆放

(1)库房(区)有相关管理制度,并可显现。制度显现是指可张贴、可电脑存放、也可打印出来存放。

(2)规范绘制定置图:一库(室)一图,图物相符。

(3)库房内实行定置管理,各类设施、医疗用品合理分类、摆放整齐、标识规范、取用方便(图 5-176)。

(4)积极推进实施目视化、信息化管理。

2. 库房环境整洁,通道畅通

(1)库房地面平整清洁,无杂物,通道、区域线规范,清晰整洁无随意占道现

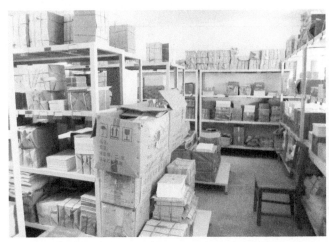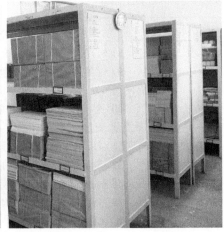

A:不规范   B:规范

图 5-176　库房管理

象,确需超出通道线摆放,需设置有时限要求的警示牌(消防通道除外)。

(2) 库房门窗、墙壁等整洁完好。

(3) 库房消防通道平整畅通,不得占用堵塞。

(4) 库房日常保洁制度健全,责任落实,环境整洁。

3. 库房(区)账、物、卡相符,标识清楚

(1) 库房库管物资账、物、卡三相符,不得有多余物及账外物。

(2) 库房合格药品、物品实施四号定位(库号、架号、区号、位号)标识应规范、统一。

(3) 库房库管药品、物资的状态标识、物资标识、警示标识齐全、规范、统一(图 5-177)。

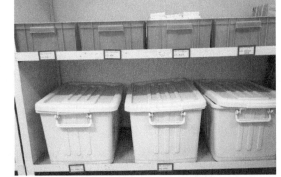

图 5-177　库房标识规范统一

(4) 库房内有储存期要求的药品、物资,应实施预警措施控制管理,且标识规范,措施有效。

4. 库房报废(失效)的物资、耗材、设备应规范管理

库房(区)如确需存放报废(失效)的物资、耗材、设备,标识清楚,规范隔离;且须规范建账,处理流程管控有效。

5. 库房各种防护、温湿度控制措施有效落实

（1）库房（区）的各类物品的防护措施有效且落实。

（2）有温湿度要求的库房（区）记录须完整，填写规范（图 5-178）。

（3）贵重物品（如高值耗材等）应按规范保管存放。

6. 储物室（间）实行定置管理，环境整洁，物品合理分类，标识规范，摆放有序

（1）储物室（间）有相关管理制度，并可显现。

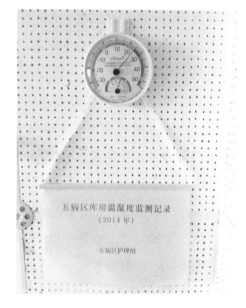

图 5-178　库房温湿度监测

【航空总医院病区储物间管理制度】

为进一步规范各病区（含急诊科、重症监护室、血液净化室、手术室、消毒供应室等）储物间的管理，特制订本制度。

1. 储物间有相关管理制度并装裱上墙。

2. 储物间地面平整整洁，无杂物；门窗、墙壁、各类设施等整洁完好。

3. 储物间应由专人负责管理，定期上报请领计划，库管员应掌握各类物品的性能用途、使用方法及有效期，并按科室使用情况，做到计划有序、满足需要、防止物品积压，尽量保证物资消耗与医疗收入相匹配。

4. 储物间物品要定置摆放、标识规范；所有物品分类码放，摆放合理、整洁有序；所有物资上架存放，名称、规格型号与实物相符，均有有效的防护措施。

5. 一次性无菌医疗物品的管理要参照《医院感染管理办法》（卫生部令〔2006〕48 号）和《医院感染与控制标准操作规程》（上海科学技术出版社 2010 年出版）相关规定执行，要求一次性无菌医疗物品双层包装，按有效期有序摆放，并存放于阴凉干燥、通风良好的物架上，距地面 20~25cm，距墙壁 5~10cm，距天花板≥50cm。

6. 消毒供应室等特殊科室的储物间按医院感染管理有关规定执行。

7. 储物间管理员认真做好入库、出库记账工作，做到规范、准确、及时，日清月结、账物相符。

8. 每月护士长和库管员进行库房盘点，准确掌握科室的物资管理现状和实

际库存量,做到发现问题,及时整改。

9. 做好储物间防潮、防火、防盗等工作,保证物资安全,不得存放易燃易爆的危险品、药品等。

10. 储物箱外部标识要求

(1) 储物箱标识样式:标识大小 6×8cm,外加三线框。字横行居中排列,字数不超过 5 个,字体楷体_GB2312,字号初号,加粗。

(2) 裁剪要求:沿三线框外缘剪开,保持三线完整,边缘整齐。

(3) 粘贴位置:储物箱标识粘贴在箱体可视面正中位置。

(4) 其他要求:储物架上物品要明确合理分类,分别放置。储物箱标识要塑封,用双面胶粘贴平整。标识要与被标识的物品相对应。

(2) 储物室(间)应实行定置管理,规范绘制、张贴定置图。

(3) 储物室(间)严禁存放危险化学品。

(4) 储物室(间)内各类设施应完好洁净。

(5) 储物间内物品摆放应合理分类,整洁有序,物品按无菌、一次性、外用药品、外用消毒液、医疗器械、办公用品等分类保管,按具体名称标识管理等(图5-179)。

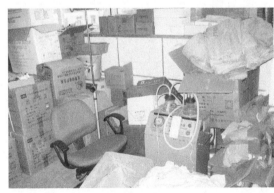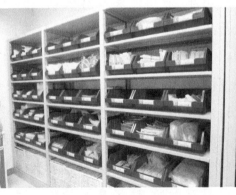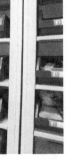

A:不规范   B:规范

图 5-179　储物间物品摆放

(6) 储物室(间)卫生专人负责,定期打扫、除尘,保持干净整洁,空气清新(图5-180)。

(7) 部门科室有专业特点和要求的,储物室(间)按专业要求执行,如档案管理、财务资料的管理等。

7. 病案室病历定置管理,标识清楚,归档及时,电子记录完善,环境整洁,符合医疗规范(图 5-181)

(1)病案室上架病历定置管理,标识清楚,查阅方便。

(2)未上架病历定置放置,整齐摆放,标识清楚,科室区分明确,整理后要及时上架,不要放置时间过长。

(3)病历借阅复印等制度明确、程序完善,借阅记录完整清楚,催还及时。

(4)病历电子记录完善,分类科学、准确,查阅方便。

(5)卫生专人负责,定期打扫除尘,保持干净整洁,空气清新。

(6)病案室管理符合医疗规范。

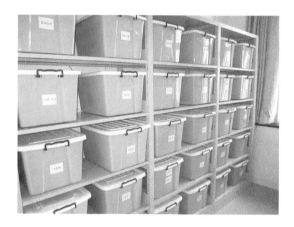

图 5-180　储物间环境整洁

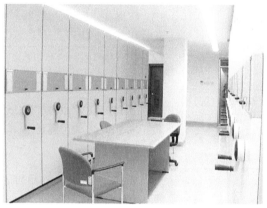

图 5-181　病案室环境整洁

(二)考评细则(表 5-16)

表 5-16　库房和储物室(间)考评细则

标准要求	考评内容	考评说明	备注
1. 库房(区)实行定置管理,物品合理分类,整齐摆放	1.1　库房(区)有相关管理制度,并可显现	一处不合格扣 0.2 分	现场审核按抽查部位打分
	1.2　规范绘制明示定置图;一库(室)一图,图物相符	一处不合格扣 0.2 分	
	1.3　库房内实行定置管理,各类设施、医疗用品合理分类、摆放整齐、标识规范、取用方便	一处不合格扣 0.2 分	
	1.4　积极推进实施目视化、信息化管理	达标～铜牌级有效实施的,给予受检部位加 0.3~0.5 分	

标准要求	考评内容	考评说明	备注
2. 库房(区)环境整洁,通道畅通	2.1　库房(区)地面平整清洁,无杂物,通道、区域线规范,清晰整洁无随意占道现象(确需超出通道线摆放,须设置有时限要求的警示牌)	一处不合格扣 0.3 分	
	2.2　库房(区)门窗、墙壁等整洁完好	一处不合格扣 0.1 分	
	2.3　库房(区)消防通道平整畅通;不得占用堵塞	一处不合格扣 2 分	
	2.4　库房(区)日常保洁制度健全,责任落实,环境整洁	一处不合格扣 0.2 分	
3. 库房(区)账、物、卡相符,标识清楚	3.1　库房(区)库管物资账、物、卡三相符,不得有多余物及账外物	一处不合格扣 0.3 分	
	3.2　库房(区)合格药品、物品实施四号定位(库号、架号、区号、位号)标识应规范、统一	一处不合格扣 0.2 分	
	3.3　库房(区)库管药品、物资的状态标识、物资标识、警示标识齐全、规范、统一	一处不合格扣 0.2 分	
	3.4　库房(区)内有储存期要求的药品、物资,应实施预警措施控制管理,且标识清楚,措施有效	一处不合格扣 0.5 分	
4. 库房(区)报废(失效)的物资、耗材、设备应规范管理	库房(区)如确需存放报废(失效)的物资、耗材、设备,标识清楚,规范隔离;且须规范建账,处理流程管控有效	一处不合格扣 0.2 分	
5. 库房(区)各种防护、温湿度控制措施有效落实	5.1　库房(区)的各类物品的防护措施有效且落实	一处不合格扣 0.2 分	
	5.2　有温湿度要求的库房(区)记录须完整,填写规范	一处不合格扣 0.1 分	
	5.3　贵重物品(如高值耗材等)应按规范保管存放	一处不合格扣 0.5 分	
6. 储物室(间)实行定置管理,环境整洁,物品合理分类,标识清楚,摆放有序	6.1　储物室(间)有相关管理制度,并可显现	一处不合格扣 0.2 分	
	6.2　储物室(间)应实行定置管理,规范绘制、张贴定置图	一处不合格扣 0.5 分	
	6.3　储物室(间)严禁存放危险化学品	一处不合格扣 0.5 分	
	6.4　储物室(间)内各类设施应完好洁净	一处不合格扣 0.1 分	
	6.5　储物间内物品摆放应合理分类,整洁有序,物品按无菌、一次性、外用药品、外用消毒液、医疗器械、办公用品等分类保管,按具体名称标识管理等	一处不合格扣 0.2 分	
	6.6　储物室(间)卫生专人负责,定期打扫、除尘,保持干净整洁,空气清新	一处不合格扣 0.2 分	

续表

标准要求	考评内容	考评说明	备注
	6.7　部门科室有专业特点和要求的,储物室(间)按专业要求执行,如档案管理、财务资料的管理等	一处不合格扣 0.2 分	
7. 病案室病历定置管理,标识清楚,归档及时,电子记录完善,环境整洁;管理符合医疗规范	7.1　病案室上架病历定置管理,标识清楚,查阅方便	一处不合格扣 0.2 分	
	7.2　未上架病历定置放置,整齐摆放,标识清楚,科室区分明确,整理后要及时上架,不要放置时间过长	一处不合格扣 0.2 分	
	7.3　病历借阅复印等制度明确、程序完善,借阅记录完整清楚,催还及时	一处不合格扣 0.3 分	
	7.4　病历电子记录完善,分类科学准确,查阅方便	一处不合格扣 0.3 分	
	7.5　卫生专人负责,定期打扫除尘,保持干净整洁,空气清新	一处不合格扣 0.3 分	
	7.6　病案室管理符合医疗规范	一处不合格扣 0.3 分	

五、建筑物和物料 6S 管理评价标准和考评细则

(一)评价标准

1. 建筑物完好、整洁

(1) 建筑物外观整洁,完好,遗留物及时拆除(图 5-182)。

(2) 建筑物及相关设施(如门、窗、玻璃等)无破损。

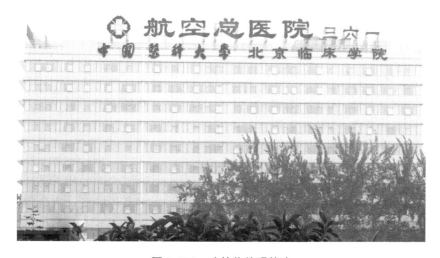

图 5-182　建筑物外观整洁

（3）建筑物内外空调、监控等设施及管线完好、整洁、有序。

2. 堆放物、物品存放符合要求、标识清楚

（1）有临时堆放物存放的相关要求并能认真执行，医院可根据实际制定临时堆放物存放要求，并有落实记录。

（2）无违章露天堆放物品。

（3）非垃圾存放地无建筑垃圾。

3. 无违规搭建棚库，无违章建筑物

4. 建筑工地管理规范

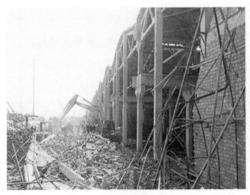

A：不规范   B：规范

图 5-183　在建工地管理

（1）在建工地有隔离围墙或隔断，并设置项目标识（图 5-183）。

（2）院区内的在建工地砂石料、渣土需洒水或有遮盖控制扬尘措施。

（3）在建工地围墙或隔断外整洁、无垃圾。

（二）考评细则（表 5-17）

表 5-17　建筑物和物料考评细则

标准要求	考评内容	考评说明	备注
1. 建筑物完好、整洁	1.1　建筑物外观整洁,完好,遗留物及时拆除	一处不合格扣 0.1 分	被考核医院与其他建制单位无明确界限的区域,不列入考核范围;但应提出相关要求。
	1.2　建筑物及相关设施(如门、窗、玻璃等)无破损	一处不合格扣 0.1 分	
	1.3　建筑物内外空调、监控等设施及管线完好、整洁、有序	一处不合格扣 0.1 分	

续表

标准要求	考评内容	考评说明	备注
2. 堆放物、物品存放符合要求、标识清楚	2.1 有临时堆放物存放的相关要求并能认真执行	一处不合格扣 0.2 分	
	2.2 无违章露天堆放物品	一处不合格扣 0.2 分	
	2.3 非垃圾存放地无建筑垃圾	一处不合格扣 0.1 分	
3. 无违规搭建棚库	无违章建筑物	一处不合格扣 0.3 分	
4. 建筑工地管理规范	4.1 在建工地有隔离围墙或隔断,并设置项目标识	一处不合格扣 0.2 分	
	4.2 院区内的在建工地砂石料、渣土需洒水或有遮盖控制扬尘措施	一处不合格扣 0.1 分	
	4.3 在建工地围墙或隔断外整洁、无垃圾	一处不合格扣 0.1 分	

六、院区道路和车辆 6S 管理评价标准和考评细则

(一)评价标准

1. 院区道路符合安全要求

(1)双向主干道宽度不小于 5m,单向主干道宽度不小于 3m,院区路面排水良好,坡度适当,并盖完整牢固。

(2)院区双向主干道道路应有明显的人、车分隔线。

(3)院区门口、危险路段设置限速限高标牌和警示标牌。

(4)主干道不得占道堆放任何物品。

(5)照明灯布局合理,无照明盲区,院区主干道和安全通道的照度不低于 30 勒克斯,照明灯具完好率达 100%。

(6)道路施工围挡设置规范、有警示标识、施工物料放置有序。

2. 各类车辆停放符合要求

(1)院区各类车辆存放应在规定的区域内停放,车辆停放整齐有序。

(2)机动车停车位区域划线应规范统一。

(3)停车棚完好无损,标识牌齐全规范,悬挂整齐洁净。

(4)停车棚内无长期存放且已损坏不用的破旧车辆,干净无杂物。

3. 机动车辆车况良好,保持整齐,行驶中遵守交通法规

(1)院内机动车辆档案资料齐全,定检合格率达 100%。

（2）院内机动车辆动力系统运转平稳,线路、管路无漏电、漏水、漏油等现象。

（3）院内机动车辆灯光电气完好,仪表、照明、信号及各附属安全装置性能良好。

（4）驾驶员持证驾驶院内机动车,行驶中无违章行驶现象。

（二）考评细则（表 5-18）

表 5-18　院区道路和车辆考评细则

标准要求	考评内容	考评说明	备注
1. 院区道路符合安全要求	1.1　双向主干道宽度不小于 5m,单向主干道宽度不小于 3m,院区路面排水良好,坡度适当,井盖完整牢固	一处不合格扣 0.2 分	
	1.2　院区双向主干道道路应有明显的人、车分隔线	一处不合格扣 0.2 分	
	1.3　院区门口、危险路段设置限速限高标牌和警示标牌	一处不合格扣 0.2 分	
	1.4　主干道不得占道堆放任何物品	一处不合格扣 0.2 分	
	1.5　照明灯布局合理,无照明盲区,院区主干道和安全通道的照度不低于 30 勒克斯,照明灯具完好率达 100%	一处不合格扣 0.2 分	
	1.6　道路施工围挡设置规范、有警示标识、施工物料放置有序	一处不合格扣 0.2 分	
2. 各类车辆停放符合要求	2.1　院区各类车辆存放应在规定的区域内,车辆停放整齐有序	一处不合格扣 0.1 分	
	2.2　机动车停车位区域划线应规范统一	一处不合格扣 0.1 分	
	2.3　停车棚完好无损;标识牌齐全规范,悬挂整齐洁净	一处不合格扣 0.1 分	
	2.4　停车棚内无长期存放且已损坏不用的破旧车辆,干净无杂物	一处不合格扣 0.1 分	
3. 机动车辆车况良好,保持整齐,行驶中遵守交通法规	3.1　院内机动车辆档案资料齐全,定检合格率达 100%	不符合本项为不合格	
	3.2　院内机动车辆动力系统运转平稳,线路、管路无漏电、漏水、漏油等现象	一处不合格扣 0.1 分	
	3.3　院内机动车辆灯光电气完好,仪表、照明、信号及各附属安全装置性能良好	一处不合格扣 0.1 分	
	3.4　驾驶员持证驾驶院内机动车,行驶中无违章行驶现象	一辆不合格扣 0.2 分	

七、绿化和卫生 6S 管理评价标准和考评细则

(一)评价标准

1. 绿化统一规划,效果美观(图 5-184)

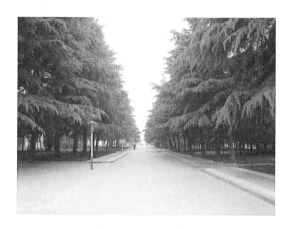

图 5-184　绿化美观

(1)可绿化面积达标级、铜牌级为 80%;银牌级及以上为 90%。

(2)建筑物周围及道路两侧均进行了较好绿化。

(3)银牌级及以上的绿化要做到布局有层次。

2. 花草树木养护良好(图 5-185)

(1)草木养护良好,无大面积(5 平方米以上)枯死、枯萎现象。

(2)绿地内无枯枝败叶、弃物、垃圾、烟头等杂物。

3. 道路和绿地干净整齐,无卫生死角(图 5-186)

(1)卫生状况保持良好,无长期未整理、清扫的死角。

(2)路牙、绿地边沿完好。

(3)道路上无遗撒物。

(4)所有垃圾都能入箱且分类保存,周围干净。

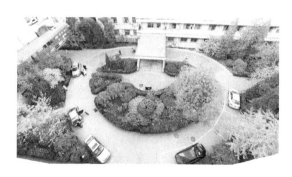

图 5-185　花草树木养护良好

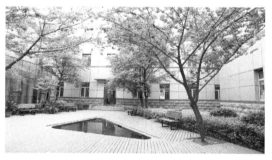

图 5-186　道路和绿地干净整齐

（二）考评细则（表 5-19）

表 5-19　绿化和卫生考评细则

标准要求	考评内容	考评说明	备注
1. 绿化统一规划,效果美观	1.1　可绿化面积达标级、铜牌级为 80%;银牌级及以上为 90%	未达标扣 1 分	1. 重点是日常保洁和维护 2. 达标级、铜牌级绿化做到布局层次分明加 0.1~0.2 分
	1.2　建筑物周围及道路两侧均进行了较好绿化	一处不合格扣 0.1 分	
	1.3　银牌级及以上的绿化要做到布局有层次	未做到扣 0.3 分	
2. 花草树木养护良好	2.1　草木养护良好,无大面积(5 平方米以上)枯死、枯萎现象	一处不合格扣 0.1 分	
	2.2　绿地内无枯枝败叶、弃物、垃圾、烟头等杂物	一处不合格扣 0.1 分	
3. 道路和绿地干净整齐,无卫生死角	3.1　卫生状况保持良好,无长期未整理、清扫的死角	发现一处死角扣 2 分	
	3.2　路牙、绿地边沿完好	一处不合格扣 0.1 分	
	3.3　道路上无遗撒物	一处不合格扣 0.2 分	
	3.4　所有垃圾都能入箱且分类保存,周围干净	一处不合格扣 0.1 分	

八、标识系统 6S 管理评价标准和考评细则（★）

视觉识别（visual identity,VI）是以标志为核心,通过与色彩、文字、图案等视觉元素的有机组合而建立的具备明显识别特征、审美价值和象征意义的符号系统。采用统一化、系统化、规范化的视觉识别标志,将医院的基本理念外化成具体的符号,推介给公众,从而形成一种持久而深刻的视觉效应。

VI 系统一般包括基本要素和应用要素,基本要素主要包括名称、标志、标准色、标准字、标志组合与辅助图案、标语等,其中标志与标准色是其核心。应用要素包括:日常用品（信封、信笺纸、纸杯、药品包装袋、影像片袋）,标牌系统（各类就诊导向牌、科室名牌、胸卡）,工作服,宣传规范（医院内外健康教育宣传板、橱窗及各类展板设计）等。其他还包括建筑形象设计、环境设计等。视觉识别设计是视觉信息传递的各种形式的统一表达,为了有效应用应形成医院《视觉识别系统手册》,制订标识使用管理规定,确保标识运用准确。

（一）评价标准（★）

1. 结合本单位实际制定了规范的《视觉识别系统手册》并符合上级单位和部门的规定（图 5-187、图 5-188、图 5-189、图 5-190）

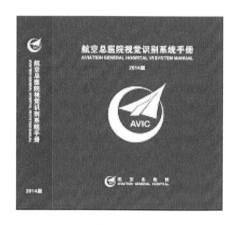

图 5-187　《视觉识别系统手册》

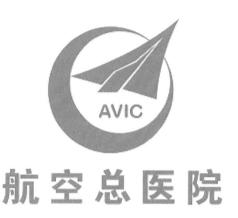

图 5-188　医院 Logo

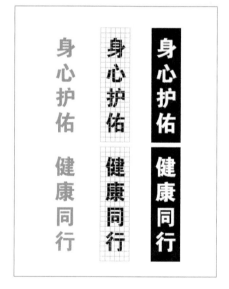

图 5-189　航空总医院使命

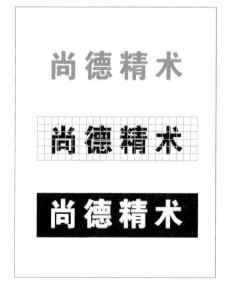

图 5-190　航空总医院院训

2. 标识运用准确

（1）医院院区、诊疗和后勤工作区的文化宣传物中的标识准确（图 5-191）。

（2）各种标识载体（出版物、胸牌、院报、网站、官方微信等）在使用标识时准确、规范（图 5-192、图 5-193）。

（3）对标识使用有明确管控规定，以确保标识在院区的正确使用。

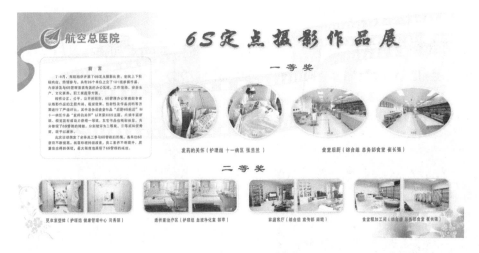

图 5-191　宣传物标识使用准确

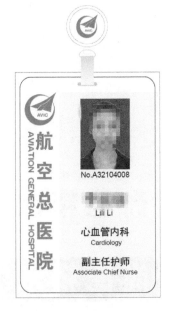

图 5-192　医院胸牌标识使用准确

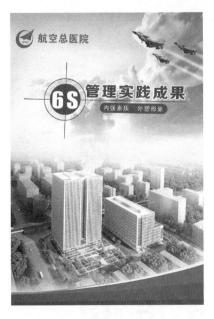

图 5-193　医院画册标识使用准确

【航空总医院视觉识别系统管理办法】

第一章　总则

第一条　《航空总医院视觉识别系统手册(2014 年版)》(以下简称"VI 手册"),是航空总医院文化体系的重要构成部分,包括基础部分和应用部分。

第二条　为科学、规范、高效使用医院 VI 手册,增强凝聚力,树立良好的医院形象,适应打造"创三甲、推 6S、建一流医院"的需要,特制定本办法。

第三条　本办法适用于航空总医院所有部门、科室。

第二章　职责与权限

第四条　院长办公会负责 VI 手册的审定。

第五条　党政办公室与 6S 管理办公室负责牵头组织 VI 手册的设计、审核、修订、VI 手册的发布和文件管理。

第六条　宣传部负责 VI 识别在办公事务、公关事务、环境识别、会议事务系统的管理、指导、检查与考核。负责 VI 手册在广告宣传系统的应用管理。

第七条　各部门、科室的负责人为本各部门、科室 VI 使用的第一责任人,负责监管本科室在具体工作中严格执行 VI 手册的有关规范。如有疑问,需由宣传部进行核准。

第三章　发布与保管

第八条　VI 手册由党政办公室统一下发,各部门、科室按 6S 要求统一管理。

第九条　VI 手册是航空总医院专有知识产权,各部门、科室应妥善保管和使用,并履行保密责任和义务,未经批准,不得复印、拍摄、外传、转借或提供电子版本;不准出现缺页、非正常破损或丢失;不准随意涂改和变更。

第十条　党政办公室、宣传部与 6S 管理办公室应定期组织员工培训,提高全体员工对医院 VI 手册的认识,掌握相关内容和规定,确保 VI 手册严格、规范使用。

第十一条　各部门、科室在具体实施中,应认真严格按规范使用。

第四章　使用规范

第十二条　VI 手册是医院识别系统的标准文件,是公众和员工对其有效识别的依据,各部门、科室在工作中涉及表现医院形象时,必须严格以 VI 手册为标准,保证医院视觉形象的完整统一。具体执行中如遇 VI 手册未涉及的部分,必须报宣传部审批后实施。

审批程序:填写《航空总医院 VI 手册使用特殊事项申请》→部门负责人审核→宣传部审批→按审批意见实施。

第十三条　VI 手册分基础部分和应用部分。基础部分是 VI 手册的核心部分,其中包含医院标识、标准字、标准色及各种标准组合等要素,是应用的基础。各部门、科室在应用中,不得任意改动要素的尺寸、比例、色彩、组合结构关系等,保证其完整性、统一性和准确性。

第十四条　医院名称的使用

1. VI 手册中,企业名称分别为全称"航空总医院"(英语全称 AVIATION GENERAL HOSPITAL);医院名称的中文字体为方正大黑简,英文字体为汉仪粗圆简。

2. 本名称为医院专有名称,除医院各科室部门可以使用外,未经医院授权,其他任何单位和个人不得使用。

3. 以下情况应当使用"航空总医院"字样:

以医院及各部门、科室名义单独组织的各类活动、会议和工作区的布置及网页设计;

以医院名义下发和出版的各类文件、资料、出版物和宣传品;

在医院办公楼、医疗大楼、重要公共场所、交通工具上,应当使用"航空总医院"字样;

医院进行对外招投标、合作及开展相关工作时,应当使用 VI 手册中明确的规范化称谓。

第十五条　医院标识(院徽及相关文字)的使用

1. 航空总医院标志为医院专有,任何情况下,都不得简化、变造、污损、残缺使用。各部门、科室不得另行设计标识,原已有标识的,停止使用原标识。

2. 以下情况应当使用医院标识:

医院办公场所的突出位置;

医院所辖公众场合、重大仪式庆典场所、人员聚集地等重要场所的突出位置;

医院及各部门、科室的各类活动、会议和工作区;

医院及部门、科室出版物和宣传品的突出位置;

医院进行对外招投标、合作和开展相关工作时;

全体员工应按照规范要求佩戴医院胸牌或医院规定的其他标识,佩戴时,应悬挂于胸前左上方。

3. 司徽、院徽除特定情况如工作服等可单独使用外,医院标识和医院名称应组合使用。

4. 医院标识与各科室部门名称组合使用时,组合方式严格按照 VI 手册的规范示例执行。

第十六条　标准色的使用

医院标准色为蓝色,色值 C100、M30、Y0、K0;与蓝色配称使用的白色,色值 C0、M0、Y0、K0。

各部门、科室在使用标准色时必须遵循统一、准确的原则,在制作医院标识色彩图案时,要严格使用标准色;在进行建筑物外观的粉刷、制作牌板、广告招牌、展览室设计、室内墙体的着色、环境面貌色彩风格建设等方面应当合理使用规定的标准色。

第十七条　VI 手册应用部分使用时,对排列格式、材质、尺寸、颜色、工艺等凡注明"严格遵守"等字样的,不允许作任意改动,凡注为"推荐"、"可根据实际需要采用"等字样的,在允许范围内适当调整。

第十八条　VI 手册在使用过程中,任何单位和个人均无权对其进行修改。若因场所、环境等客观因素影响确实无法执行的,须经宣传部审核、确认、审批后方可执行。

第五章　修订与换版

第十九条　根据实际需求,必要时可对 VI 手册进行修订。具体修订事宜由党政办公室负责,修订须遵循以下程序:

提出修订意见→汇总、审核修订意见→设计修订方案→组织审核修订方案→院长办公会审议通过→变更 VI 手册→发布实施。

第二十条　根据实际需求和修订情况,必要时对 VI 手册实施换版。VI 手册换版须遵循以下程序:

提出换版请示→获得换版批复→组织新版本设计→组织审核新版本→院长办公会审议通过→新版本发布实施→回收、销毁原无效版本。

第六章　检查与考核

第二十一条　由宣传部牵头,相关部门配合定期或不定期地对 VI 手册的保管和规范使用情况进行抽查,发现问题及时责令整改。

第二十二条　对违反本办法的按以下规定处罚:

1. 对 VI 手册保管不力,出现缺页、非正常破损、随意涂改、丢失的,考核处罚 200~1000 元 / 次;发生未经批准的复印、拍摄、外传、转借和提供电子版本的,视影响大小考核处罚 500~2000 元 / 次。

2. 未按照 VI 手册规范使用的,视影响大小考核处罚 500~2000 元 / 次。

3. 未按规定履行审批程序的,考核处罚 200 元 / 次。

4. 考核处罚金额的 50% 落实到各部门、科室的主要负责人,50% 落实到具体责任人。

第七章　附　　则

第二十三条　本办法自下发之日起执行。

第二十四条　本办法解释权属航空总医院宣传部。

(二) 考评细则(★)(表 5-20)

表 5-20　标识系统考评细则

标准要求	考评内容	考评说明	备注
1. 结合本单位实际制定了规范的视觉识别系统手册	1.1　制定了符合本单位实际的《视觉识别系统手册》	未制定扣 2 分	1. 主要大门、标志性建筑物为检查重点 2. 对标识使用有明确管控规定的加 0.2 分
	1.2　本医院《视觉识别系统手册》符合上级主管部门规定的要求	一处不准确扣 0.1 分	
2. 标识运用准确	2.1　医院院区、诊疗和后勤工作区的文化宣传物中的标识准确	一处不合格扣 0.1 分	
	2.2　各种标识载体(院报、网站、官方微信等)出版物在使用标识时准确、规范	一处不合格扣 0.2 分	
	2.3　对标识使用有明确管控规定	一处不合格扣 0.3 分	

九、文化宣传 6S 管理评价标准和考评细则

医院宣传是通过占领信息传播渠道,发布医院相关信息并获得良好效应的活动及过程。医院文化的宣传力度可以促进医院文化建设的进程。通过对外宣传塑造医院品牌,营造良好的公共关系环境,以适应医疗事业健康发展的大环境,在激烈的市场竞争中立于不败。同时,医院宣传也是医院文化的重要传播方式,在让受众了解医院先进的医疗技术,获得及时、准确、有用的医疗信息,合理就医、提升就医体验的同时,传播医院的价值观、服务理念。此外,通过对内宣传让医院文化理念铭于人心并践于行,逐步形成为全体员工所认同、遵守、带有本医院特色的价值观念,真诚服务于患者,这是医院进行文化建设的着力点。

（一）评价标准

1. 广泛宣传医院的文化理念

（1）有院级宣传载体，并能较好发挥效能

文化宣传既要利用报刊、杂志、电视、广播节目、宣传栏、文化展板等传统媒体具有的权威性、公信力和社会影响力优势，又要利用微博、微信公众号等新媒体的开放性、互动性、参与性，让文化信息得到了更为即时、有效的传播（图 5-194）。

（2）院区、诊疗及后勤工作区有体现本单位文化理念的宣传物（图 5-195、图 5-196、图 5-197）。

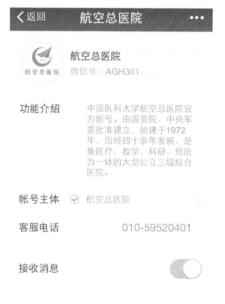

图 5-194 微信宣传载体

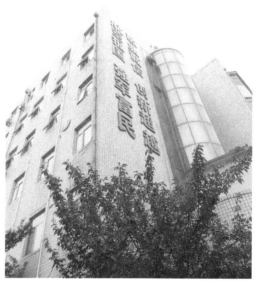

图 5-195 院区宣传物

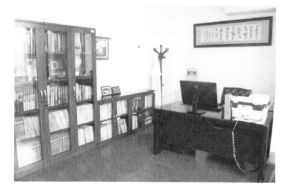

图 5-196 办公区域宣传物

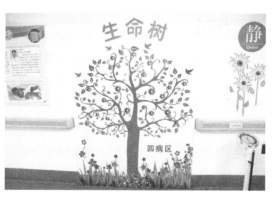

图 5-197 病区宣传物

2. 宣传载体及宣传物规范、完好

(1) 宣传载体如标语牌等布局合理、规范，外观保持完好。

(2) 宣传载体内容准确，并能根据实际需要适时进行更新。

3. 宣传形式多样，内容丰富，效果好

(1) 员工对医院文化理念理解并贯彻执行。

(2) 文化宣传的相关记录、资料完整。

(3) 医院文化工作成果丰富，并形成了本单位的医院文化体系（图 5-198）。

（二）考评细则（表 5-21）

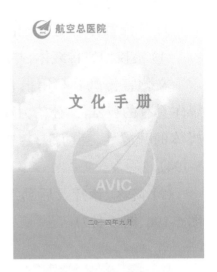

图 5-198　医院文化手册

表 5-21　文化宣传考评细则

标准要求	考评内容	考评说明	备注
1. 广泛宣传医院的文化理念	1.1　有院级宣传载体，并能较好发挥效能	没有宣传载体扣 1 分	
	1.2　院区、诊疗及后勤工作区有体现本单位文化理念的宣传物	没有宣传物扣 1 分；	
2. 宣传载体及宣传物规范、完好	2.1　宣传载体如标语牌等布局合理、规范，外观保持完好	宣传物不完好一处扣 0.1 分	
	2.2　宣传载体内容准确，并能根据实际需要适时进行更新	一处不合格扣 0.2 分	
3. 宣传形式多样，内容丰富，效果好	3.1　员工对医院文化理念理解并贯彻执行	文化理念考试出现不及格视比例扣 0.1~0.3 分	
	3.2　文化宣传的相关记录、资料完整	一处不合格扣 0.1 分	
	3.3　医院文化工作成果丰富，并形成了本单位的医院文化体系	医院文化工作成果丰富的加 0.2 分；形成了本单位的文化体系加 0.1~0.3 分	

（李彩红）

第二节　规　　范

一、6S 管理规范评价标准和考评细则

（一）评价标准

1. 组织机构健全,责任落实

(1) 各级领导机构及推进部门组织健全。

(2) 领导机构和工作机构职责明确、责任落实。

【航空总医院 6S 管理组织机构与职责】

一、医院成立 6S 管理领导小组

由医院院长任组长,党委书记和主管 6S 管理工作的院领导任副组长,其他院领导为成员。医院 6S 管理领导小组主要职责是:全面负责"6S"管理的组织领导工作,研究确定医院 6S 管理中长期目标、6S 管理规章制度和评价标准、6S 管理奖罚政策等。

二、医院 6S 管理领导小组下设办公室在 6S 管理办公室,主管 6S 管理工作的院领导任办公室主任,各部门职能部门负责人为办公室成员。

医院 6S 管理办公室主要职责是:

1. 组织制订医院 6S 管理发展规划;

2. 组织制定医院 6S 管理规章制度和评价标准;

3. 组织制订和实施医院 6S 管理年度计划及方案;

4. 组织对各单位 6S 管理的检查督导;

5. 组织建立医院 6S 管理督导员队伍;

6. 组织医院 6S 管理业务培训与交流研讨;

7. 指导、协调各单位 6S 管理推进工作;

8. 组织对各单位 6S 管理进行考核奖惩。

三、各单位设立 6S 管理推进小组,其主要职责是:

1. 组织制订和实施本单位 6S 管理年度计划及方案;

2. 组织本单位员工 6S 管理的检查督导工作;

3. 组织本单位员工 6S 管理业务培训和交流研讨;

4. 指导、协调本单位员工 6S 管理推进工作;

5. 按时完成医院 6S 管理办公室布置的相关工作。

2. 各级各类规章制度齐全、完善

(1) 院级 6S 管理规定及实施细则等规章制度体系健全,内容准确、完善,并能及时更新(图 5-199、图 5-200)。

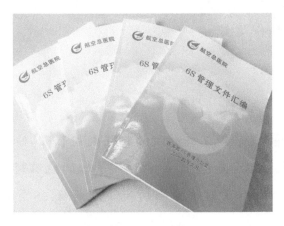

图 5-199　制度健全

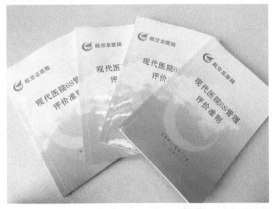

图 5-200　标准完善

(2) 对全院各部门、科室、病区的制度建设有具体要求并落实到位。

3. 各种资料完整、详实、统一

(1) 院级各项资料规范统一,完整齐全,具有可追溯性(图 5-201)。

(2) 对全院各部门、科室、病区的各项资料有统一要求并能认真执行。

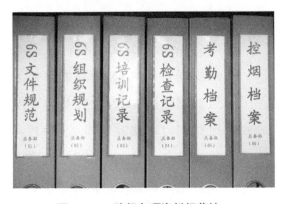

图 5-201　院级各项资料规范统一

【航空总医院 6S 管理资料规范模板】

要求所有 6S 管理资料均归入文件夹,文件夹归入文件盒,共有六个文件盒,6 个文件夹。以下为具体内容及要求,并附相应模板。

文件盒一:6S 文件规范

文件夹 1:6S 文件规范

内容：

（1）目录

（2）6S 管理文件规范原件或复印件

文件盒二：6S 组织规划

文件夹 2：6S 组织规划

内容：

（1）目录

（2）部门（科室）6S 管理小组名单

（3）部门（科室）6S 管理工作分工

文件盒三：6S 培训记录

说明：根据医院 6S 管理培训规范，部门和科室要有 XX 年度 6S 管理培训计划，每年至少 2 次集体培训（培训要有时间、地点、培训照片、参加者签到名单、培训教师、培训内容样本和考试卷），要有本年度 6S 管理培训计划。

文件夹 3：6S 培训记录

内容：

（1）目录

（2）XX　年　XX　科 6S 管理培训计划及人员安排

（3）XX　年　XX　科 6S 管理第一次培训记录表及签到表

（4）XX　年　XX　科 6S 管理第一次培训资料

（5）XX　年　XX　科 6S 管理第一次培训照片

（6）XX　年　XX　科 6S 管理第一次培训考核成绩单

（7）XX　年　XX　科 6S 管理第一次培训考核试卷样卷

（8）XX　年　XX　科 6S 管理第一次培训学员意见调查表

（9）XX　年　XX　科 6S 管理第一次培训情况总结

……

文件盒四：6S 检查记录

文件夹 4：6S 检查记录

内容：

（1）目录

（2）XX　年　XX 月　XX 部门（科室）6S 管理检查记录

......

文件盒五：考勤档案

文件夹 5：考勤档案

临床科室和医技科室及有值班安排的行政后勤部门要有全年考勤档案(排班记录)，规范装订成册，做好标识。封面标识符合医院相关规定。

文件盒六：控烟档案

文件夹 6：控烟档案

内容：

(1) 目录

(2) 控烟管理文件原件或复印件

(3) 部门(科室)控烟管理小组(同 6S 管理小组)

控烟检查督导记录本：请认真检查本单位控烟情况，填写好并归入文件盒。

【航空总医院 6S 管理持续改进督导记录单】(表 5-22)

表 5-22　6S 管理持续改进督导记录单

存在的问题：   督导部门：　　　　督导人：　　　日期：　　年　月　日
存在问题的原因分析：   责任部门：　　　　责任人：　　　日期：　　年　月　日
改进措施及计划(包括完成期限和责任人)：   责任部门：　　　　责任人：　　　日期：　　年　月　日

对改进措施跟踪验证和效果评价：
   　　　　　　　　　　　　　　　　　验证人：　　　日期：　　年　月　日

　　说明：1. 各科室对职能部门督导检查中发现的问题须由科主任认真填写"存在问题的原因分析"和"改进措施及计划"。2. 各科室对"存在问题的原因分析"要客观，改进措施要具体，原因与措施要对应并有针对性。3. 此单下发后应有签收记录并由被督导部门或科室在 3 个工作日内交回下发部门。对原因分析不到位、改进措施不具体或不落实者，由督导部门下发"督导执行情况反馈单"。对改进措施落实到位的科室，由督导部门填写"对改进措施跟踪验证和效果评价"的意见，并复印一份给被督导科室。

（二）考评细则（表 5-23）

表 5-23　6S 管理规范考评细则

标准要求	考评内容	考评说明	备注
1. 组织机构健全，责任落实	1.1　各级领导机构及推进部门组织健全	组织机构不健全扣 1~2 分	原始资料的留存：电子版和纸质均可，其他各表中涉及之处不再重复说明
	1.2　领导机构和工作机构职责明确、责任落实	有机构但职责不明确扣 0.2 分	
2. 各级各类规章制度齐全、完善	2.1　院级 6S 管理规定及实施细则等规章制度体系健全，内容准确、完善，并能及时更新	一项不合格扣 0.2 分	
	2.2　对全院各部门、科室、病区的制度建设有具体要求并落实到位	没有具体要求扣 0.3 分	
3. 各种资料完整、详实、统一	3.1　院级各项原始资料规范统一，完整齐全，具有可追溯性	一处不合格扣 0.1 分	
	3.2　对全院各部门、科室、病区的各项资料有统一要求并能认真执行	没有统一要求扣 0.2 分	

二、6S 管理培训评价标准和考评细则

（一）评价标准

1. 制订完善的院级 6S 培训计划，并纳入本单位教育培训计划之中

【航空总医院 6S 管理培训规范】

一、医院 6S 管理培训工作分以下三个层面进行，具体职责如下：

（一）医院 6S 管理办公室

1. 负责医院年度 6S 管理工作计划的制订，要将 6S 管理培训工作纳入本单

位总体教育计划并组织实施,不断提高全体员工的素养。

2. 负责 6S 管理培训教材的编写。

3. 负责对医院 6S 管理检查培训小组人员培训和考核。

4. 负责对新入职员工的培训和考核。

5. 负责组织 6S 管理检查培训小组对医院各部门和科室 6S 管理联络员或其他有关人员的培训和考核。

6. 指导和推动医院各部门和科室开展 6S 管理方面的培训和教育。

(二)医院 6S 管理检查培训小组:负责对医院各部门和科室 6S 管理联络员或其他有关人员的培训和考核。

(三)各部门或科室 6S 管理小组:负责对本部门或科室的全体人员进行培训和考核。

二、培训人员、内容和要求

(一)培训人员

6S 管理办公室选定总培训员,医院 6S 管理检查培训小组由各组组长负责选定本组培训员,各部门和科室的培训员为 6S 管理联络员。

(二)培训内容:6S 管理基础知识、6S 管理文件内容。

(三)培训人员要求

1. 各层次 6S 管理人员要认真对待 6S 管理培训工作,组织和安排好相关培训,除了 6S 管理培训员外,其他 6S 管理人员也要具备相应的培训能力。

2. 各层次 6S 管理人员要认真学习医院对 6S 管理的有关规定,把 6S 管理工作充分和医疗行业的工作特点有机结合起来。

3. 授课方式可以用 PPT 或用 WORD 文档去讲解。

4. 要求培训员认真准备讲稿,提前 1 日把讲稿提交到 6S 管理工作办公室备案,培训当日至少提前 15 分到培训地点测试电脑运行情况。

5. 培训员要及时了解和掌握学员的需求,认真解答学员提出的疑问。对培训中发现的问题和有关建议及时反馈到 6S 管理办公室。

6. 6S 管理办公室根据具体情况可对培训教师的授课情况和 6S 管理培训的效果进行调查和评价。

2. 培训计划贯彻执行有效,对培训内容员工掌握较好

(1) 认真执行培训计划,对不同类型员工有针对性地进行培训。

(2) 干部员工能较好地掌握理解 6S 管理基础知识。

(3) 医院新员工培训计划要有 6S 管理内容并进行考核。

(4) 各种 6S 管理培训教材准确。

(5) 员工 6S 管理知识培训率达到 95% 以上。

(6) 各级 6S 推进人员和管理人员培训率达到 100%。

3. 各项培训原始资料齐全、详实

(1) 对 6S 培训资料的归档本单位有统一要求。

(2) 培训相关记录、原始资料及试卷齐全、规范、完整。

【航空总医院存档资料规范】

1. 需要存档的资料要规范装订,并统一加上封面。

2. 封面标识可分为一级标识和二级标识。

一级标识:字体黑体,加粗,字号一号。

二级标识:字体宋体,加粗,字号小二号。

3. 资料装订后,书脊部位需要标识的,也需要打印,不要手写。字体:宋体,字号:根据书脊厚度决定。

4. 封面资料样式、字间距、页边距等不要更改。

(二) 考评细则(表 5-24)

表 5-24　6S 管理培训考评细则

标准要求	考评内容	考评说明	备注
1. 制订完善的培训计划,并纳入本单位教育培训计划之中	1.1　院级有 6S 管理培训计划	没有培训计划扣 0.5 分	对验证培训效果的考试将视不同岗位提出不同的试题
	1.2　将 6S 管理培训计划纳入院级教育培训计划之中	未纳入扣 1 分	
2. 培训计划贯彻执行有效,对培训内容员工掌握较好	2.1　认真执行培训计划,对不同类型员工有针对性地进行培训	未做到的扣 0.3 分	
	2.2　干部员工能较好地掌握理解 6S 管理基础知识	考核中错误率超过 20% 的扣 0.1~0.3 分	

续表

标准要求	考评内容	考评说明	备注
	2.3 医院新员工培训计划要有 6S 管理内容并进行考核	不符合要求的扣 0.3 分	
	2.4 各种 6S 管理培训教材准确	出现错误一处扣 0.1 分	
	2.5 员工 6S 管理知识培训率达到 95% 以上	未达标的扣 0.1 分	
	2.6 各级 6S 推进人员和管理人员培训率达到 100%	未达标的扣 0.2 分	
3. 各项培训原始资料齐全、详实	3.1 对 6S 培训资料的归档本单位有统一要求	没有要求扣 0.2 分	
	3.2 培训相关记录、原始资料及试卷齐全、规范、完整	一处不合格扣 0.1 分	

三、医院质量与安全工作规范评价标准和考评细则（★）

（一）评价标准（★）

医院质量与安全工作指临床科室及行政后勤各部门在运营过程中所有与质量安全有关的工作，包括医疗、医技、护理、院感、设备和后勤等各项质量与安全工作。

1. 建立健全医院质量与安全管理体系

（1）有医院、科室质量与安全管理责任体系，院长为第一责任人。医院质量与安全管理组织包括：医院质量与安全管理委员会、各质量相关委员会（医疗、护理、院感、设备、安全生产委员会等）、质量与安全管理部门、科室质量与安全管理小组等。

（2）临床科室、相关行政及职能部门、后勤及医技科室均设有主管质量与安全的负责人和专（兼）职质控员或安全员。

（3）定期召开质量与安全工作会议，并有会议记录。

（4）主要负责人及质量与安全管理人员经过专科知识培训并取得相应资质或资格证书（图5-202）。

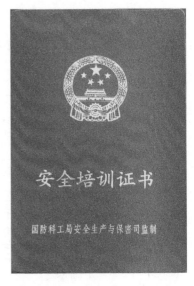

图 5-202 安全管理人员培训证书

2. 建立医院质量与安全管理制度,落实责任制

(1) 建立各级、各类人员的质量与安全管理责任制,岗位职责明确。

(2) 按照《三级综合医院评审标准实施细则(2011 年版)》相关要求,建立和完善各项质量与安全管理制度。

(3) 各项质量与安全管理规章制度符合国家法律法规、行业标准、地方政府部门的有关要求。

(4) 相关人员知晓本部门、本岗位履职要求。

(5) 认真落实各项质量与安全管理制度,且管理痕迹清晰、记录齐全,针对存在的问题有整改措施,体现 PDCA 闭环管理,医院及科室质量与安全管理持续改进。

3. 建立健全诊疗规范、岗位安全生产操作规程,保障患者和自身安全

(1) 诊疗规范与岗位安全操作规程齐全有效,如《临床诊疗指南》、《临床技术操作规范》、《基础护理服务工作规范》、《常用临床护理技术服务规范》、《临床护理实践指南》、《医疗机构环境清洁卫生技术与管理规范》等。

(2) 诊疗规范和岗位安全操作规程符合行业标准。

4. 保证医疗及后勤安全投入,消除安全隐患,减少医疗安全不良事件、杜绝事故发生

(1) 保证医疗及后勤等安全工作的资金投入和管理投入,做到建设项目的安全防护设备设施齐全。

① 特殊工作场所和职业病危害工作点(如放射科、影像科、病理科等)安全条件满足国家和行业有关安全技术要求,如《放射性同位素与射线装置安全和防护条例》(中华人民共和国国务院令第449号)和《中华人民共和国职业病防治法》(中华人民共和国主席令第 52 号)。

② 医院感染管理到位,措施有效,符合《三级综合医院评审标准实施细则(2011 年版)相关要求,具体如下:

a. 有医院感染管理组织,医院感染控制活动符合《医院感染管理办法》等规章要求。

b. 开展医院感染防控知识的培训与教育,有培训考核记录。

c. 按照《医院感染监测规范》,监测重点环节、重点人群与高危险因素,采用监控指标管理,控制并降低医院感染风险。

d. 执行手卫生规范,实施依从性监管与持续性活动(图 5-203、图 5-204)。

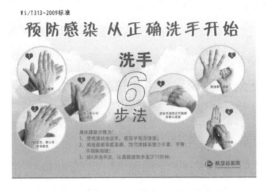

图 5-203　医务人员六步洗手法示意图

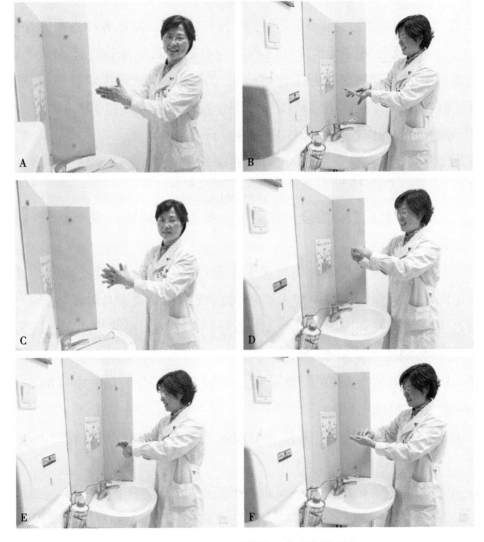

图 5-204　高国兰院长亲自示范六步洗手法

e. 有多重耐药菌（MDR）医院感染控制管理的规范与程序，实施监管与改进活动。

f. 应用感染管理信息与指标，指导临床合理使用抗菌药物。

g. 消毒工作符合相关技术规范和检测标准的要求，隔离工作符合《医院隔离技术规范》的要求；医务人员能获得并正确使用符合国家标准的消毒与防护用品；重点部门、重点部位的管理符合要求。

h. 科主任与医院感染管理组织要监测医院感染危险因素、医院感染率及其变化趋势；根据医院感染风险、医院感染发病率和（或）患病率及其变化趋势改进诊疗流程；将医院感染情况与其他医疗机构进行比较；定期通报医院感染监测结果。

（2）医疗和后勤安全教育和安全管理资金投入到位：各临床科室、后勤负责对本专业可能的职业危害或职业暴露进行学习和宣教，增加医护人员、后勤人员防护意识，有相关记录。

（3）安全隐患整改和应急措施管理和资金投入到位。

5. 开展安全标准化工作：通过行业安全生产标准化认证

（二）考评细则（★）（表 5-25）

表 5-25 医院质量与安全工作规范考评细则

标准要求	考评内容	考评说明	备注
1. 建立健全医院质量与安全管理体系	1.1 有医院、科室质量与安全管理责任体系，院长为第一责任人	机构不符本项目不合格	现场审核按抽查部位打分
	1.2 临床科室、相关行政及职能部门、后勤及临床医技科室均设有主管质量与安全的领导和专（兼）职质控员或安全员	少 1 人，扣 0.5 分	
	1.3 定期召开质量与安全工作会议，并有会议记录	不合格扣 0.2 分	
	1.4 主要负责人及质量与安全管理人员经过专科知识培训并取得相应资质或资格证书	不合格扣 0.2 分	
2. 建立医院质量与安全管理制度，落实责任制	2.1 建立各级、各类人员的质量与安全管理责任制、岗位职责明确	一处不合格扣 0.1 分	
	2.2 按照《三级综合医院评审标准实施细则(2011 年版)》相关要求，建立和完善各项质量与安全管理制度	一处不合格扣 0.1 分	

标准要求	考评内容	考评说明	备注
	2.3 各项质量与安全管理规章制度符合国家法律法规、行业标准、地方政府部门的有关要求	一处不合格扣 0.1 分	现场审核按抽查部位打分
	2.4 相关人员知晓本部门、本岗位履职要求	一处不合格扣 0.1 分	
	2.5 认真落实各项质量与安全管理制度，且管理痕迹清晰、记录齐全，针对存在的问题有整改措施，体现 PDCA 闭环管理，医院及科室质量与安全管理持续改进	一处不合格扣 0.1 分	
3. 建立健全的诊疗规范、岗位安全生产操作规程，保障患者和自身安全	3.1 诊疗规范与岗位安全操作规程齐全有效	一处不合格扣 0.1 分	
	3.2 诊疗规范和岗位安全操作规程符合行业标准	一处不合格扣 0.1 分	
4. 保证医疗及后勤安全投入，消除安全隐患，减少医疗不良事件、杜绝事故发生	4.1 保证医疗及后勤等安全工作的资金投入和管理投入，做到建设项目的安全防护设备设施齐全 （1）特殊工作场所和职业病危害工作点（如放射科、病理科等）安全条件满足国家和行业有关安全技术要求 （2）医院感染管理到位，措施有效，符合《三级综合医院评审标准实施细则（2011 年版）相关要求，具体如下： ① 有医院感染管理组织，医院感染控制活动符合《医院感染管理办法》等规章要求 ② 开展医院感染防控知识的培训与教育，有培训考核记录 ③ 按照《医院感染监测规范》，监测重点环节、重点人群与高危险因素，采用监控指标管理，控制并降低医院感染风险 ④ 执行手卫生规范，实施依从性监管与持续性活动 ⑤ 有多重耐药菌（MDR）医院感染控制管理的规范与程序，实施监管与改进活动 ⑥ 应用感染管理信息与指标，指导临床合理使用抗菌药物 ⑦ 消毒工作符合相关技术规范和检测标准的要求，隔离工作符合《医院隔离技术规范》的要求；医务人员能获得并正确使用符合国家标准的消毒与防护用品；重点部门、重点部位的管理符合要求	一处不合格扣 0.5 分	现场审核按抽查部位打分

续表

标准要求	考评内容	考评说明	备注
	⑧ 科主任与医院感染管理组织要监测医院感染危险因素、医院感染率及其变化趋势;根据医院感染风险、医院感染发病率和(或)患病率及其变化趋势改进诊疗流程;将医院感染情况与其他医疗机构进行比较;定期通报医院感染监测结果		
	4.2　医疗和后勤安全教育和安全管理资金投入到位:各临床科室、后勤负责对本专业可能的职业危害或职业暴露进行学习和宣教,增加医护人员、后勤人员防护意识,有相关记录	一处不合格扣 0.5 分	
	4.3　安全隐患整改和应急措施管理和资金投入到位	一处不合格扣 0.5 分	
5. 开展安全标准化工作	通过行业安全生产标准化认证	达标及铜牌审核加 0.5 分	现场审核按抽查部位打分

(李彩红)

第三节　素　养

一、行为规范 6S 管理评价标准和考评细则(★)

"十年树木,百年树人",改变员工的想法、行为及习惯进而改变其素养,绝非一朝一夕就能实现的,医院对员工管理要有一系列明确的行为规范,并通过不断培训、检查并有效地运用奖罚、激励等辅助手段,将规范做事养成一种习惯,一种本能的自然反应。

(一)评价标准(★)

1. 制定了符合本医院特点的员工行为规范

医院员工行为规范主要体现在仪表、语言、行为、礼仪等方面。医院要根据《医疗机构从业人员行为规范》(卫新宣函[2011]57 号)的相关要求,结合实际,制订本医院员工行为规范。

(1)仪表规范:包括着装规范和仪容规范。

【航空总医院工作人员着装和仪容规范】

一、着装规范

1. 工作人员在岗期间,必须按规定统一着本院岗位服装,禁止穿外院服装。

2. 保持着装整洁,衣扣齐全,不得有缺如、残损。不得披衣、敞怀、挽袖、卷裤腿、穿拖鞋(特殊环境穿拖鞋除外),内衣下摆不得露在工作服之外。

3. 着工作服时应按规定佩戴胸卡。胸卡应佩戴在工作服左胸明显位置,正面向外,不得涂改和遮挡,不能翻戴或插在衣兜里。胸牌表面保持干净,不可吊坠或粘贴它物。胸牌如有遗失或损坏,应立即到人力资源部办理胸牌补发或维修。

4. 男性医务人员穿白大褂必须穿长裤,女性医务人员穿白大褂内着裙子时,其长度不得超过白大褂。

5. 白大褂袖口一般不外露内衣,内衣领子不得翻在工作服外;女同志不穿艳色裤袜;男同志夏季不穿短裤。

6. 医务人员工作时间不穿拖鞋(手术室及特殊检查科室除外)、高跟鞋、响底鞋,不得赤脚穿凉鞋。护士统一穿工作鞋,戴护士帽。穿工作鞋时要穿着白色或肉色袜(图 5-205)。

7. 离开工作岗位后,不得穿岗位服装去食堂就餐、外出办事、逛商店等。

8. 医院有重大活动时,应根据医院要求和场合不同着正装。

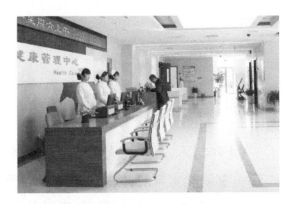

图 5-205 护理人员着装和仪容规范

9. 医务人员在医疗操作时按相关规定标准执行,如:

(1) 凡手术室工作人员,必须严格遵守无菌原则,保持室内肃静和整洁。进手术室时,必须穿着手术室的鞋、帽、隔离衣及口罩。

(2) 进手术室见习、参观需征得科室负责人和手术室护士长的同意,参观和见习手术者,应接受院方人员的指导,不得任意游走及出入。

(3) 麻醉医生接送病人进出手术室必须更衣,严格执行相关执业操作,不得穿着手术衣到普通区域。

（4）口腔科、检验科、供应室等工作人员在工作时必须戴口罩、帽子,女性长发不得露于帽外。

（5）其他:医务人员进行任何医疗操作时,需符合无菌原则,一切操作须执行相关医疗要求。

10. 要求统一时间更换长袖工作服及短袖工作服:一般每年 5 月 1 日起,更换短袖工作服;每年 10 月 1 日起,更换长袖工作服。如遇气温变化等特殊情况,医院另行通知换装时间。

（二）仪容规范

1. 女士上班时提倡淡妆上岗,自然大方,不浓妆艳抹,口红以红色为主色调,不涂深褐色、银色等异色口红;不涂深色或异色眼影;不在门诊、病房等公共场所当众化妆;不准涂有色指甲油或留长指甲;不得染奇异彩色头发,工作时间将头发梳理整齐,刘海不过眉,发不遮脸。女性医务人员工作时长发应盘起。

2. 男士原则上不留长发,后枕部头发不得超过衣领,保留自然色,不留胡须。

3. 除工作需要或眼病外,不准戴有色眼镜;不得暴露纹身及皮肤粘贴彩绘。

4. 讲究个人卫生,头发清洁,适时梳理;衣领衣袖应干净;指甲应及时修剪,不留长指甲。

5. 佩戴饰物:员工佩戴饰物必须得体,佩戴戒指不超过壹枚,女士不准佩戴耳坠、耳环等夸张首饰,可戴一副耳钉。男士不得戴项链、手链等饰物。医务人员工作期间不准戴戒指、耳环、手镯等饰物。

（三）其他要求

1. 医院工作人员应严格按照上述规定执行。

2. 科教部、护理部等相关部门负责监管进修、实习人员的着装、仪表情况。

3. 洗衣房只负责接收和清洗医院统一规定的工作服,不得接收外院工作服。对强行送至洗衣房的外院工作服可没收。

4. 6S 管理办公室将对全院工作人员的着装和仪表情况进行不定期抽查,如有一处违反者,扣罚本人 100 元,科室负责人一并扣罚 100 元。

5. 本规范自颁布之日起执行,6S 管理办公室负责解释。

（2）行为规范:包括基本行为规范(职业道德规范)和不同岗位人员(管理人员、医师、护士、医技人员、药学及其他人员)的行为规范(图 5-206、图 5-207)。

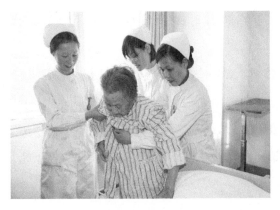

图 5-206　病房护士协助骨科术后患者下床活动

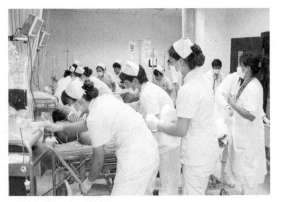

图 5-207　急诊医护人员抢救群体伤患者

（3）语言规范：包括对待患者、对待同事以及结合不同岗位和场合的具体语言规范。

1）服务窗口人员语言规范：包括导医、挂号窗口、门诊收费、发药窗口、住院收费窗口、出院结算窗口等。

2）门急诊医技人员语言规范：包括儿科诊室、急诊急救、急诊输液、诊疗操作、影像科、检验科、B 超室、心电图室、脑电图室、内窥镜室等。

3）病房医生语言规范：包括住院首次查房、三级查房、日间查房、会诊、住院手术、出院交谈等。

4）护理人员语言规范：包括入院护理、护理操作、巡视病房、病房管理、产房护理、出院护理等。（图 5-208）

5）其他人员语言规范：包括电梯工作人员、车场管理员、停车场收费员等。

（4）礼仪规范：包括参加会议礼仪、查房站位礼仪、接待礼仪、业务来往礼仪、接打电话礼仪、行为礼仪等。

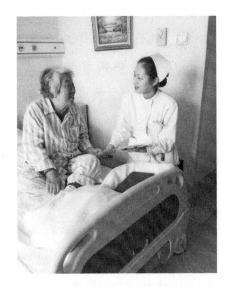

图 5-208　病区护士为患者做健康宣教

【航空总医院参加会议规范】（图 5-209）

一、干部例会管理规范

本规范适用于参加干部例会的所有人员。参加人员范围为：院领导、机关、后勤部门副职(含)以上人员、科室主任、副主任、护士长、项目工作办公室副主任(含)以上人员、列席人员、干部例会扩大会参会人员。列席人员及扩大会人员由党政办公室通知。

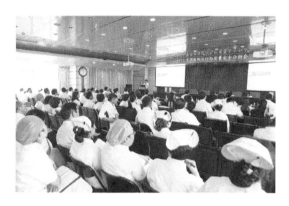

图 5-209　参加会议规范

1. 参会人员需提前 5 分钟到场，并亲自签到，不得代签。

2. 参会人员有事必须向分管领导请假，批准后报党政办备案。

3. 事后请假适用于在事态紧急或事发仓促，或其他客观上不能按事前请假制度执行。

4. 没有请假或未被准假而私自不参加会议的，扣除当月绩效 1000 元，三次无故不参加会议者视同放弃岗位及职级。

5. 参加会议人员须遵守会场秩序，将手机调至静音状态，不迟到早退。

6. 党政办公室做好签到及请假记录工作，在每次干部例会上通报。

7. 医院要求参加的其他正式会议的管理参照本制度执行。

二、其他一般性会议

1. 严守会议时间，提前或按时报到，正点开会，到点散会。不无故迟到或缺席。

2. 将通信工具置于振动状态，会场内不准接打手机。

3. 遇到上级领导或重要来宾以及受到会议表彰的先进人物步入会场时应主动鼓掌以示欢迎。

4. 会议期间不来回走动，保持会场安静，不准交头接耳、开小会，专心听讲，做好笔记；不提前离开会场。

5. 会场内严禁吸烟。

6. 散会时井然有序退场，不得争抢拥挤。

【航空总医院病房晨间集体交接班礼仪规范】(图 5-210)

一、交接班时间：各科室在 8 点(含)之前准时开始交接班。

二、参加人员：当日病房所有在岗人员。若同时传达院周会，门诊可派代表参加或会后传达给门诊等未到会人员。若有重要事宜,由护士长和科主任负责安排通知到未在岗人员。

三、主持:交接班应由科主任或护士长主持。如果护士长或主任不在,要委托相应人员执行。

四、着装:参加交班人员着装整齐,佩戴好胸牌,护士带好护士帽,仪表端庄,不允许一边穿戴衣帽,一边参加交班。值夜班的医护人员,在交班前要完成个人洗漱,衣帽要整洁,仪表要端庄。

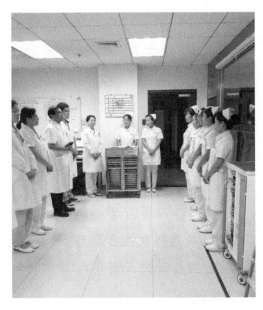

图 5-210 病房晨间集体交接班礼仪规范

五、站位:晨间均采用站位交接班。参加交接班的医生、护士分两列相对站立(空间不足的要根据具体情况合理排列),主任、护士长分别站在医生和护士中间,医护交班者要站在主任或护士长旁边。

六、站姿:参加交班人员双手轻握,放在腹部下方,全神贯注,不要有东张西望、交头接耳、倚墙靠门、吃东西、嚼口香糖等不礼貌、不严肃的行为。不许当场接听手机,将手机设置静音或震动。交班者应姿态优美大方,手臂呈 90 度持交班本,身体挺直,不可斜歪身体、佝偻腰。

七、交班过程:主持者首先向大家问一声"早晨好! 开始交班"。值班护士首先开始交班,以"× 年 × 月 × 日护士交班"开始,最后说"交班完毕"。然后值班医生交班,以"× 年 × 月 × 日医生交班"开始,最后说"交班完毕"。交班者报告病情时应声音响亮,口齿清晰,语调自然,语气得当,面部表情严肃认真,不要有小动作,要注意与参会人员的眼神交流,以吸引听众的注意力。交班内容要准确充分、重点突出、医学词语规范、体现病人的动态变化。与会者如对交班内容提出问题要注意使用礼貌用语,交班者应认真负责的给予回答。然后科室主任或护士长传达院周会精神或安排相关诊疗工作。最后,主持人宣布交接班结束。

八、交班时长:在一般情况下,交接班时间不要过长,以免影响下一班的正常工作。交接班时长一般不超过 15 分钟,即最晚不超过 8:15。科室有同时传达院周会等相关事宜,需要时间多于 15 分钟者,人员须提前到岗,提前进行交接班。

九、医院将不定期地对各临床科室晨间交接班时的礼仪情况进行检查。

【航空总医院查房站位礼仪】(图 5-211)

一、主任查房

主任站在病床右侧中央部,其左侧为副主任,右侧为主治医师。对面中央为住院医师,其右侧为总住院医师,左侧为其他住院医师、进修医师和学生等。

二、主治医师查房

主治医师站在病床右侧中央部,住院医师站在病床左侧中央,进修医师和学生站在住院医师左侧。

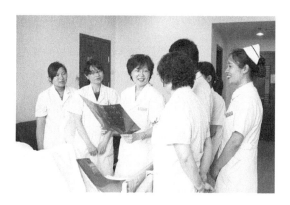

图 5-211　高国兰院长查房

三、住院医师查房

病房住院医师查房或到病房巡视时,如到病人床前,必须站在病床右侧。

四、护理查房

护理查房时,要求查房者站在病人右侧,其余站在对侧,查房车放置床尾。

2. 开展员工行为规范教育培训

员工教育培训的目的是使行为规范化,符合医院行为认识系统的整体性的要求。

(1) 制订院级员工行为规范培训计划,并纳入医院继续教育培训计划之中(图 5-212、图 5-213)。

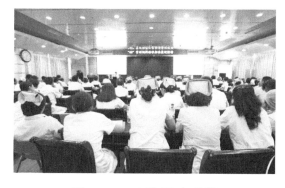

图 5-212　6S 管理知识培训

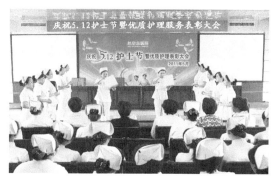

图 5-213　护士礼仪培训

（2）认真执行培训计划，对不同类型员工进行针对性培训，员工培训率达到 100%。

（3）要对培训内容进行考核，员工知晓率达到 90% 以上。

3. 员工能有效执行行为规范

随机抽查员工行为规范的执行情况，如：

（1）员工遵守医院规定的工作规范。

（2）接听电话使用本医院规定的文明礼貌用语。

（3）会议（含考试等）期间手机处于无声状态，不得在会场上接、打电话。

（4）制定了本医院禁烟管理规定，员工能认真执行。

（5）制定了本医院着装规定，员工能按要求着装。

（6）胸卡佩戴符合本医院要求。

（7）员工按规定位置停放各种车辆。

（8）员工遵守其他行为规范。

（二）考评细则（★）（表 5-26）

表 5-26　行为规范考评细则

标准要求	考评内容	考评说明	备注
1. 制定了符合本医院特点的员工行为规范	制定并颁布了本医院的员工行为规范 （1）仪表规范：包括着装规范和仪容规范 （2）行为规范：包括基本行为规范（职业道德规范）和不同岗位人员（管理人员、医师、护士、医技人员、药学及其他人员）的行为规范 （3）语言规范：包括对待患者、对待同事以及结合不同岗位和场合的具体语言规范 　　1）服务窗口人员语言规范：包括导医、挂号窗口、门诊收费、发药窗口、住院收费窗口、出院结算窗口等 　　2）门急诊医技人员语言规范：包括儿科诊室、急诊急救、急诊输液、诊疗操作、影像、检验、B 超、心电图、脑电图、内窥镜等 　　3）病房医生语言规范：包括住院首次查房、三级查房、日间查房、会诊、住院手术、出院交谈 　　4）护理人员语言规范：包括入院护理、护理操作、巡视病房、病房管理、产房护理、出院护理等	未制定扣 2 分	行为规范的检查将根据本医院规定，覆盖所有检查时段和范围

标准要求	考评内容	考评说明	备注
	5) 其他人员语言规范:包括电梯工、车场管理员、停车场收费员等		
	(4) 礼仪规范:包括参加会议礼仪、查房站位礼仪、接待礼仪、业务来往礼仪、接打电话礼仪、行为礼仪等		
2. 开展员工行为规范教育培训	2.1　制订院级员工行为规范培训计划,并纳入医院继续教育培训计划之中	一项不符扣 0.5 分	
	2.2　认真执行培训计划,对不同类型员工进行针对性培训,员工培训率达到 100%	一项不符扣 0.3 分	
	2.3　要对培训内容进行考核,员工知晓率达到 90% 以上	未达标扣 0.2 分	
3. 员工能有效执行行为规范	随机抽查与员工素养有关的各方面执行情况,如:		
	(1) 员工遵守医院规定的工作规范	一处不合格扣 0.1 分	
	(2) 接听电话使用本医院规定的文明礼貌用语	一处不合格扣 0.1 分	
	(3) 会议(含考试等)期间手机处于无声状态,不得在会场上接、打电话	一处不合格扣 0.3 分	
	(4) 制定了本医院禁烟管理规定,员工能认真执行	无规定扣 0.3 分;一人次不合格扣 0.1 分	
	(5) 制定了本医院着装规定,员工能按要求着装	无规定扣 0.3 分;一人次不合格扣 0.1 分	
	(6) 胸卡佩戴符合本医院要求	一人次不合格扣 0.1 分	
	(7) 员工按规定位置停放各种车辆各种车辆	一辆不合格扣 0.1 分	
	(8) 员工遵守其他行为规范	一人次不合格扣 0.1 分	

二、团队精神 6S 管理评价标准和考评细则

医院的团队合作无处不在,任何一个门诊、住院患者的诊疗服务,都需要医、技、药、护和支持保障人员共同合作完成,主诊医师负责制,责任制护理,三级医师查房,会诊及手术,危重、疑难病例讨论,以及越来越被重视的多学科协作诊疗模式(MDT)等无不体现团队合作。通过团队合作,解决棘手的医疗问题,寻求和建立温馨和谐的人际关系,这不仅体现了患者至上的价值观,也是一种组织内相互交流、切磋进而得到提高的机制。

团队精神

（一）评价标准

1. 有对提升员工团队意识的工作载体（如合理化建议、品管圈、班组建设等），责任部门明确，安排具体

（1）合理化建议、QCC、班组建设、现场精益改善等工作的责任主体明确。

1）合理化建议：是指医院全体员工针对节约成本、提高效益、改进医疗流程或管理创新等诸方面提出的书面改进解决方案的构想和方案。合理化建议活动倡导以人为本，是实行民主管理的重要形式，也是激发员工自我改善、发挥集体智慧的具体体现。一般合理化建议责任部门会设在党政办或工会等部门。

2）品管圈（QCC-Quality Control Circle）：品管圈活动是由日本石川馨博士于1962 年所创，是由相同、相近或互补的工作场所的人们自动自发组成数人一圈的小团体，旨在通过团队合作，集思广益，按标准程序来解决和改进工作现场与管理等方面的问题。后被推广至医疗行业，用以提升医疗管理质量，保证患者生命安全。它的特征是注重发挥群体中每一位成员的聪明才智，营造愉快团结的团队氛围，从而集中、有序、有效地解决问题，并在提升医疗质量和改善部门绩效的同时提升员工的参与感、满足感和成就感。一般 QCC 责任部门会设在医务部或医疗质控部等质量管理部门（图 5-214）。

3）班组建设：班组主要指医院后勤保障部门，班组建设是以改进班组管理、实现班组资源的效能最大化为目的而采取的各种措施和组织的各类活动，是提高职工队伍素质，建设优秀医院文化，实现员工与医院共同发展的有效途径（图 5-215）。

（2）结合医院实际，开展了相关工作。

2. 对合理化建议、品管圈、班组建设等活动管理规范

（1）医院要制订合理化建议、QCC、后勤班组建设等管理制度或办法，明确工作职

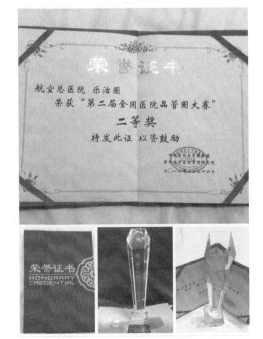

图 5-214　品管圈活动成果

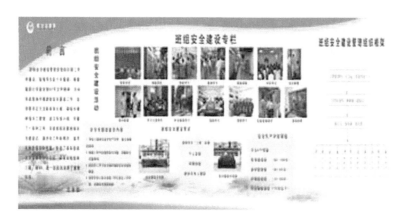

图 5-215　班组建设活动

责、活动方案、过程监管、结果评价、奖惩等。

(2) 以上团队活动过程资料齐全完整,具有可追溯性。

【航空总医院 2014 年全面开展以品管圈为主要工具的医疗质量持续改进活动实施方案】

一、活动名称

全面开展以品管圈为主要工具的医疗质量持续改进活动

二、活动目的

通过以"品管圈"为主要工具的医疗质量持续改进活动,提升我院医疗品质与服务质量,建立医院质量管理机制,为三级医院评审提供案例。

三、活动时间

2014 年 6 月—2014 年 11 月

四、活动要求

(一) 参与对象

1. 全院所有部门、科室及护理病区。

2. 各部门、科室及护理病区至少组成一个品管圈(即 QCC 小组)。

3. 鼓励跨科室、跨部门的合作。

4. 每个 QCC 小组由 3~8 人组成。

(二) 活动基本要求

1. 形成案例:按照三级医院评审标准 4.2.5 条款的具体要求开展质量持续改进活动,将品管圈"管理工具运用于日常质量管理活动,有案例说明"。各部门、科室及护理病区在活动期间至少选定 2 个主题并完成持续改进工作,体现持续改进有成效,形成案例。已参加去年医疗质量持续改进比赛并完成全程活动的部门、科室或护理病区至少选定 1 个主题并完成。

2. 必要方法:必须按照品管圈活动实施的十大步骤进行持续改进工作,不得有所遗漏。

3. 选修项目:鼓励各部门、科室或护理病区在开展医疗质量持续改进活动中完全按照品管圈的组织形式建立圈队,征集选定"圈名",设计"圈徽",但是,原则上不作硬性要求,圈名圈徽工作设为选修项目。

4. 活动负责人:各部门、科室及护理病区负责人为本次活动的第一责任人。

5. 报名登记:各部门、科室及护理病区于 6 月 10 日前上报选定主题至品管圈活动专用邮箱:(QCC361@126.com),同时关注该电子邮箱,下载活动相关材料。

6. 主题选择:紧紧围绕原卫生部《三级综合医院评审标准实施细则(2011 年版)》中的标准条款,特别是需要各部门、科室及护理病区进行持续改进的标准条款。

五、活动安排

1. 选定主题:6 月 1 日—6 月 10 日,各部门、科室及护理病区上报所选定的 2 个改进主题。

2. 培训:6 月 1 日—6 月 15 日。培训内容:医疗质量持续改进的具体方法、品管圈的组织实施技巧等。

3. 开题:6 月 11 日—7 月 10 日。各部门、科室及护理病区完成所选定主题的计划书的撰写,并上报。

4. 持续改进:7 月 10 日—10 月 30 日。各部门、科室及护理病区执行计划中的改进对策,并不断总结,积累经验,针对现状不断调整,确保预期目标的实现。

5. 总结:11 月 1 日—11 月 30 日,各部门、科室及护理病区需完成所选定主题的持续改进工作,有明显成效,科形成持续改进的案例,并撰写总结报告。

六、活动辅导

(一) 设立推广员团队

在活动开展过程中,除了全院集中培训外,为了帮助未曾开展过品管圈活动的部门、科室或护理病区尽快掌握品管圈的管理手法,并能够在活动中予以指导,本次活动特设立我院"品管圈活动推广员团队",具体名单(略)。

（二）开展协助辅导工作

上述推广员组成的团队,将定点承担协助辅导工作。若在活动中,出现多部门、科室合作的持续改进活动,则根据具体情况另行指派推广员或辅导员予以针对性辅导。

（三）推广员职责

1. 帮助开展品管圈活动的科室、部门或护理病区掌握品管手法。

2. 把握在活动开展过程中所遇到的方向性、原则性问题,提供有针对性的建议和意见。

3. 重点帮助开展"现场调查"、"目标设定"、"原因解析"、"对策拟定"等环节的指导工作。

七、资金支持

医院为了鼓励各部门、科室及护理病区开展以品管圈为主要工具的医疗质量持续改进活动,激发广大基层员工的热情,特设立医疗质量持续改进基金,支持相关工作的开展。具体资金支持规则如下:

（一）基金分类说明

医疗质量持续改进基金,将分为两大类,分别为主题类和系统类。

1. 主题类基金:主要支持以单个科室、部门或护理病区为单位的医疗质量持续改进活动,并按照品管圈活动的评定标准以及具体情况进行等级划分。其中,最高等级为一类基金,共设 5 个;其次为二类基金,共设 10 个;三类基金共设 15 个。基金的额度随着等级的变化而变化,一类基金的支持额度最高,三类最低,基金额度的比例关系约为 10∶7∶4。

2. 系统类基金:主要支持以多个部门、科室或护理病区为单位,旨在对医院工作进行系统性改进的活动。同样,对上述类别的活动进行评定,差额给予基金支持。一般情况下,系统类基金的支持额度约为主题类基金中一类基金的 2 倍。

（二）基金申报及使用

1. 基金申请:由活动负责人如实填写基金申请表,并撰写品管圈活动计划书,于 7 月 10 日前一并上报评审办。

2. 基金审核和评定:由评审办组织院外和院内专家联合进行审核和评定。审核评定的主要依据包括:主题重要性、品管圈工具使用的完整性和正确性、现场调查情况、原因解析情况、对策拟定情况以及可行性,综合进行审核、评定。

3. 结果公布:将本着公开、公正、公平的原则,将评审办法及评审结果向全院公开。评审结果公示并经院长审批后正式立项并拨付首批资金。

4. 基金使用范围:主要包括:资料费用、调研费用、实验耗材等业务费,不得用于劳务等人员经费。

（三）基金拨付规则

所有类别的基金的支持模式均为分段式,即在持续改进活动的不同阶段予以不同比例的资金。

1. 本次活动共分为两个阶段:开题阶段和结题阶段。资金拨付比例为 40% 和 60%。

2. 通过开题阶段的评定,确认给予基金支持的单位和类别,并拨付 40% 的基金。

3. 通过结题阶段的评定,根据最终评分确定剩余 60% 基金的奖励比例。例如:100 分制情况下,若某主题活动的最终评分是 80 分,则剩余 60% 的奖励额度则按 80% 进行拨付,即实际拨付总额的 48%。

4. 所有在开题阶段被评定给予基金支持的剩余资金(通常第二阶段的拨付资金达不到 60%),则用以奖励在开题阶段未被评定上但效果显著的活动。

5. 已拨付基金的单位,如未按计划完成课题活动,则将追回所有已拨付资金。

（二）考评细则（表 5-27）

表 5-27　团队精神考评细则

标准要求	考评内容	考评说明	备注
1. 对提升员工团队意识的工作载体(如合理化建议、品管圈、班组建设等)责任明确,安排具体	1.1　合理化建议、品管圈、班组建设、现场精益改善等工作的责任主体明确	一项不明确扣 0.2 分	在团队建设上有本医院特色、成效突出的加 0.1~0.3 分
	1.2　结合本医院实际,开展了相关工作	没有开展扣 0.1~0.3 分	
2. 对合理化建议、班组建设、现场精益改善等活动管理规范	2.1　医院要制订合理化建议、QCC、后勤班组建设等管理制度或办法,明确工作职责、活动方案、过程监管、结果评价、奖惩等	一处不合格扣 0.1 分	
	2.2　以上团队活动的过程资料齐全完整,具有可追溯性	一处不合格扣 0.1 分	

三、日常 6S 管理活动与创新评价标准和考评细则

日常 6S 管理活动与创新

（一）评价标准

1. 注重常态化管理和长效机制的建立

6S 管理常态化即建立有效的常态化运行机制,将 6S 管理目标具体化,责任明确化,让员工在日常工作中做到凡事有章可循、凡事有人负责、凡事有人检查、凡事违章必究。通过常态化管理逐步形成 6S 管理长效机制。具体要求如下:

（1）有医院年度 6S 管理工作计划,并能够认真执行。

（2）对本医院部门、科室 6S 管理制度、工作计划有明确要求。

（3）有本医院的 6S 管理工作的考核办法并能认真实施。

（4）对部门和科室的工作情况及时检查、考核。

【航空总医院全面推进 6S 管理铜牌验收工作实施方案】

一、指导思想

根据 6S 管理铜牌验收标准和国家卫计委《三级综合医院评审标准实施细则（2011 年版）》,结合我院“三甲”评审工作实际,真正把 6S 管理作为我院管理创新的工具,进一步夯实基础建设、改善就医环境,加强规范管理、提高工作效率,提升员工素养、焕发组织活力,提高医疗质量、确保患者安全,全面促进我院环境、服务、质量、安全等迈上新的台阶。

二、组织机构

（一）领导小组

1. 组长:院长

2. 成员:书记、副院长、院长助理

3. 职　责:

（1）全面负责 6S 管理铜牌验收工作的组织、领导及指示;

（2）根据 6S 管理铜牌验收标准细化工作部署,决定重大方针政策;

（3）整合全院资源,调配工作人员,制定奖罚政策,实施重点攻关;

（4）督导办公室及各工作小组工作,定期听取有关工作进展情况汇报,并根

据工作进度制订下一阶段工作目标和任务；

(5) 切实做好与上级部门及各相关单位的请示、报告及协调运作等工作。

(二) 领导小组下设办公室，即 6S 管理办公室，与"三甲"评审办公室和控烟办公室合署办公。

1. 主　任：略

2. 成　员：略

3. 职　责：

(1) 根据领导小组的工作部署，负责制订阶段性实施方案、目标、计划和要求等；

(2) 根据领导小组的工作安排，负责督促和落实各工作小组的工作进展，并针对存在的问题起草阶段性工作小结，供领导小组和各工作小组参考；

(3) 负责召集各工作小组和相关人员召开各种会议，督促指导具体工作，掌握工作进度，为院领导决策提供依据；

(4) 负责收集和发放与 6S 管理有关的资料，并收集各工作小组在阶段性工作中的书面资料，以简报形式，发给领导小组成员、各工作小组及各科室负责人；

(5) 负责对各工作小组、各科室工作进行过程记录及督导考核（不良记录和考核结果与中层干部任期考核挂钩）；

(6) 负责完成铜牌验收总结及申请报告，并做好准备工作。

三、工作内容

6S 管理铜牌验收工作内容包括 6S 管理中"整理、整顿、清洁、规范、素养、安全"等所有标准要求，以及《三级综合医院评审标准实施细则 (2011 年版)》所有相关内容。其中整理、整顿、清洁为 6S 的"形"。规范与素养为其"神"，安全为其"魂"。通过做到"形"、兼具"神"、实现"魂"，逐步达到"规范成习惯、习惯成素养、素养保安全"的目标。

(一) 整理、整顿：根据《三级综合医院评审标准实施细则 (2011 年版)》"第二章第 8 节"的要求，通过"就诊环境管理"，将工作场所（急诊与门诊候诊区、医技部门、住院病区）中的物品区分为必要的与不必要的，必要的物品保留，不必要的物品清除。同时，将必要的物品分门别类按照规定的位置合理摆放，并加以明显、易懂的标识。不仅为患者提供良好的就诊接待、引导及咨询服务，又要提供一个舒适、安全的就诊、住院环境。

（二）清洁：根据《三级综合医院评审标准实施细则（2011 年版）》对"医院感染控制"的要求，通过清洁过程，清除并防止工作场所内的脏污，使医院就诊、住院环境符合医院感染管理需要。

（三）规范：根据《三级综合医院评审标准实施细则（2011 年版）》对医疗（第四章的 1 至 27 节）、护理（第五章的 1 至 5 节）、管理（第一章的 1 至 6 节、第六章的 1 至 11 节）、服务（第二章的 1 至 7 节）等要求，通过完善医疗、护理及管理流程，落实医务人员语言、行为规范等系统化运作，不断提高医疗技术水平，保证医疗安全；持续改善医疗服务，提高社会满意度；加强部门协作，提高管理效能。

（四）素养：根据《三级综合医院评审标准实施细则（2011 年版）》对各岗位工作人员不同程度的培训要求，如"了解"、"熟悉"、"知晓"、"掌握"等，通过"优质服务"培训、"三甲"应知应会考试、"三基三严"培训及考核等一系列的素养培育，不断提高员工的职业道德、职业态度、职业技能、职业行为及职业作风，使全体员工自觉遵章守纪，培育进取精神，树立团队意识，自觉养成良好的职业素养和工作习惯。

（五）安全：根据《三级综合医院评审标准实施细则（2011 年版）》第三章 1 至 10 节、第六章 8 至 9 节的要求，通过加强"患者安全"、"生产安全"教育，使全体员工认真贯彻："安全第一、预防为主、综合治理"的方针，在工作中确保自身、患者、设备、设施安全，严守国家机密和医院秘密。

总之，6S 管理铜牌验收工作内容和"三甲"评审标准内容密不可分，通过将二者内容的有机融合，可以使"创三甲"和"推 6S"两项工作相辅相成、相互促进。

四、时间及步骤

按照 2014 年 6 月底前全面完成 6S 管理铜牌验收工作的总要求，必须有计划、有组织、不折不扣地完成各项工作。具体时间及步骤如下：

（一）启动阶段（2 月 7 日—15 日）：召开全院动员大会，进一步统一思想，明确责任，全院动员，全员参与，全面调动广大干部员工的积极性和创造性，全力以赴完成铜牌验收任务。

（二）培训阶段（2 月 16 日—5 月 31 日）：实施"院级培训与科室培训相结合"的二级培训。培训内容主要包括 6S 管理新标准、如何做好 6S 管理铜牌验收准备、"推 6S"和"创三甲"的关系、医院规章制度培训、患者和家属的权利、患者安全目标、"三基三严"知识、医疗核心制度、临床路径和单病种管理、疑难危重病例管理、临床危急值管理、手术安全管理、临床用药安全管理、临床输血管理、医院感染管理、病历书写规范、医疗设备管理、应急预案培训和演练、健康教育和随访预约管理、医务人员行为规范、医院文化建设、医疗纠纷防范和处理等。

（三）自查、督导及整改阶段（3 月 1 日—5 月 31 日）：对照《航空总医院 6S 管理评价准则》，采取部门、科室、病区自查和 6S 管理办公室督查相结合的方式，逐条逐项进行督导，并针对差距订措施，层层分解任务，层层落实责任。

（四）验收阶段（6 月 1—30 日）：邀请 6S 管理评审专家模拟验收，并按照集团公司 6S 管理审核程序，准备 6S 管理铜牌验收材料，并正式申请 6S 管理铜牌达标验收。

五、有关要求

（一）培训要求

1. 各层次 6S 培训员要认真对待 6S 管理培训工作，组织和安排好相关培训。

2. 各层次 6S 管理人员要认真学习《航空总医院 6S 管理评价准则》（2013 年修订版），把 6S 管理工作与医疗行业的特点和我院工作的实际有机地结合起来。

3. 培训员要认真准备讲稿，提前 1 日把讲稿提交到 6S 管理办公室备案，培训当日至少提前 15 分到培训地点测试电脑运行情况。授课方式为开放式讲座，课件用 PPT。

4. 培训员要及时了解和掌握学员需求，认真解答学员提出的疑问。对培训中发现的问题和有关建议及时反馈到 6S 管理办公室。

5. 6S 管理办公室根据具体情况可对培训教师的授课情况和 6S 管理培训的效果进行调查和评价。

6. 6S 相应培训资料按规范整理归档。

7. 科室培训表格和签到表格模板仍按原规定执行。

（二）自查、督导及整改安排和要求

1. 自查安排和要求

各部门、科室、病区要根据本方案，制订 6S 管理铜牌验收实施计划、培训方案和自查安排，要求至少每月组织一次全面自查，并结合"三甲"评审标准进行评价，认真做好相关记录。针对问题分析原因、制订有效整改措施，并对落实情况予以评价，做好 PDCA 闭环管理。自查报告于规定时间上报 6S 管理办公室。

2. 督导及整改安排和要求

根据各部门、科室、病区自查情况，6S 管理办公室采取集中督导和日常督导相结合的方式进行督导,相关督导记录要求有文字和照片,并对存在的问题下发"持续改进督导记录单"。被督导单位认真填写"持续改进督导记录单"(针对存在的问题逐项分析原因、提出整改措施及计划)后,上交 6S 管理办公室备案;待相关问题整改到位后,被督导单位应申请 6S 管理办公室督导复核,其结果作为持续改进的评价由督导复核人员填写在"持续改进督导记录单"上,并留存备份归档。

(1) 集中督导

从 3 月 1 日至 5 月 31 日,6S 管理办公室将至少组织两次集中督导。督导组分医院管理组、医疗Ⅰ组及Ⅱ组(含药事)、护理院感组等四组。分别对各部门、科室、病区的 6S 管理和铜牌验收工作进行集中督导,并对存在的问题进行记录和考核。每次集中督导后,6S 管理办公室将在医院 OA 网上通报各组的督导记录和考核结果,并按本方案中所规定的考核办法进行奖惩。

(2) 日常督导

从 3 月 1 日至 6 月 30 日,除了集中督导外,6S 管理办公室还将结合日常督导,主要由专职督导员对各部门、科室、病区的 6S 管理铜牌验收工作进行不定期的常态化督导,其督导记录与集中督导的记录一样计入考核结果。

六、考核办法(略)

2. 各种工作记录规范、完整,具有可追溯性

(1) 对检查中发现主要问题的整改要使用本医院统一的问题整改闭环归零相关表格,归零结果要明示。

(2) 各项工作过程的记录要规范、完整,具有可追溯性。

3. 坚持 6S 管理不断创新

6S 管理创新就是结合医疗管理实践,引进 PDCA 循环、QCC(品管圈)、RCA(根本原因分析)、失效模式与后果分析(FMEA)等先进的管理方法,不断有机融合,提升医院管理水平。具体要求如下:

(1) 有医院 6S 管理创新活动的管理办法。

(2) 定期对 6S 管理创新工作进行总结、评比、奖励、推广(图 5-216)。

4. 引入先进管理方法,不断提升 6S 管理工作水平

(1) 结合本单位先进管理方法的应用,不断改进 6S 管理方法。

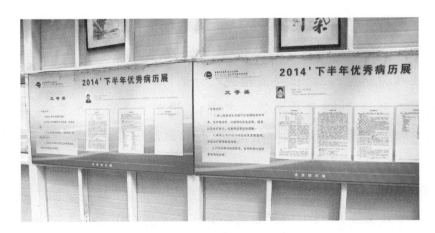

图 5-216　医院举行优秀病历评比

（2）在 6S 管理工作中引入先进管理方法并取得实效。

（二）考评细则（表 5-28）

表 5-28　日常 6S 管理活动和创新考评细则

标准要求	考评内容	考评说明	备注
1. 注重常态化管理和长效机制的建立	1.1　有医院年度 6S 管理工作计划,并能够认真执行	无计划的扣 1 分	达标级、铜牌级在 6S 管理中引入先进管理方法并取得实效的加 0.2~0.3 分
	1.2　对本医院部门、科室 6S 管理制度、工作计划有明确要求	无要求扣 0.3 分	
	1.3　有本医院的 6S 管理工作的考核办法并能认真实施	无考核办法扣 1 分	
	1.4　对部门和科室的工作情况及时检查、考核	一处不合格扣 0.1 分	
2. 各种工作记录规范、完整,具有可追溯性	2.1　对检查中发现主要问题的整改要使用本医院统一的问题整改闭环归零相关表格,归零结果要明示	一处不合格扣 0.1 分	
	2.2　各项工作过程的记录要规范、完整,具有可追溯性	一处不合格扣 0.1 分	
3. 坚持 6S 管理不断创新	3.1　有医院 6S 管理创新活动的管理办法	无管理办法扣 0.3 分	
	3.2　定期对 6S 管理创新工作进行总结、评比、奖励、推广	未开展扣 0.2 分	
4. 引入先进管理方法,不断提升 6S 管理工作水平	4.1　结合本单位先进管理方法的应用,不断改进 6S 管理方法	未及时跟进扣 0.1 分	
	4.2　在 6S 管理工作中引入先进管理方法并取得实效	未做到扣 0.2 分	

（沈吉云　李彩红）

第四节 安 全

一、办公区及公共设施安全 6S 管理评价标准和考评细则（★）

医院应遵守相关的法律、法规和其他规定，为患者、家属、员工及来访者提供安全、功能齐备的支持性设施，以降低、控制危害和风险，防止发生事故和伤害，确保安全的就医环境和工作环境。

（一）评价标准（★）

1. 消防安全设备设施符合安全要求

（1）消防安全规章制度完善

医院依据《医疗机构基础设施消防安全规范》（卫办发［2006］16 号）、《医疗机构消防安全管理》（WS 308-2009），并结合实际，建立消防安全组织、明确消防安全责任、制定消防安全规章制度、编制灭火和应急疏散预案等。

（2）办公楼应设置应急疏散图、疏散方向指示标志（图 5-217、图 5-218）。

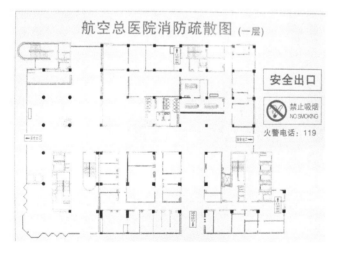
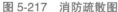

图 5-217 消防疏散图　　　　　　　　　图 5-218 安全出口标识

（3）消防器材完好有效，规范定置摆放并指定专人负责，定期检查（图 5-219、图 5-220）。

（4）办公楼制订应急疏散方案并定期演练：每年至少参加一次消防安全演练（图 5-221）。

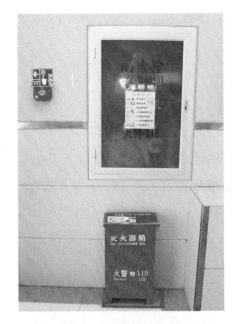

图 5-219　消防器材完好

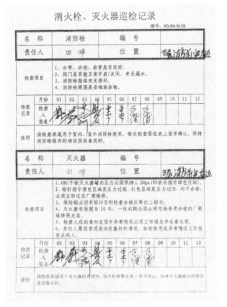

图 5-220　专人负责、定期检查

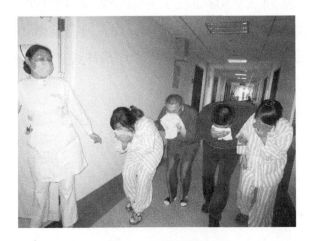

图 5-221　消防演练

【航空总医院应急预案演练与评审记录】(表 5-29)

表 5-29　应急预案演练与评审记录

预案名称	火灾应急预案		演练地点	
组织部门		总指挥	演练时间	
参加人员				
演练类别	■ 现场演练　□ 桌面演练 □ 全部预案　■ 部分预案		实际演练部分： 报警呼救、疏散、灭火、人员安排	

物资准备和人员培训情况	干粉灭火器 4 个、平车 1 辆、轮椅 1 辆 演练前由组织者讲解演练目的、背景及相关培训。	
演练过程描述	1. 简单介绍本次演练的目的及背景 2. 介绍本次演练的程序 3. 明确在演练过程中各人员的职责 4. 实际演练 5. 演练总结	
预案适宜性充分性评审	适宜性:■全部能够执行　　□执行过程不够顺利　　□明显不适宜 充分性:■完全满足应急要求　□基本满足需要完善　□不充分,必须修改	
演练效果评审	人员到位情况	□迅速准确　　基本按时到位 □个别人员不到位　　□重点部位人员不到位 □职责明确,操作熟练　■职责明确,操作不够熟练　□职责不明,操作不熟练
	物资到位情况	现场物资:■现场物资充分,全部有效　□现场准备不充分　□现场物资严重缺乏 个人防护:□全部人员防护到位 □个别人员防护不到位　□大部分人员防护不到位
	协调组织情况	整体组织:□准确、高效　■协调基本顺利,能满足要求　□效率低,有待改进 抢险组分工:□合理、高效　■基本合理,能完成任务　□效率低,没有完成任务
	实战效果评价	■达到预期目标　□基本达到目的,部分环节有待改进　□没有达到目标,须重新演练
	外部支援部门和协作有效性	报告上级:　　　　　　　　　■报告及时□联系不上 消防部门:　　　　　　　　　□按要求协作□行动迟缓 医疗救援部门:　　　　　　　□按要求协作□行动迟缓 周边政府撤离配合:　　　　　□按要求配合□不配合
存在问题和改进措施	通过本次演习,证明了本部门的应急救援预案基本可行。使职工基本掌握了火灾发生后的处理步骤和灭火常识;实现了一旦真正突发火灾后,在组织人员报警、疏散、及时灭火等方面能够按应急预案处理险情的预期目的。 　　存在问题: 　　1. 人员疏散缺乏引导性,疏散出现局部混乱局面。 　　2. 灭火人员使用灭火器还不够熟练,灭火时机掌握不准确。 　　3. 后续财产保护意识差。 　　改进措施: 　　1. 进一步细化现场处置方案,明确疏散路线和方式、做好患者日常宣教。 　　2. 加强培训,使每个员工熟悉区域消防设施、患者救援、逃生路线。 　　3. 完善应急预案。	

记录人:　　　　　　　　评审负责人:　　　　　　　　时间:　　年　月　日

（5）应急通道保持畅通，无障碍物和杂物（图 5-222）。

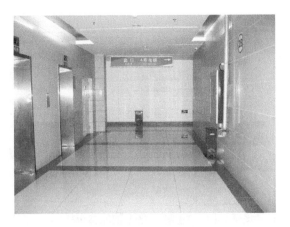

图 5-222　应急通道通畅

2. 各类办公电气设备符合安全要求

严格执行《医院电力系统运行管理》（WS 434）、《医院医用气体系统运行管理》（WS 435）、《医院二次供水运行管理》（WS 436）、《医院供热系统运行管理》（WS 437）和《空调通风系统运行管理规范》（GB 50365）等标准和要求，明确管理职责及人员要求，建立管理制度，主要设备运行规程和管理，做好档案保存。定期检查和预防维修水、电、通风、医用气体和其他关键系统。

（1）各类办公电气设备完好无损。

（2）各类办公电气设备接线符合安全要求。

3. 公共设施符合安全要求

依据《医疗机构患者活动场所及坐卧设施安全要求》（WS 444.1-2014 和 WS 444.2-2014）和《关于加强医疗机构卫生间管理工作的通知》（国卫办医发〔2013〕7 号）等要求，做好活动场所的安全管理。

（1）公共区域照明完好。

（2）公共浴室有防滑措施或标识，并有防烫标识（图 5-223）。

（3）开水房电热水器保持完好，电气接线符合安全要求，有防滑措施或标识，并有防烫标识。

（4）卫生间有防滑措施或标识。

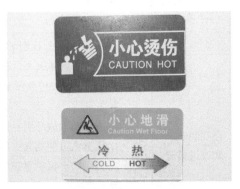

图 5-223　浴室防滑、防烫标识

4. 保卫符合安全要求

按照《国家卫生计生委公安部印发关于加强医院安全防范系统建设指导意见》（国卫办医发〔2013〕28 号）的要求，以人防为保障、物防为基础、技防为核心，通过组织制度、人物技三防系统建设和医患纠纷调处机制，逐步建立运转高效的安全防范系统，及时消除医院安全隐患，增强医院自防自护能力，预防和减少发生在医院内部的刑事案件和治安案件。

（1）安全保卫组织健全，制度完善，保卫科人员配备结构合理，岗位职责明确。

（2）有应急预案（防医暴等），定期组织演练（图 5-224）。

（3）安全保卫设备设施完好，重点环境、重点部位安装视频监控设施，监控室符合相关标准（图 5-225）。

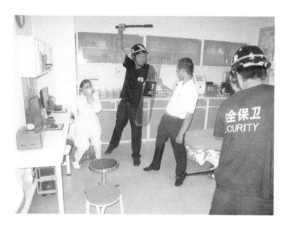

图 5-224　防医暴演练

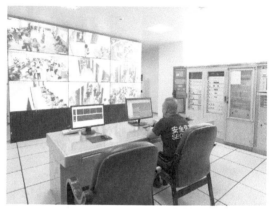

图 5-225　中控室设施完好

（二）考评细则（★）（表 5-30）

表 5-30　办公区及公共设施安全考评细则

标准要求	考评内容	考评说明	备注
1. 消防安全设备设施符合安全要求	1.1　消防安全规章制度完善	一处不合格扣 0.2 分	
	1.2　办公楼应设置应急疏散图、疏散方向指示标志	一处不合格扣 0.1 分	
	1.3　消防器材完好有效，规范定置摆放并指定专人负责，定期检查	一处不合格扣 0.2 分	
	1.4　办公楼制订应急疏散方案并定期演练	一处不合格扣 0.1 分	
	1.5　应急通道保持畅通，无障碍物和杂物	一处不合格扣 0.1 分	
2. 办公电气设备符合安全要求	2.1　各类办公电气设备完好无损	一处不合格扣 0.1 分	
	2.2　各类办公电气设备接线符合安全要求	一处不合格扣 0.1 分	
3. 公共设施符合安全要求	3.1　公共区域照明完好	一处不合格扣 0.1 分	
	3.2　公共浴室有防滑措施或标识，并有防烫标识	一处不合格扣 0.1 分	
	3.3　开水房电热水器保持完好，电气接线符合安全要求，有防滑措施或标识，并有防烫标识	一处不合格扣 0.2 分	
	3.4　卫生间有防滑措施或标识	一处不合格扣 0.1 分	

标准要求	考评内容	考评说明	备注
4. 保卫符合安全要求	4.1 安全保卫组织健全,制度完善;保卫科人员配备结构合理,岗位职责明确	一处不合格扣 0.1 分	
	4.2 有应急预案(防医暴等),定期组织演练	一处不合格扣 0.1 分	
	4.3 安全保卫设备设施完好、重点环境、重点部位安装视频监控设施,监控室符合相关标准	一处不合格扣 0.2 分	

二、工作区设备、设施安全 6S 管理评价标准和考评细则（★）

工作区设备、设施安全

（一）评价标准（★）

1. 明确设备设施的管理职责

（1）有负责设备设施的管理机构和管理人员:各类设备设施应制订明确的操作流程,对设备作业人员进行设备安全教育和培训。特种设备、大型医疗设备操作人员及相关岗位操作人员,应遵守国家法律、法规要求接受岗前培训、考核,持有上岗证、操作证(图 5-226)。

（2）建立各类设备设施台账,账物相符,标识明确,对特种设备、射线装置、生命支持类设备等有登记证或使用证。

（3）强检及定期检测、试验的设备设施与工具,其检测试验报告或记录真实齐全,至少保存一个检测周期(图 5-227)。

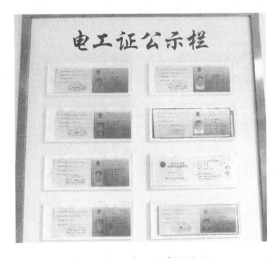
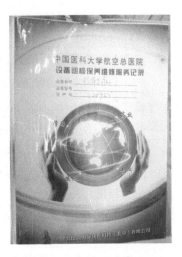

图 5-226　电工上岗证公示　　　　图 5-227　保养记录真实齐全

2. 在用设备设施符合安全要求

(1) 各类设备、设施的安全防护装置及报警装置齐全有效。

设备、设施的安全防护装置及报警装置要符合《电气装置安装工程电缆线路施工及验收规范》(GB 50168)。安全、警示标识符合《安全标志及其使用导则》(GB 2894)、《工作场所职业病危害警示标识》(GB Z158)(图 5-228)。

(2) 重点设备(如医疗设备、特种设备、动力设备、生命支持类设备等)符合有关安全要求。

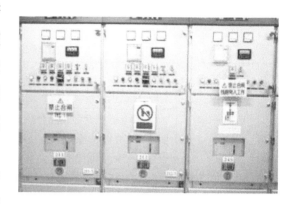

图 5-228　配电室禁止操作标识

放射与放疗等装备相关机房环境安全符合《放射性同位素与射线装置安全和防护条例》、《电离辐射防护与辐射源安全基本标准》(GB 18871)要求;临床实验室应符合《实验室生物安全通用要求》(GB 19489-2008)。医用液氧贮罐与医院内外建筑物、构筑物的防火间距应符合《医用气体工程技术规范》(GB 50751)的要求;负压吸引站与压缩空气站之间必须有效地隔离、进气排气的取向要考虑污染源;供气设备(制氧机站、空气站、负压站)有备用电源;所有气体源设备均应至少一用一备;设备带内腔必须气电分离;监测系统必须提供 UPS。

设备管理部门定期对设备使用环境进行测试、评估和维护,对机房环境定期自查和监测,有完整的自查和监测资料。

(3) 区域各类管线平面布置图完整,管道完好,色标符合相关《工业管道的基本识别色、符号和安全标识》(GB 7231—2003)要求。

(4) 各类专用电梯等设施完好并符合相关标准规范要求:如《电梯基本安全要求》(GB 24803.1)、《电梯制造与安装安全规范》(GB 7588)、《电梯使用管理与日常维护保养规则》(TSG T5001)要求。

(5) 电网接地系统完好并符合相关标准规范要求:如《电气装置安装工程接地装置施工及验收规范》(GB 50169)《医疗场所电气设计与设备安装》(8SD706-2)等现行国家标准电气专业图集要求。

(6) 防雷接地系统完好并符合相关标准规范要求:如符合《防雷与接地安装》(D501-1~4)要求。

(7) 其他要求依据《三级综合医院评审标准实施细则(2011 年版)》相关内容执行。

(二) 考评细则(★)(表 5-31)

表 5-31　工作区设备、设施安全考评细则

标准要求	考评内容	考评说明	备注
1. 明确设备设施的管理职责	1.1　有负责设备设施的管理机构和管理人员	不符合,本项不得分	
	1.2　建立各类设备设施台账,账物相符,标识明确,对特种设备、射线装置、生命支持类设备等有登记证或使用证	一处不合格扣 0.1 分	
	1.3　强检及定期检测、试验的设备设施与工具,其检测试验报告或记录应真实齐全,至少保存一个检测周期	一处不合格扣 0.2 分	
2. 在用设备设施符合安全要求	2.1　各类设备、设施的安全防护装置及报警装置齐全有效	一处不合格扣 0.2 分	
	2.2　重点设备(如医疗设备、特种设备、动力设备、生命支持类设备等)符合有关安全要求	一处不合格扣 0.2 分	
	2.3　区域各类管线平面布置图完整,管道完好,色标符合相关《工业管道的基本识别色、符号和安全标识》(GB7231—2003)要求	一处不合格扣 0.1 分	
	2.4　各类专用电梯等设施完好并符合相关标准规范要求	一处不合格扣 0.1 分	
	2.5　电网接地系统完好并符合相关标准规范要求	一处不合格扣 0.1 分	
	2.6　防雷接地系统完好并符合相关标准规范要求	一处不合格扣 0.1 分	
	2.7　其他要求依据《三级综合医院评审标准实施细则(2011 年版)》相关内容执行	一处不合格扣 0.1 分	

三、重大危险源与危险点 6S 管理评价标准和考评细则(★)

医院应根据《风险管理原则与实施指南》(GBT24353 - 2009)开展风险管理工作。而重大危险源与危险点辨识是风险管理的前提和基础。

危险源在《职业健康安全管理体系要求》(GB/T 28001)中的定义为:可能导致人身伤害和(或)健康损害的根源、状态或行为,或其组合。危险点是指危险源区域内存在的具体的安全隐患或起因点。例如:锅炉是危险源,锅炉系统内若存在减温水管道膨胀受阻、弯曲变形,支吊架缺失、损坏、卡涩等缺陷就是危险点。

（一）评价标准（★）

1. 对重大危险源进行辨识和有效管理

（1）根据《危险化学品重大危险源辨识》（GB 18218）标准、《危险化学品重大危险源监督管理暂行规定》（国家安监总局第 40 号令）和《关于开展重大危险源监督管理工作的指导意见》（安监管协调字〔2004〕56 号），开展了重大危险源辨识工作。

医院要制订危险源辨识、风险评价及其控制的方法和标准，并组织不同层面的人员参与辨识各类危险源。辨识范围包括医院所有的经营服务活动。

（2）按《安全生产法》规定，定期开展重大危险源的安全评价工作，并报上级主管部门、当地安监局备案危险源、危险点辨识。

2. 对危险点实施有效控制与管理

（1）制定医院危险点控制管理办法，对危险点进行分级管理。

医院应每年对危险源辨识与风险评价和确定的控制措施进行评审和更新，保存记录，并建立危险源、重大危险源档案。医院应将危险源、重大危险源及其控制措施告知相关人员。

对辨识的危险源进行系统地风险评价，依据风险评价结果，形成危险源、重大危险源清单和评价记录，对危险源及其风险进行分级管理。

（2）对Ⅰ、Ⅱ级危险点的管理符合安全检查规范（图 5-229、图 5-230、图 5-231）。

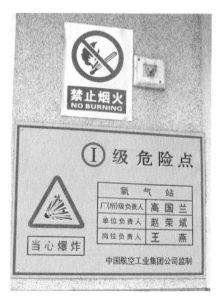

图 5-229　Ⅰ级危险点

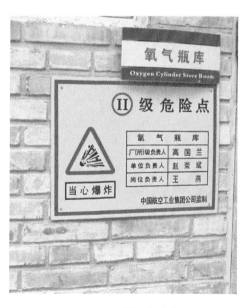

图 5-230　Ⅱ级危险点

【电气设备设施危险源辨识与风险评价（LEC）表】（表 5-32）

表 5-32　电气设备设施危险源辨识与风险评价（LEC）表

分析人员：　　　　　审核人：　　　　　批准人：　　　　　批准日期：

序号	作业场所	危险源	可能导致的事故	作业条件危险性评价（LEC）表				风险级别	拟采用的控制措施
				L	E	C	D		
1	进入生产现场	不戴或不按规定正确佩戴安全帽,不按要求着装,酒后上班	人身伤害,设备损坏	1	1	7	7	1	严格按要求戴好合格的安全帽,严格执行《安规》及《安全作业手册》
2	电气设备试验	接线不正确,操作失误	设备损坏,人身伤害	1	1	3	3	1	严格执行安全规程和检验规程
		没有装设遮拦、围栏,没有悬挂标识牌,无专人看守	人员触电,烧伤	1	1	15	15	1	试验前认真检查采取的安全措施是否正确完备
		高空作业时使用不合格安全带或不系安全带	人员坠落	3	0.5	15	22.5	2	使用合格的安全带并按要求佩戴
		高空作业时上下抛掷工器具、物件	物体打击,设备损坏	3	0.5	3	4.5	1	严禁上下抛掷物件,使用工具袋或用绳索捆绑传递
3	高压试验	登高梯子不牢固,无防滑措施	人员坠落	1	0.5	3	1.5	1	严格按要求使用梯子
		高压试验装置的金属外壳接地不良,操作人员没有站在绝缘垫上	人员触电,设备损坏	1	0.5	15	7.5	1	严格执行安全规程
		误碰被试验装置	人员触电,设备损坏	3	1	3	9	2	严格执行安全规程
		试验装置漏电	人员触电,设备损坏	3	1	3	9	2	严格执行安全规程
		试验人员未戴绝缘手套,穿绝缘靴	人员触电,烧伤	1	1	3	3	1	严格执行安全规程

3. 对危险化学品的管理符合有关规定

（1）按《危险化学品安全管理条例》,制定本医院危险化学品安全管理办法,对毒麻药品,特别是剧毒品的安全管理符合国家、地方和上级部门的要求。

医院手术室、药房、病理科、检验科等部门因工作需要会存放一些易燃易爆、有毒有害、氧化性和腐蚀性的化学品,主要包括：二甲苯、丙酮、甲醇、乙醇、硫酸、盐酸、氨水、冰醋酸以及一些进口试剂等。保卫部门和使用管理部门要按照《危险化学品安全管理条例》等,成立组织机构;完善危险化学品、毒麻药品、放射性物品等相关安全管理规定;健全危险化学品台账,加强

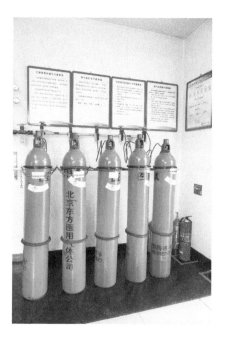

图 5-231　氧气瓶管理

人防、物防、技防等防范措施;加强安全检查和培训,有效防范重、特大火灾事故的发生。

（2）危险化学品库、配电室、锅炉房、氧气站、柴油库、空调机房等重点部位,符合国家标准有关安全要求。

（3）针对重点风险源、部位,制订专项应急救援预案,定期对应急救援预案进行演练。

根据《生产经营单位生产安全事故应急预案编制导则》（GB/T 29639-2013）等,做好应急预案的编制、修订及监督管理工作。

根据《生产安全事故应急演练指南》（AQ/T 9007-2011）要求,制订教育培训、考核计划,应每年至少组织一次综合应急预案演练或者专项应急预案演练,每半年至少组织一次区域处置方案演练。并对应急预案演练进行评估、记录。

[航空总医院总务部 2013 年专项应急预案演练计划模板](表 5-33)

表 5-33　专项应急预案演练计划模板

序号	演练名称	演练内容	演练方式	演练时间/地点	演练规模	参加演练单位	涉及预案名称
1	防洪应急救援综合演练	1. 人员疏散和自救互救； 2. 遇险人员救援； 3. 伤员急救运送； 4. 现场秩序维护； 5. 人员装备安全转移； 6. 道路、供电、供水、燃气应急抢修。	现场模拟演练	6 月中旬 外科楼	约 40 人	总务部、保卫部、医务部、护理部、物业及各科室	航空总医院防洪防汛应急预案
2	高空坠落物伤人、物事故应急演练	1. 坠落物伤人抢救； 2. 现场秩序维护等。	现场模拟演练	6 月中旬 内科楼	约 10 人	总务部、保卫部、医务部、护理部、物业	航空总医院防高空坠落物伤人、物事故应急预案
3	大面积停水应急处置演练	1. 事故报告程序； 2. 维护抢修等。	现场模拟演练	7 月初 水塔院	约 30 人	总务部、保卫部、医务部、物业、护理部及各科室	航空总医院防大面积停水事故应急预案
4	燃气锅炉事故应急演练	1. 锅炉维修保障； 2. 抢救受伤人员； 3. 现场秩序维护等。	现场模拟演练	7 月初 锅炉房	约 20 人	总务部、保卫部、医务部、护理部	航空总医院防燃气锅炉事故应急预案
5	突发停电事故应急演练	1. 线路维修保障； 2. 抢救受伤人员； 3. 现场秩序维护等。	现场模拟演练	7 月中旬 配电室	约 20 人	总务部、保卫部、医务部、护理部及各科室	航空总医院防突发大面积停水事故应急预案
6	电梯事故应急处置演练	1. 电梯困人现场救援； 2. 电梯故障维修等。	现场模拟演练	7 月底 内科楼	约 15 人	总务部、保卫部、医务部、护理部、物业及各科室	航空总医院防电梯事故应急预案

【航空总医院电梯事故专项应急预案要素评审表】(表 5-34)

表 5-34 电梯事故专项应急预案要素评审表

评审项目		评审内容及要求	评审意见
事故类型和危险程度分析 *		1. 能够客观分析本单位存在的危险源及危险程度。 2. 能够客观分析可能引发事故的诱因、影响范围及后果。 3. 能够提出相应的事故预防和应急措施。	
组织机构及职责 *	应急组织体系	1. 能够清晰描述本单位的应急组织体系(推荐使用图表)。 2. 明确应急组织成员日常及应急状态下的工作职责。	
	指挥机构及职责	1. 清晰表述本单位应急指挥体系。 2. 应急指挥部门职责明确。 3. 各应急救援小组设置合理,应急工作明确。	
预防与预警	危险源监控	1. 明确危险源的监测监控方式、方法。 2. 明确技术性预防和管理措施。 3. 明确采取的应急处置措施。	
	预警行动	1. 明确预警信息发布的方式及流程。 2. 预警级别与采取的预警措施科学合理。	
信息报告程序 *		1. 明确 24 小时应急值守电话。 2. 明确本单位内部信息报告的方式、要求与处置流程。 3. 明确事故信息上报的部门、通信方式和内容时限。 4. 明确向事故相关单位通告、报警的方式和内容。 5. 明确向有关单位发出请求支援的方式和内容。	
应急响应 *	响应分级	1. 分级清晰合理,且与上级应急预案响应分级衔接。 2. 能够体现事故紧急和危害程度。 3. 明确紧急情况下应急响应决策的原则。	
	响应程序	1. 明确具体的应急响应程序和保障措施。 2. 明确救援过程中各专项应急功能的实施程序。 3. 明确扩大应急的基本条件及原则。 4. 能够辅以图表直观表述应急响应程序。	
	处置措施	1. 针对事故种类制定相应的应急处置措施。 2. 符合实际,科学合理。 3. 程序清晰,简单易行。	
应急物资与装备保障 *		1. 明确对应急救援所需的物资和装备的要求。 2. 应急物资与装备保障符合单位实际,满足应急要求。	
整改情况			

注:"*" 代表应急预案的关键要素。如果专项应急预案作为综合应急预案的附件,综合应急预案已经明确的要素,专项应急预案可省略。

记录人: 评审组长:

（二）考评细则（★）（表 5-35）

表 5-35　重大危险源与危险点考评细则

标准要求	考评内容	考评说明	备注
1. 对重大危险源进行辨识和有效管理	1.1　根据《危险化学品重大危险源辨识》（GB18218）标准、《危险化学品重大危险源监督管理暂行规定》（国家安监总局第 40 号令）和《关于开展重大危险源监督管理工作的指导意见》（安监管协调字〔2004〕56 号），开展了重大危险源辨识工作	未开展此项工作，本项目不合格	
	1.2　按《安全生产法》规定，定期开展重大危险源的安全评价工作，并报上级主管部门、当地安监局备案危险源、危险点辨识	一处不合格扣 0.5 分	
2. 对危险点实施有效控制与管理	2.1　制定医院危险点控制管理办法，对危险点进行分级管理	一处不合格扣 0.2 分	
	2.2　对Ⅰ、Ⅱ级危险点的管理符合安全检查规范	一处不合格扣 0.2 分	
3. 对危险化学品的管理符合有关规定	3.1　按《危险化学品安全管理条例》，制定本医院危险化学品安全管理办法，对毒麻药品，特别是剧毒品的安全管理符合国家、地方和上级部门的要求	不符合本项不得分	
	3.2　危险化学品库、配电室、锅炉房、氧气站、柴油库、空调机房等重点部位，符合国家标准有关安全要求	一处不合格扣 0.2 分	
	3.3　针对重点风险源、部位，制订专项应急救援预案，定期对应急救援预案进行演练	一处不合格扣 0.2 分	

四、工作环境与职业卫生 6S 管理评价标准和考评细则

（一）评价标准

1. 工作区布局、环境符合安全标准

医院相对于企业，流程更复杂，设备更繁杂、人员更密集，因此对工作环境的要求也更高。

（1）医院建筑布局要符合《综合医院建筑设计规范》（JGJ 49）、《综合医院建设标准》（建标 110-2008）要求，满足患者就诊要求和医院感染管理需要。

在"以人为本"的医疗模式背景下，医院室内空间的布局、流线、风格、材料、照明与色彩等要素要体现人性化设计相关理念的基本原则。

（2）设备设施布局：设备、设施与墙、柱间以及设备、设施之间应留有足够距

离或安全隔离;各种操作部位、观察部位应符合人机工程的距离要求。

（3）通道:各工作通道包括车行道、人行道宽度符合标准,且通道线明显清晰;路面平坦,无积水,无绊脚物;车行道、人行道上方悬挂物高度符合标准,且牢固可靠。

（4）采光:医院各工作区的采光符合标准,照明灯具完好率达 100%。

医院照明不仅要满足医疗技术的要求,有效地为医疗服务,也要考虑为患者营造一个宁静和谐的照明环境。

（5）通风:医院各工作区的通风设备设施完好无损,符合安全规范。

通风符合《综合医院通风设计规范》、《医院空气净化管理规范》（WS/T 368）,室内沉降菌浓度（或浮游菌浓度）符合《医院消毒卫生标准》（GB 15982）。

（6）消防设施:按《医疗机构消防安全管理》（WS 308）规定配备消防器材,且灵敏可靠,有定期检查记录;消防器材和防火部位均设置明显标识。

（7）物品摆放:各类物品、器具摆放整齐、平稳,高度合适,沿人行通道两边不得有突出或锐边物品。

2. 工作区域的危险有害因素控制符合国家标准规定

（1）有毒有害物质、粉尘、噪声、振动、温度、光辐射、电磁辐射、放射性物质等职业危害工作点均采取有效治理或防范措施。

医院要制订关于有害物质的清单及有害物质和废弃物处理、储存和使用的控制与弃置计划。室内游离污染物浓度符合《民用建筑工程室内环境污染控制规范》（GB 50325）中的有关规定。医疗污水处理站符合国家和《医院污水处理设计规范》（CECS 07）。

（2）有毒有害工作点防护设备设施完好率 100%,尘毒工作点检测率 100%,合格率为 85% 以上。

工作区要根据工作性质配备一定数量的手套、口罩、隔离服等常用防护用品。设置有效、便捷的手卫生设备和设施,必要时安装冲淋和洗眼器装置。

放射从业人员要按照行业标准进行放射防护培训,配置放射防护器材与个人防护用品,按照规定佩戴个人放射剂量计。

（3）职业危害工作人员健康监护体检率为 100%,并有有效的上岗前、在岗期间和离岗或退休前的职业健康检查档案报告。

按规定对放射科、影像科、病理科等人员,每年进行健康监护并妥善保管全程职业健康档案。

（4）新、改、扩建项目职业卫生"三同时"执行率 100%。

（5）有健全的职工健康管理档案。

（6）存在职业危害的单位应该委托具有相应资质的中介技术服务机构,每年至少请上级单位进行一次职业危害因素检测。

3. 工作区域安全警示标识齐全、醒目

医疗安全警示标识按照相关规定执行,其他标识符合《安全标志及其使用导则》(GB 2894)、《消防安全标志设置要求》(GB 15630)、《工作场所职业病危害警示标识》(GB Z158)等标准(图 5-232、图 5-233、图 5-234)。

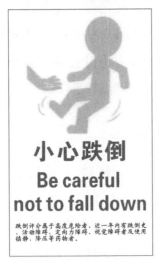

图 5-232　防止坠床警示标识

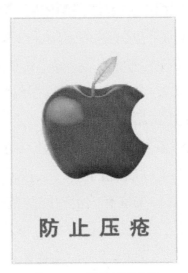

图 5-233　预防压疮标识

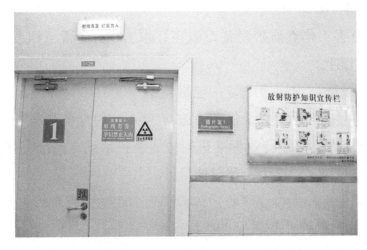

图 5-234　射线安全警示标识及门机联锁装置

4. 工作区员工遵守诊疗及安全生产操作规程

员工严格遵守安全操作规程,正确穿戴和使用符合职业卫生标准的防护用品和用具。

(二)考评细则(表 5-36)

表 5-36 工作环境与职业卫生考评细则

标准要求	考评内容	考评说明	备注
1. 工作区布局、环境符合安全标准	1.1 医院建筑布局要符合《综合医院建筑设计规范》(JGJ 49)、《综合医院建设标准》(建标 110-2008)要求,各临床科室的设计要符合现行国家标准,以满足患者就诊要求和医院感染管理需要	一处不合格扣 0.1 分	
	1.2 工作区域设备设施布局:设备设施与墙、柱间以及设备设施之间应留有足够距离或安全隔离;各种操作部位、观察部位应符合人机工程的距离要求	一处不合格扣 0.1 分	
	1.3 工作通道:各工作通道包括车行道、人行道宽度符合标准,且通道线明显清晰;路面平坦,无积水,无绊脚物;车行道、人行道上方悬挂物高度符合标准,且牢固可靠	一处不合格扣 0.1 分	
	1.4 采光:医院各区域的采光符合标准,照明灯具完好率达 100%	一处不合格扣 0.1 分	
	1.5 通风:医院各区域的通风设备设施完好并符合安全规范	一处不合格扣 0.1 分	
	1.6 消防设施:按规定配备消防器材,且灵敏可靠,有定期检查记录;消防器材和防火部位均设置明显标识	一处不合格扣 0.1 分	
	1.7 物品摆放:各类物品、器具摆放整齐、平稳,高度合适,沿人行通道两边不得有突出或锐边物品	一处不合格扣 0.1 分	
2. 工作区的危险有害因素控制符合国家标准规定	2.1 有毒有害物质、粉尘、噪声、振动、温度、光辐射、电磁辐射、放射性物质等职业危害工作点均采取有效治理或防范措施	一处不合格扣 0.1 分	
	2.2 有毒有害工作点防护设备设施完好率 100%,尘毒工作点检测率 100%,合格率为 85% 以上	一处不合格扣 0.1 分	
	2.3 职业危害工作人员健康监护体检率为 100%,并有有效的上岗前、在岗期间和离岗或退休前的职业健康检查档案报告	一处不合格扣 0.1 分	

续表

标准要求	考评内容	考评说明	备注
	2.4 新、改、扩建项目职业卫生"三同时"执行率100%	一处不合格扣0.5分	
	2.5 有健全的职工健康管理档案	一处不合格扣0.2分	
	2.6 存在职业危害的单位应该委托具有相应资质的中介技术服务机构,每年至少请上级单位进行一次职业危害因素检测	一处不合格扣0.2分	
3. 工作区安全警示标识齐全、醒目	医疗安全警示标识按照相关规定执行,其他类标识符合《安全标志及其使用导则》(GB 2894)、《消防安全标志设置要求》(GB 15630)、《工作场所职业病危害警示标识》(GB Z158)等标准	一处不合格扣0.1分	
4. 工作区员工遵守安全操作规程	员工严格遵守安全操作规程,正确穿戴和使用符合职业卫生标准的防护用品和用具	一处不合格扣0.1分	

五、节能减排 6S 管理评价标准和考评细则

节能减排就是节约资源、降低能源消耗、减少污染物排放。随着社会快速发展,经济发展与资源矛盾日趋尖锐,节能减排势在必行,低碳环保背景下开展医院节能工作意义重大。

(一)评价标准

1. 完成上级管理部门或医院下达的年度节能减排指标

医院应通过淘汰落后耗能设备,更换节能灯具,采用节水器具、太阳能热水或路灯,煤改燃气锅炉、锅炉节能技术等技改节能。加强对微机、空调、照明等系统人走机停日常监督等管理节能,力争达到节能减排考核目标。使用后勤智能化管理系统平台,建立以信息数据为依据,实时监控、远程跟踪为特征的管理新模式智能化节能。

2. 建立健全节能减排组织体系

建立节能减排工作领导小组,设有节能减排管理机构,配备专职或兼职节能减排管理人员。

3. 节能减排目标分解,考核和奖励到位

制订节能降耗、控制成本的计划、措施与目标并落实到相关科室与班组。利用独立分项计量表,每季对各病区进行能耗统计、公示,开展能耗定量考核。具

体要求如下：

（1）节能减排管理制度完善、管理责任明确，目标分解、落实，考核和奖励到位。

（2）能源计量符合规定。

（3）能源统计数据真实，基础数据保存完好。

（4）重点用能部门、科室应开展能源审计工作。

（5）及时淘汰落后耗能的设备。

（6）现场检查用煤（油）、用水、用电、用汽（气）符合节能减排规定，无跑、冒、滴、漏现象。

4. 污染物达标排放，危险废物做到规范化管理

（1）无较大环境事件（Ⅲ级）以上的。

（2）污染源得到全面有效治理，污染治理设施运行正常，污染物达标排放。

（3）医疗废弃物管理规范，做到安全处置。

医疗废物的分类收集运送、暂存和处置符合《医疗废物管理条例》相关规范要求。医院排放的污水处理符合《医疗机构水污染物排放标准》（GB 18466）和所在地区环保排放标准。放射性污物处置符合《医用放射性废物管理卫生防护标准》（GBZ 133）要求。

5. 新改扩建项目实施环保"三同时"，同时符合国家有关节能规定

新、改、扩建项目应参考《绿色医院建筑评价标准》的节能、用能规范标准建设，实施环保"三同时"，符合环境保护有关规定。

6. 开展环境管理体系（GB/T 24001）认证

环境管理体系认证十分适用医院环境管理。可以通过建立和实施环境管理体系，使医院环境管理向标准化、规范化、科学化和合理化发展，加强医院环境管理，预防医院感染，履行社会责任，努力创建绿色、环保、健康和谐的医院环境，有效地促进医院环境与经济的协调持续发展。

（二）考评细则（表 5-37）

表 5-37　节能减排考评细则

标准要求	考评内容	考评说明	备注
1. 完成节能减排考核指标	完成上级管理部门或医院下达的年度节能减排指标	未完成本项目不合格	

续表

标准要求	考评内容	考评说明	备注
2. 建立健全节能减排组织体系	建立节能减排工作领导小组,设有节能减排管理机构、配备专职或兼职节能减排管理人员	不符合本项目不合格	
3. 节能减排目标分解,考核和奖励到位	3.1 节能减排管理制度完善、管理责任明确,目标分解、落实,考核和奖励到位	不符合本项目不合格	
	3.2 能源计量符合规定	一处不合格扣 0.1 分	
	3.3 能源统计数据真实,基础数据保存完好	一处不合格扣 0.1 分	
	3.4 重点用能部门、科室应开展能源审计工作	开展加 0.5 分	
	3.5 及时淘汰落后耗能的设备	一处不合格扣 0.1 分	
	3.6 现场检查用煤(油)、用水、用电、用汽(气)符合节能减排规定,无跑、冒、滴、漏现象	一处不合格扣 0.1 分	
4. 污染物达标排放,危险废物、医疗垃圾做到规范化管理	4.1 无较大环境事件(Ⅲ级)以上的	不符合本项目不合格	
	4.2 污染源得到全面有效治理,污染治理设施运行正常,污染物达标排放	一处不合格扣 0.5 分	
	4.3 医疗废弃物管理规范,做到安全处置	一处不合格扣 0.5 分	
5. 新改扩建项目实施环保"三同时",同时符合国家有关节能规定	新、改、扩建项目实施环保"三同时",建设项目符合节能、用能规范标准建设,符合环境保护有关规定	一项不合格扣 0.5 分	
6. 开展环境管理体系(GB/T 24001)认证	开展环境管理体系(GB/T 24001)认证	达标及铜牌审核加 0.5 分	

（沈吉云　李彩红）

第五节　6S管理考核评价等级

一、评定规则

（一）评价指标

6S 管理评价指标共 25 个小项,每项满分为 4 分,共计 100 分。

（二）考核评价

共分四个等级:

1. 考核评价达到 60 分,为"达标"级水平。

2. 考核评价达到 70 分,为"铜牌"级水平。

3. 考核评价达到 80 分,为"银牌"级水平。

4. 考核评价达到 90 分,为"金牌"级水平。

二、关键项与一般项

1. 25 项评价指标中,16 项为一般项,划"★"的 9 项是关键项,具体如下。

(1) 办公室物品和文件资料

(2) 诊疗工作区医疗用品以及后勤工作区设备、工具等

(3) 患者就诊管理

(4) 标识系统

(5) 医院质量与安全工作规范

(6) 行为规范

(7) 办公区及公共设施安全、工作区设备、设施安全管理

(8) 工作区设备、设施安全 6S 管理

(9) 重大危险源与危险点

2. 审核验收时,关键项有一项不合格或一般项有 3 项不合格,即可判定为该单位整体不合格。

(李彩红)